ESSENTIALS

周苗 刘畅 主译

口腔正畸学精要

【瑞典】比伊特·西兰德（Birgit Thilander）主编

SPM 南方出版传媒
广东科技出版社｜全国优秀出版社
·广州·

图书在版编目（CIP）数据

口腔正畸学精要 /（瑞典）比伊特·西兰德（Birgit Thilander）主编；周苗译. —广州：广东科技出版社，2021.4 （2022.7 重印）
书名原文：Essential Orthodontics
ISBN 978-7-5359-7582-9

Ⅰ.①口… Ⅱ.①比… ②周… Ⅲ.①口腔正畸学 Ⅳ.①R783.5

中国版本图书馆CIP数据核字（2020）第202285号

图文字号：19-2018-043

口腔正畸学精要
Kouqiang Zhengjixue Jingyao

出 版 人：朱文清
责任编辑：丁嘉凌
装帧设计：友间设计
责任校对：陈 静
责任印制：彭海波
出版发行：广东科技出版社
（广州市环市东路水荫路11号 邮政编码：510075）
销售热线：020-37607413
http：//www.gdstp.com.cn
E-mail：gdkjbw@nfcb.com.cn
经 销：广东新华发行集团股份有限公司
印 刷：广州东盛彩印有限公司
（广州市增城区新塘镇太平十路二号 邮政编码：510700）
规 格：787mm×1 092mm 1/16 印张14 字数280千
版 次：2021年4月第1版
2022年7月第2次印刷
定 价：128.00元

如发现因印装质量问题影响阅读，请与广东科技出版社印制室联系调换（电话：020-37607272）。

主译介绍

周苗，广州医科大学附属口腔医院科研管理科主任、副教授、副主任医师、硕士研究生导师，教育部学位论文评审专家，国家自然科学基金评审专家。2006—2009年于北京大学口腔医学院师从俞光岩教授，攻读口腔颌面外科学博士学位。2011年在德国师从德国种植协会主席TERHEYDEN等多名专家，学习口腔种植。目前，是中华口腔医学会计算机专业委员会、中国生物材料学会口腔骨修复材料委员会等多个协会委员，以及中国3D打印医疗器械协会标准委员会专家。此外，还是8本国内外杂志的审稿专家。迄今已发表论文58篇，其中被科学引文索引（SCI）所收录的论文25篇，以第一或通讯作者发表影响因子>10（最高15.6）的论文2篇。先后主持国际口腔种植学会（ITI）、国家自然科学基金等国内外科研项目12项，总经费达1 000万；申报专利10项，授权3项。荣获第六届中国国际暨第九次中国口腔颌面外科学术大会优秀论文一等奖、广东省高校科研成果转化大赛三等奖、中国增材制造创新创业大赛优胜奖，并指导本科生、研究生获得2020年中国国际“互联网+”大学生创新创业大赛广东省复赛铜奖等。

刘畅，广州医科大学附属口腔医院口腔正畸科主任及正畸教研室主任、教授、主任医师、硕士研究生导师，东京医科齿科大学齿学部博士，四川大学博士后。兼任中华口腔医学会正畸专业委员会委员、广东省正畸专业委员会常委、中华整形美容学会口腔美容分会理事、世界正畸医师联盟会员、《中华口腔正畸学杂志》编委。

比伊特·西兰德（Birgit Thilander）
荣誉退休教授，牙科博士（学术型），牙科临床博士（临床型）
牙学院
萨尔格伦斯卡学院
哥德堡大学
哥德堡
瑞典

克里斯特·比杰克林（Krister Bjerklin）
副教授，牙科博士（学术型），牙科临床博士（临床型）
口腔正畸科
延雪平牙科研究生教育学院
延雪平
瑞典

拉尔斯·邦德马克（Lars Bondemark）
教授，牙科博士（学术型），牙科临床博士（临床型）
口腔正畸科
口腔学系
马尔默大学
马尔默
瑞典

序一

PREFACE

习近平总书记指出，我国社会主要矛盾已经转化为人民日益增长的美好生活需要和不平衡不充分的发展之间的矛盾。错𬌗畸形是口腔的常见病，既影响患者美观，又影响患者的咬合功能。规范的口腔正畸治疗不仅有助于恢复患者的咬合功能，而且为患者创造颜面形态美。口腔正畸学是科学和艺术的结合，是医学和美学的高度融合。随着数字化技术快速发展，口腔正畸学进入了新时代。口腔正畸学的专业工作者正秉持着使人类“更美观、更健康”的目标，为患者提供高质量、高水平、高效率的医疗服务。

口腔正畸学是口腔医学的支柱学科之一，涉及口腔医学的诸多学科。不仅口腔正畸学专业的口腔医师需要全面掌握该学科的系统知识，熟练掌握各类矫治技术，了解该学科的最新进展，普通口腔医师也应掌握口腔正畸学的基本知识。

口腔正畸学还涉及生物力学、材料学、美学、心理学等口腔医学和医学以外的诸多学科，口腔正畸学又是一门操作性很强的临床学科。因此，优秀的口腔正畸医师不仅要熟练掌握各种临床操作规范，还应具有广泛的科学和人文知识。

为了普及和推广口腔正畸学的知识和技能，提高我国口腔正畸学的整体水平，编辑和出版高水平的口腔正畸学教材和参考书是非常必要的。瑞典Birgit Thilander、Krister Bjerklin、Lars Bondemark三位著名口腔正畸学专家合作撰写的《口腔正畸学精要》是一本系统性和实用性颇强的参考书。广州医科大学附属口腔医院周苗教授和刘畅教授组织了多位优秀的口腔医师翻译了这本好书，为我国口腔正畸医师、研究生、参加规范化培训的住院医师和专科医师提供了很好的参考。这必将丰富我国口腔正畸学的资料库，为我国口腔正畸学的发展起到积极推动作用，对此表示衷心的祝贺！

中华口腔医学会会长 俞光岩

2020年9月

序二

PREFACE

口腔正畸学是研究牙、颌、面生长发育和错𬌗畸形的病因、病理、检查、诊断、预防和治疗的学科。我国的错𬌗畸形的发病率约为47%，与龋齿、牙周病等共列为口腔三大常见疾病。社会发展使人们不仅仅关注疼痛相关的口腔疾病，还关注与美学相关的错𬌗畸形问题。正畸治疗需求也不再是儿童、青少年人群的专属，更多的成年人选择接受正畸治疗改善自己的口腔功能和面容美观。庞大的治疗需求催生了对口腔正畸学的学习热潮，但目前我国的口腔正畸学教育水平差异很大，地区分布十分不平衡，往往要求本科生毕业后继续进修或接受研究生课程学习，经过长期系统培训考核才能成为口腔正畸专科医师。这也是国内各高校和医院一直致力解决的困局。

口腔正畸学不同于常见的口腔治疗技术，除了在学科内容上广泛涉及颅颌面生长发育、组织形态学、生物力学、美学、心理学、材料学等诸多学科外，还体现在其治疗过程漫长、病情演变复杂、个体差异性大和治疗手段多样等方面。此外，口腔正畸学十分注重理论与实际相结合，一份周全的治疗方案需要扎实的理论基础，通过一个个病例来验证口腔正畸学理论和现象，优化矫治方案，从而进一步提高自身的临床经验，对未来可能发生的问题具备预判力。因此，一名优秀的口腔正畸医师必须全面了解现代口腔正畸治疗的原理、原则和方法。《口腔正畸学精要》内容丰富、紧跟临床与科研潮流、涉猎广泛、注重实用性，该书将会是深入学习和了解口腔正畸学的一个不错选择。

该书的原著*Essential Orthodontics*由瑞典三位著名牙科临床博士BIRGIT THILANDER、KRISTER BJERKLIN和LARS BONDEMARK共同编撰而成，三

位学者在口腔正畸学领域都拥有极高的造诣。本书不仅仅是一本适合本科生、进修生、正畸研究生掌握临床理论的培训教材，同时亦是一本可为口腔正畸专业医师提供矫治的全新思路和理念的临床实用参考书。

如今，中国口腔正畸学的教学和临床实践正处于飞速的发展阶段，相信《口腔正畸学精要》中文译本的出版将会对我国口腔正畸学发挥积极的推动作用，而诸位译者的努力将为中国口腔正畸学的繁荣发展添砖加瓦。

中华口腔医学会口腔正畸专业委员会主任委员 金作林

2020年5月

译著前言

《口腔正畸学精要》（*Essential Orthodontics*）由国际口腔正畸学知名教授，BIRGIT THILANDER、KRISTER BJERKLIN和LARS BONDEMARK合作编撰。这部口腔正畸学专著简明扼要地介绍了口腔正畸学临床的常规诊疗流程及诊断设计要点，图文并茂地阐述了牙性和骨性错𬌗畸形的正畸治疗原则。全书可读性强、图片清晰、难度适中，非常适合口腔全科医师或者其他关注错𬌗畸形矫正的读者快速理解和掌握口腔正畸学知识。

近年来，数字化技术在口腔正畸学领域得以广泛应用，各种新的矫正技术不断涌现，如隐形矫正技术及舌侧矫治技术。巨大的市场需求吸引许多非正畸专科医师尝试开展口腔正畸治疗，但是薄弱的理论基础阻碍了他们水平进一步提高，因此，系统地学习口腔正畸学的基础理论知识是当务之急。目前，人们对口腔颌面美学日益重视，保持口腔健康的理念也深入人心，这促成了口腔正畸学与口腔其他学科（如口腔颌面外科、牙周科）深度交叉与合作，其他学科医生也有了解口腔正畸学相关基础知识的实际需求。虽然，近年来我国翻译出版了大量的口腔正畸学专著，然而能简明扼要地涵盖口腔正畸学领域全部内容的书籍较少，因此我和口腔正畸科医生一起翻译了这本优秀的口腔正畸学书籍，以达到普及口腔正畸学知识的目的。本书不仅对口腔其他学科医师开展与口腔正畸相关业务时具有很大帮助， 也适合作为口腔正畸医师常备工具书。

在本书翻译的过程中，衷心感谢广州医科大学口腔医学院领导李江院长、曾杨滨书记、葛林虎所长、张曼莉书记、郭吕华教授、张清彬教授和口腔颌面外科主任朴正国教授等给予的大力支持，感谢广东科技出版社丁嘉凌先生、冯常虎先生在翻译过程中给予的帮助。

衷心感谢我的恩师，中华口腔医学会会长、北京大学口腔医学院前院长俞光岩教授在百忙之中为本书作序，他大力支持和鼓励是我从事学术研究和知识传播的重要动力。衷心感谢我国著名口腔正畸学专家金作林教授为《口腔正畸学精要》中文译本亲自作序。

最后，我还要感谢广州医科大学附属口腔医院口腔颌面外科的荣琼博士后、李树祎博士，周杨、刘尚彬、吴婉秋、卢冠杰、魏志斌、于洋等研究生，口腔正畸科刘畅主任、陈建明主任、张斌博士，以及温州医科大学口腔医院王剑锋博士、魏利敏博士。他们在翻译过程中辛勤付出，特别是荣琼博士后和魏志斌作为秘书，做了大量校对和统稿工作，再次向他们表示诚挚的谢意！本书的翻译因限于译者水平，难免有不妥及错误之处，望广大读者体谅并给予批评指正。

2020年5月

前言
PREFACE

狭义上，口腔正畸学是一门将错位牙齿排列整齐的艺术和科学，它同时包含一门分支学科，即牙颌面矫形治疗学。口腔正畸学一般包括牙齿及其支持组织的移动，而牙颌面矫形治疗学旨在改变颌骨间的相互关系。这两门学科早已相互融合，因为二者的形态学改变和组织反应呈现出很大的重叠。本书的目标是基于不同个体诊断和生物学阶段（处于混合牙列期和恒牙期的儿童、青少年、成人）给出现代的口腔正畸学理念，讨论制订口腔正畸治疗计划的原则。虽然，目前口腔正畸治疗的特殊技术种类繁多，但这些内容不会在此书中详述。

近年来，科研人员进行了大量口腔正畸、正颌力作用下颅颌面发育和组织反应的基础研究，加上牙科材料学飞速发展，口腔正畸学已经发生了巨变。随着口腔正畸治疗技术发展，很多国家的口腔卫生水平得到显著提升，口腔正畸治疗学在临床医学领域受重视的程度也得到了提升。口腔正畸治疗的适应证越来越广，越来越多的小孩和成人都开始接受正畸治疗。对于有牙颌面畸形的患者来说，能够提升其面部美观度是其接受口腔正畸治疗的原因。此外，在总体口腔治疗计划中，口腔正畸治疗也逐渐被认为是其重要的组成部分，这使得口腔正畸医生与其他学科同行之间的交流和合作得到加强。因此，今天的口腔正畸学成为一门真正的常用医疗保健艺术。

作者们希冀，本书除了能够使口腔医学生熟悉正畸学的基本概念外，也可以为那些有意深入研究口腔正畸学的医师和学生提供动力，使其进一步研习。

BIRGIT THILANDER
KRISTER BJERKLIN
LARS BONDEMARK

致谢

荣誉退休教授BIRGIT THILANDER是本书（*Essential Orthodontics*）编写的发起人，她在本书完成阶段逝世。她最后的心愿是此书能出版。

我们非常荣幸有机会能够与THILANDER教授一起编写本书，她是世界口腔正畸学领域里最出名的研究者和教授之一。

我们深切地铭记这位尊敬的同事和朋友。

我们十分感谢MARIA RANSJÖ教授，她仔细校对了第三章、第九章及第十一章的部分内容，并给出大量的评论和修改建议。得益于她的专业知识和努力，本书的实用性和专业性得以进一步提高。

LARS BONDEMARK，KRISTER BJERKLIN

目录

CONTENTS

第一部分 正畸治疗前的注意事项

第一章　正畸学概要　3
BIRGIT THILANDER, KRISTER BJERKLIN, LARS BONDEMARK
（译者：周苗　刘畅　魏志斌）

第二章　错𬌗畸形的分类　7
LARS BONDEMARK
（译者：周苗　刘畅　魏志斌）

第三章　颅面部的生长发育　24
BIRGIT THILANDER
（译者：周苗　王硕　刘尚彬）

第四章　诊断性检查　56
KRISTER BJERKLIN, LARS BONDEMARK
（译者：童晓洁　刘尚彬　刘畅）

第二部分 骨性和牙性错𬌗畸形的治疗原则

第五章　矢状向、垂直向和横向颌骨不调　75
LARS BONDEMARK
（译者：刘畅　于洋　陈建明）

第六章　牙列拥挤　102
KRISTER BJERKLIN, LARS BONDEMARK
（译者：王剑锋　魏志斌　张斌）

第七章 牙列间隙 114
BIRGIT THILANDER, KRISTER BJERKLIN
（译者：王剑锋 魏志斌 张斌）
第八章 个别牙错位 124
KRISTER BJERKLIN
（译者：周杨 张斌 陈建明）

第三部分 正畸力和矫形力作用下的组织反应

第九章 正畸力作用下的组织反应 141
BRIGIT THILANDER
（译者：周苗 李树祎 刘畅）
第十章 矫形力作用下的组织反应 160
BIRGIT THILANDER
（译者：王剑锋 刘尚彬 刘畅）
第十一章 可能的不良组织反应 171
BIRGIT THILANDER, LARS BONDEMARK
（译者：陈建灵 吴婉秋 周苗）
第十二章 保持和保持后的效果 186
BIRGIT THILANDER, KRISTER BJERKLIN, LARS BONDEMARK
（译者：刘畅 荣琼 魏利敏）

英文缩写—中文对照表 197
（译者：周杨 张斌 陈建明）

索引 201
（译者：周苗 魏志斌 于洋）

CONTENTS

PART 1

第一部分

正畸治疗前的注意事项

对于预期行正畸治疗的患者，无论种族和年龄，都应对其进行充分的正畸诊断。正畸诊断包括系统性的临床检查、错骀畸形分类和颅颌面生长发育的情况。

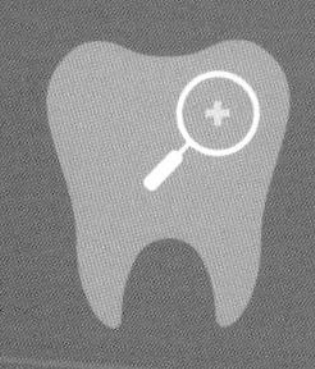

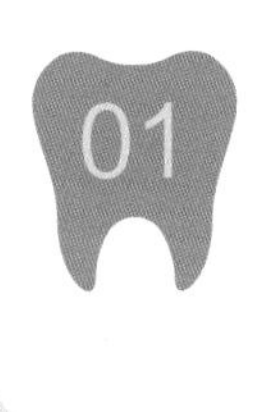

第一章

正畸学概要

BIRGIT THILANDER, KRISTER BJERKLIN,
LARS BONDEMARK

主题

◎ 正畸学概述

◎ 总结

目的

◎ 有能力根据不同患者制订个性化正畸治疗方案

◎ 理解基本的正畸学原理

■ 正畸学概述

正畸学是一门古老的学科，在过去的50多年发生了巨大的改变，从治疗儿童错𬌗畸形的学科变成一个治疗对象没有年龄限制的学科。那么谁是我们潜在的正畸患者呢？他们来自哪里？他们为什么需要正畸治疗？事实上，他们由一个复杂的群体构成，其中涉及不同的年龄、不同类型的错𬌗畸形、不同的家庭背景、不同的社会文化背景等各种因素。这些因素都会影响每个个体的正畸治疗方案制订。从广义上来说，这个群体可以根据病情的特殊性分为以下几类：儿童、青少年、成年人、唇腭裂儿童和残疾儿童。

最大的正畸患者群体由儿童和青少年组成，近70%的儿童和青少年都有错𬌗畸形或牙齿异常，但这并不意味着这些人都需要正畸治疗。是否需要正畸治疗取决于牙齿异常的严重程度，并且一些早期诊断为异常的患者可自行调整，同时另一些错𬌗畸形则可能恶化。因此，在牙颌生长发育过程中定期进行常规检查很重要，最好在畸形早期开始治疗。

在整个面部生长中，牙列发育是一个复杂的过程，在很多方面可能发生差错。全科牙医及时更新关于错𬌗畸形和颅颌面部生长发育的知识是很重要的。然而还是要强调牙齿发育和身体发育存在很大的个体差异，同样，在进行正畸治疗时，儿童的心理成熟状况也值得被关注。例如，早期的正畸干预可能很有效，如果错过了这个时期则可能需要增加一些正畸治疗步骤。

在大部分国家，由全科牙医来负责为这类患者提供必要的治疗。如果确诊为错𬌗畸形，患者可以咨询正畸医生来寻求进一步的治疗方案；针对一些简单的病例，全科牙医也可以在正畸医生的监督下进行正畸治疗。由于儿童、青少年和他们的父母通常会要求高质量的正畸治疗，大多数病例的治疗都需要专业的正畸医生来进行，以获得最佳的治疗效果。在另外一些医疗体系或国家，患者和家长主动寻求正畸医生获得治疗也是正常的。

越来越多的成年人希望通过正畸治疗矫正未治疗过的错𬌗、不整齐的牙齿、后天的牙列拥挤，同样包括那些做过正畸治疗之后又复发的患者。大部分患者的治疗动机是改善牙颌面畸形以变美。在很多情况下，牙颌面畸形可能导致心理问题的出现。需要强调的是，随着正畸需求的扩大和社会的进步，人们对颜值的要求变得越来越高。众所周知，纠正严重的错𬌗畸形可以明显增强人的自信心和改善其精神状态。正因为如此，对一些敏感人群来说，即使是微小的改变，正畸治疗也是值得尝试的。

牙科医生经常碰到患者要求排齐牙齿，或移动余留牙齿为修复创造条件，或重排病理性移位的牙齿，或外科矫正严重错𬌗，所有这些要求的提出都是基于患者为了获得稳定的咬合和舒适的咀嚼功能。一个全面的诊断和治疗计划需要正畸医生和其他专科医生共同参与，他们可负责牙周、修复或外科的治疗。医疗团队需要在为患者制订合理的治疗方案上达成一致，同时考虑其经济状况；需要和患者充分沟通包含所有步骤的完整治疗方案，包括每次复诊的时间和整个诊疗过程中的细节；在正畸治疗期间，需要向患者进行口腔卫生宣教，预防不必要的牙齿和牙龈损伤。治疗欲望强烈的患者往往具有良好的依从性。直到所有的这些细节都落实好了，正畸治疗才可以开始。

人口统计学表明：中年人的人口比例将会增加。因此，正畸医生有必要不断提高技术水平来应对更多需要跨学科治疗的成人正畸患者，不能局限于从正畸学的角度来考虑问题，也需要从其他学科的角度进行思考，如牙科材料方面的进展。

目前，大多数国家针对唇腭裂、颅面综合征患者都设有专门的治疗中心，这些中心一般由多学科专家组成的团队来行使功能。在唇腭裂患者的多学科治疗中，正畸医生所扮演的角色是要和其他学科的专家密切配合，特别是整形外科医生、颌面外科医生和语言病理学家。

正畸序列治疗的时间和原则已经阐明，包含以下四个阶段：①新生儿或婴儿期的上颌骨矫形术；②乳牙列期正畸；③混合牙列期的牙槽骨移植术前正畸；④恒牙列期的正畸或正畸正颌联合治疗。对于这类患者，多学科团队合作治疗的最终目的是让患者完全康复并对治疗后的如语言、面部及牙齿美观、咬合稳定及功能等结果都满意。患者需要和其他正常人一样定期进行口腔及全身保健，以保持口腔的健康。

■ 总结

学习口腔正畸学的精要在于医生首先要了解错𬌗畸形和牙齿畸形分类、颅颌面的生长发育等基础知识，还要具备对潜在的正畸患者进行检查、向患者介绍复杂的正畸学全貌的能力。

（译者：周苗　刘畅　魏志斌）

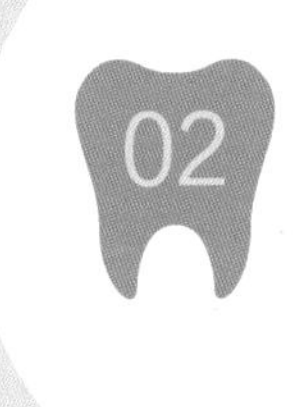

第二章

错骀畸形的分类

LARS BONDEMARK

主题

◎ 正常骀和错骀畸形

◎ 上下颌骨不调：矢状向错骀畸形、垂直向错骀畸形、横向错骀畸形

◎ 功能紊乱

◎ 颌内异常：牙列拥挤、牙列间隙、牙齿数目异常、牙齿位置异常

◎ 错骀畸形的发病率

◎ 正畸治疗需求

◎ 总结

目的

◎ 区分正常骀和错骀畸形

◎ 掌握错骀畸形的分类，如上下颌骨间、颌骨内、牙齿错位等

◎ 了解不同错骀畸形及其发病率

◎ 了解正畸治疗需求的含义及哪些错骀畸形需要治疗，哪些不需要治疗

■ 正常𬌗和错𬌗畸形

正常𬌗或理想的咬合是正畸学界提出的一种概念。100多年前Edward H. Angle第一次简单明了地给出了正常𬌗的定义：

上颌第一磨牙是关键；上颌第一恒磨牙的近中颊尖咬合于下颌第一恒磨牙的近中颊沟内，如果牙齿排列在一条平滑的咬合曲线上并且存在这种上下颌磨牙关系，则为正常𬌗（Angle，1900）。

与之相反的是错𬌗畸形，它的定义是：

错𬌗畸形不是一种疾病，而是一种异于常人的牙齿面部外观变化，这种变化可影响牙齿功能或导致功能障碍（Brook et al.，1989）。

并非所有人的牙咬合都是正常或理想的，但这并不意味着他们都需要接受正畸治疗。是否进行正畸治疗需要综合考虑，包括治疗的风险，治疗周期的长短，对患者口腔健康、功能、美观的影响及患者的满意度。

通常，我们通过上下颌骨的相对关系进行错𬌗畸形分类，包括矢状向（前后向）关系、垂直向和横向关系（包括上下颌骨牙弓的功能性异常）。另外，颌骨内的畸形，如牙列拥挤、牙列间隙、牙齿数目或位置异常也要考虑。一些错𬌗畸形，如覆盖过大、牙列拥挤、牙列间隙，则可以用毫米进行量化。这也意味着理想正常𬌗是有一定范围的，并不是固定不变的。此外，骨骼的偏差可能存在于矢状向、垂直向和横向，牙齿和骨骼的不调往往同时存在。

■ 上下颌骨不调

● 矢状向错𬌗畸形

矢状向错𬌗畸形分类一般通过上下颌第一磨牙的位置关系来表示，分为三类：正常𬌗（安氏Ⅰ类错𬌗）、安氏Ⅱ类错𬌗（远中错𬌗）和安氏Ⅲ类错𬌗（近中错𬌗）。

正常𬌗

正常𬌗（包括安氏Ⅰ类错𬌗）的上下磨牙关系为上颌第一恒磨牙的近中颊尖咬合于下颌第一恒磨牙的近中颊沟内；上颌尖牙的牙尖咬合于下颌尖牙和第一前磨牙之间（图2-1）。原则上，上颌尖牙偏近中或远中不超过半个尖牙牙尖，都可认为是正常𬌗。上下前牙的正常覆盖范围为2～5 mm。有时，乳磨牙（例如因龋病）过早拔除导致第一磨牙移位，在这种情况下要重新估计第一磨牙原先的位置，上下颌的尖牙位置可以提供指引（图2-2）。

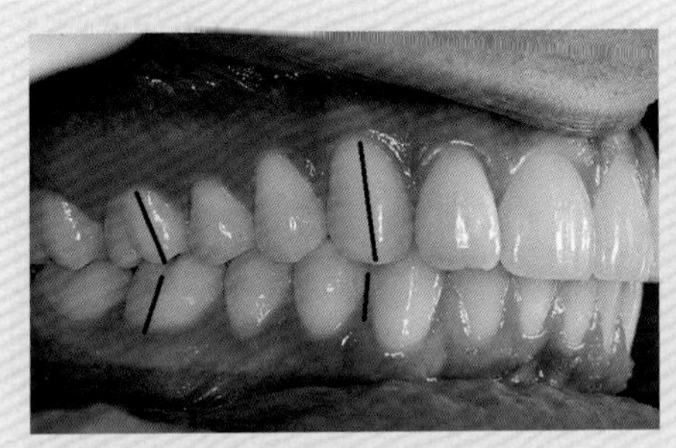

图2-1　**正常𬌗（安氏Ⅰ类错𬌗）**

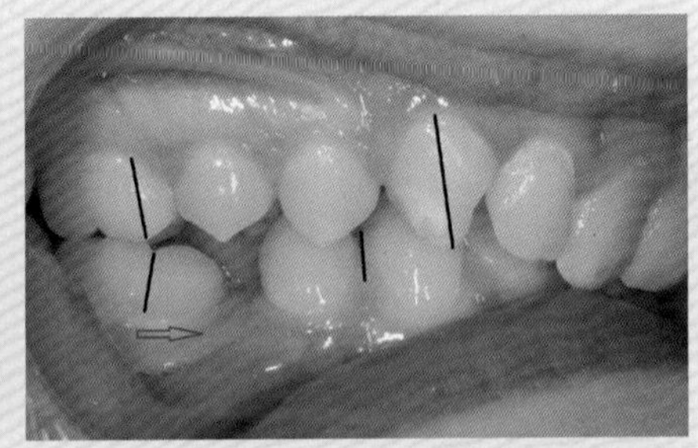

图2-2　**根据上下颌的尖牙关系进行判断**

虽然下颌骨第一磨牙（箭头）向近中移动呈现正常的矢状向磨牙关系，但是上下颌的尖牙关系显示为Ⅱ类关系，该病例属于安氏Ⅱ类错𬌗畸形。

安氏Ⅱ类错𬌗

相对于正常𬌗，安氏Ⅱ类错𬌗畸形的下颌第一磨牙位于更靠后的位置，上下磨牙为远中关系（图2-3）。安氏Ⅱ类错𬌗畸形患者中大约90%上颌切牙为唇倾，如安氏Ⅱ类错𬌗畸形1分类患者（图2-4a）；同时，大约10%为上前牙舌倾，如安氏Ⅱ类错𬌗畸形2分类患者（图2-4b）。在安氏Ⅱ类错𬌗畸形1分类中，前牙覆盖一般是增大的，如果前牙覆盖

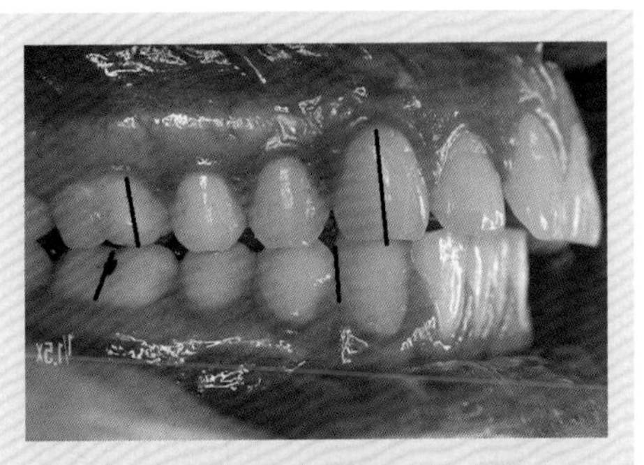

图2-3　**安氏Ⅱ类错𬌗畸形（远中错𬌗）**

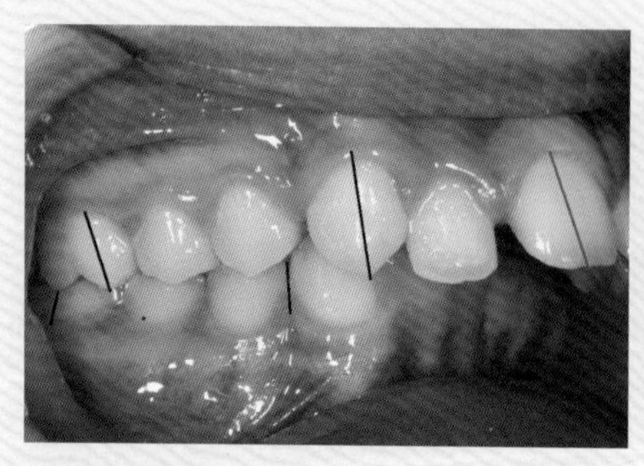

a

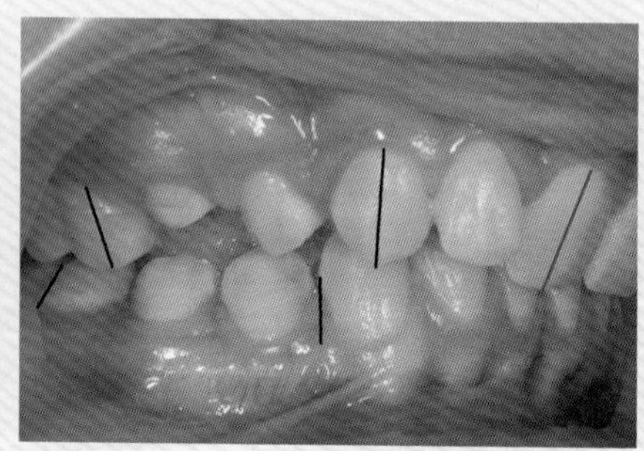

b

图2-4 安氏Ⅱ类错𬌗畸形的分类

a. 安氏Ⅱ类错𬌗畸形1分类，上前牙唇倾明显（红线）；b. 安氏Ⅱ类错𬌗畸形2分类，上前牙舌倾明显（紫线）。

超过6 mm，可认为是Ⅱ度深覆盖，超过9 mm则认为是Ⅲ度深覆盖。

安氏Ⅲ类错𬌗

相对于正常𬌗，安氏Ⅲ类错𬌗畸形的下颌第一磨牙明显位于正常位置的前方，即上下颌磨牙为近中错𬌗关系（图2-5）。安氏Ⅲ类错𬌗畸形患者的前牙覆盖为负值（<0 mm），表现为前牙反𬌗。

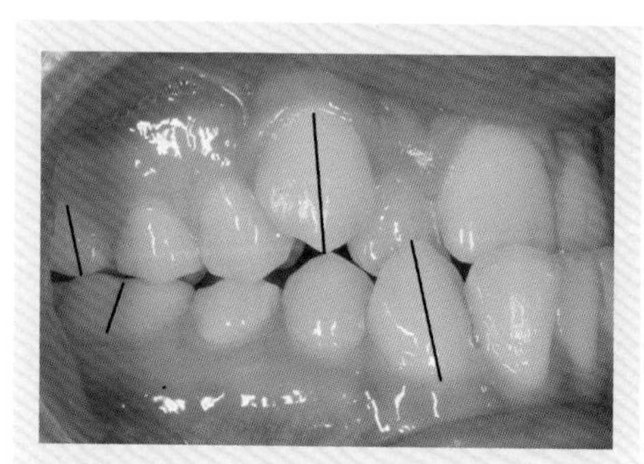

图2-5 安氏Ⅲ类错𬌗（近中错𬌗）畸形

● 垂直向错𬌗畸形

垂直向错𬌗畸形分为两类：开𬌗或深覆𬌗。

开𬌗

开𬌗是指无论在牙弓前方还是侧方，上下颌牙齿都不接触（图2-6）。开𬌗的定义为覆𬌗为负值（<0 mm）且牙齿已完全萌出。

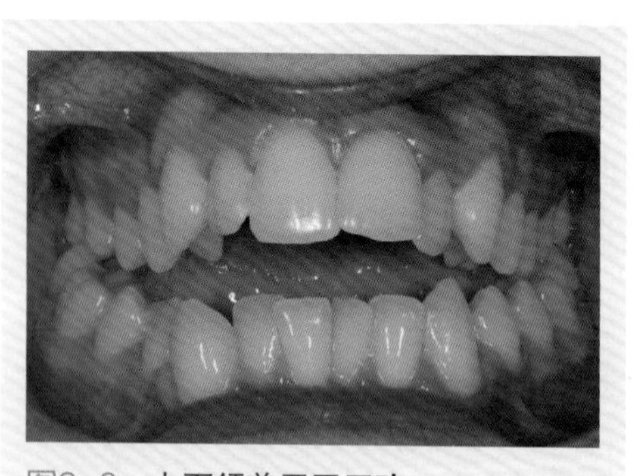

图2-6 上下颌前牙区开𬌗

深覆殆

深覆殆被认为是上下切牙的垂直向重叠过多，即上切牙覆盖下前牙的唇面超过2/3（图2-7）。深覆殆形成的最常见原因是切牙的过度萌出或者下颌的前上旋转。深覆殆常表现为下颌切牙的切缘咬至上颌切牙腭侧黏膜（图2-8）。这种切牙与黏膜之间的接触常导致腭侧黏膜形成溃疡。因此，深覆殆的分类包括评估切牙与腭部黏膜是否接触以及是否出现溃疡。

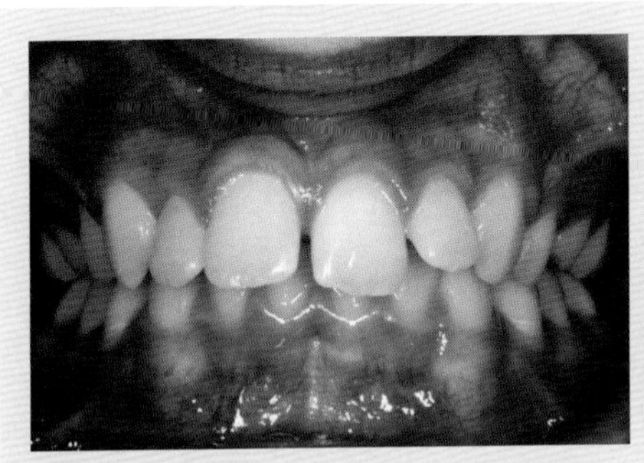

图2-7 深覆殆

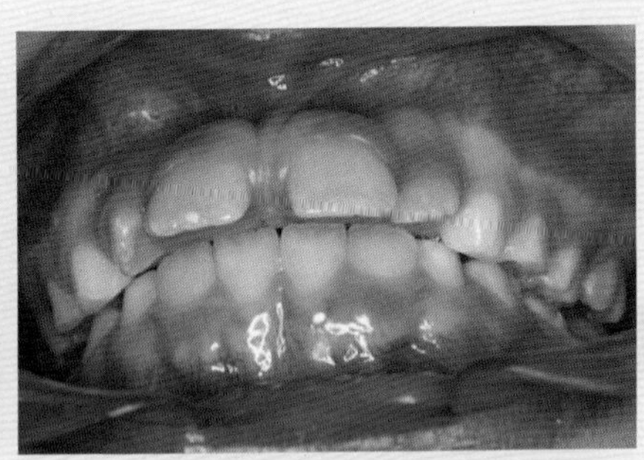

图2-8 深覆殆伴下颌切牙切缘与上颌切牙腭侧黏膜接触

● 横向错殆畸形

横向错殆畸形表现为上颌骨和/或下颌骨的宽度不调以及后牙反殆或锁殆。

后牙反殆

后牙反殆是指上颌前磨牙和/或磨牙的颊尖咬合于下颌前磨牙和/或磨牙颊尖的舌侧。后牙反殆可以是单侧，也可以是双侧。上颌前磨牙和磨牙的腭侧倾斜可以导致牙—牙槽骨性的单侧后牙反殆，并且常伴有下颌骨侧方诱导，导致下颌中线偏向反殆侧（图2-9，Thilander et al., 1973）。因此，需要临床检查来对侧方诱导进行评估和诊断。

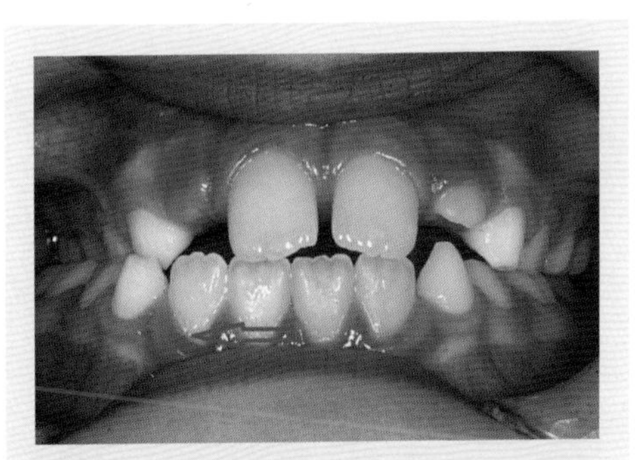

图2-9 右侧单侧后牙反殆患者，下颌侧移且下颌中线偏向反殆侧（箭头）

双侧后牙反𬌗常由上颌骨横向宽度不足以及同时缺少下颌侧方诱导（图2-10）。

锁𬌗

锁𬌗是指上颌前磨牙或磨牙的舌尖咬合于下颌前磨牙和/或磨牙颊尖的颊面（图2-11）。锁𬌗可发生在单侧，也可以是双侧，并且常与下颌侧移有关，但侧移在后牙锁𬌗中更常见。双侧锁𬌗常见于Brodi综合征。

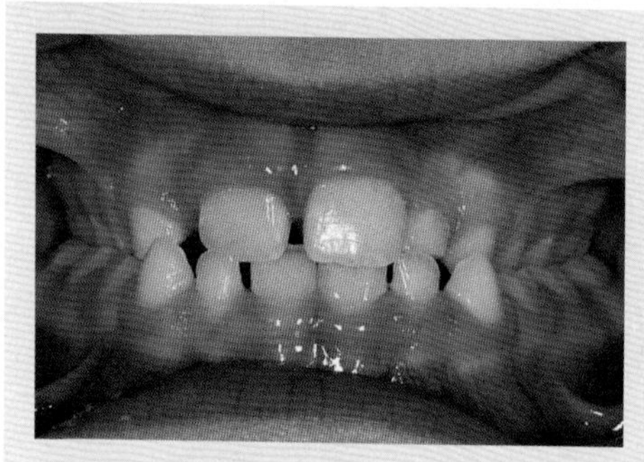

图2-10　双侧后牙反𬌗

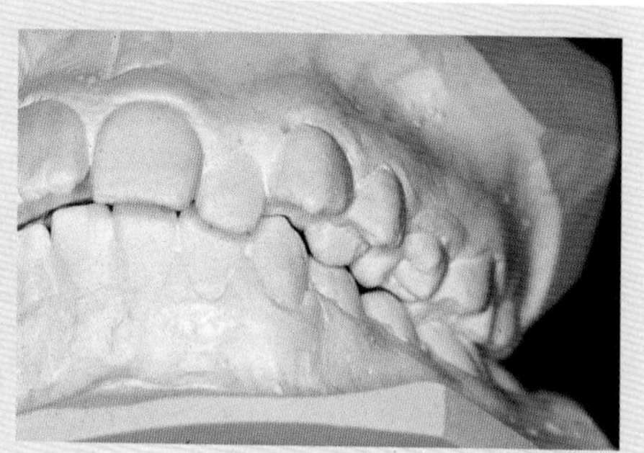

图2-11　左上颌第一和第二前磨牙锁𬌗

功能紊乱

当做闭口运动时，如果下颌被早期颌间异常咬合接触所引导，下颌骨会

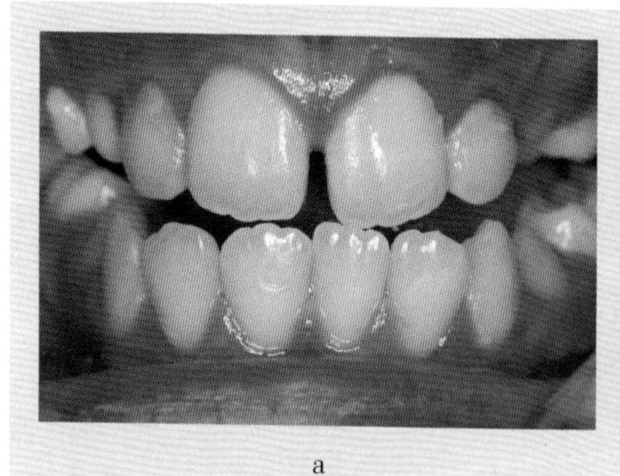

a

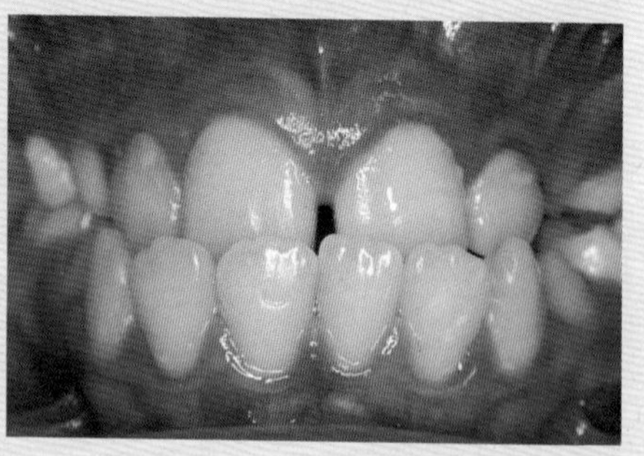

b

图2-12　前牙反𬌗伴功能改变

a．在正中关系时，上下颌切牙表现为切缘与切缘接触；b．当做闭口运动时，引导下颌骨向前、上运动，切牙表现为反𬌗。

向侧方或前方运动。当下颌骨侧向移动时，会形成后牙反殆（图2-9）。当下颌骨前方运动时，形成前牙反殆（图2-12）。

■ 颌内异常

通常，上下牙弓的空间大小是由牙齿大小和牙槽突体积来决定的。当牙槽突的体积过小并由此不足以容纳牙根时，这种比例不调称为牙槽骨基骨过小，常常导致切牙唇倾和牙齿拥挤（图2-13）。与之相反的是牙槽骨基骨过大（图2-14），即颌骨牙槽突的体积过大，牙齿就表现为直立或间隙（Lundström，1923）。

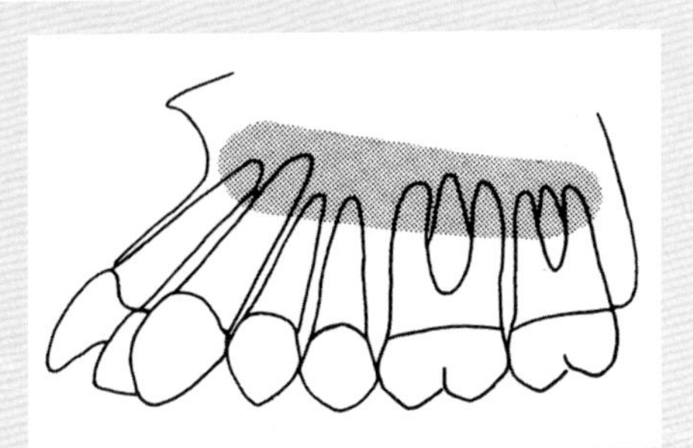

图2-13 **牙槽骨基骨过小**

牙槽突体积过小，导致根尖基骨发育不足并伴随切牙唇倾。阴影区域显示根尖基骨发育不足。

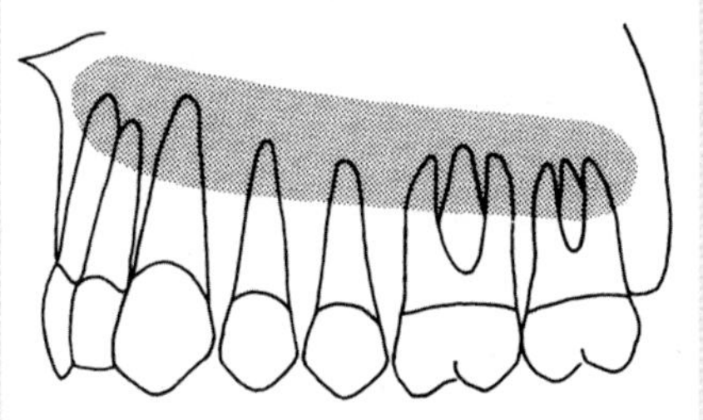

图2-14 **牙槽骨基骨过大**

牙槽突体积过大，导致上颌切牙直立。阴影区域显示根尖基骨发育过度。

● 牙列拥挤

牙列拥挤是最常见的错殆畸形。牙齿大小和牙槽嵴体积不调可以导致牙列拥挤，表现为牙齿的唇、舌向移位或扭转（图2-15）。轻微的牙列拥挤被认为是正常情况，几乎所有患者的下颌切牙区域都有少量拥挤。

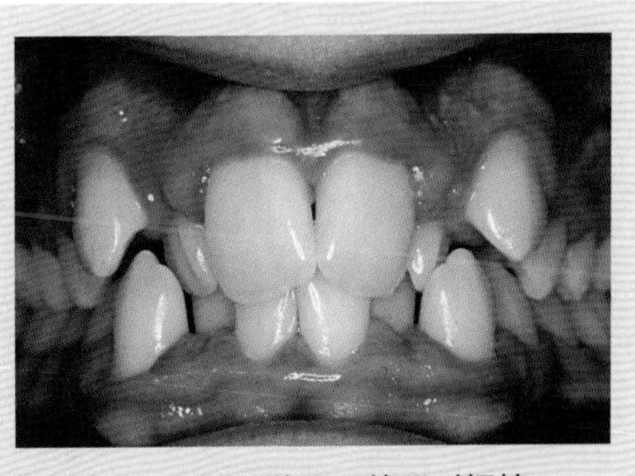

图2-15 **上下颌前牙区的牙列拥挤**

牙列间隙

牙列间隙没有牙列拥挤常见，但牙列间隙常常与患者拥有正常或大的牙槽嵴或牙弓，同时牙齿尺寸较小有关。牙列间隙也可以在混合牙列期与恒牙列期暂时出现，比如混合牙列期的中切牙之间的牙列间隙（图2-16）。当侧切牙和尖牙完全萌出时，这个间隙会自动消失。如果这个间隙不能减小或消失，则有可能是唇系带本身的组织压力导致两个中切牙无法接触（图2-17）。

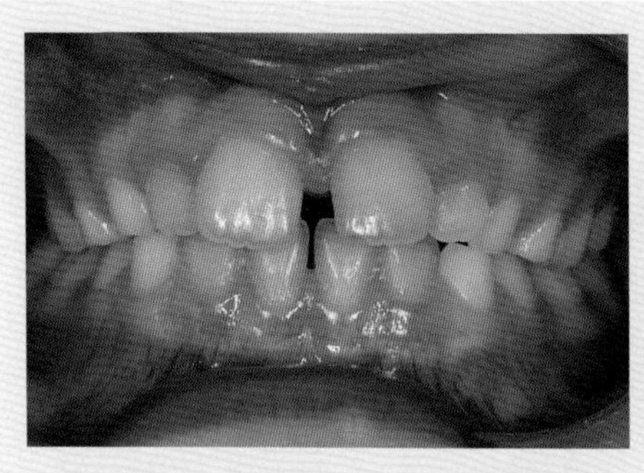

图2-16　**上颌中切牙之间的牙列间隙，即正中间隙**

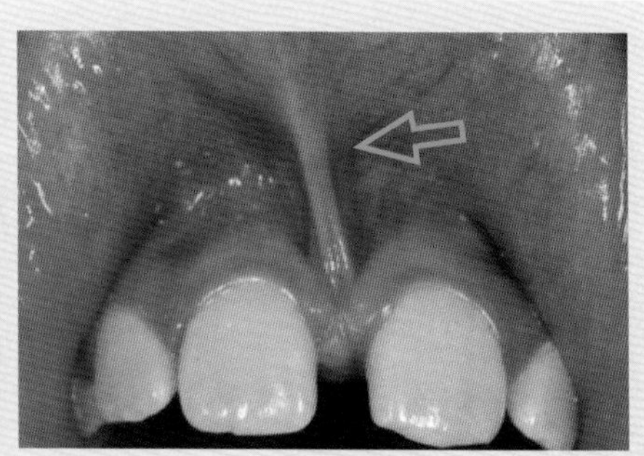

图2-17　**明显的唇系带（箭头）使上颌中切牙之间相互分离，形成大的正中牙列间隙**

牙齿数目异常

先天性缺牙

先天性缺失一颗或多颗牙齿（发育不全或牙缺失）在恒牙列相对多见（图2-18）。可以发现它常常影响牙齿解剖学分组中最远中的牙。所以，侧切牙、第二前磨牙和第三磨牙发生缺失的概率最高。先天性缺牙同样与剩余牙齿的体积减小有关。缺失牙达到6颗以上称为少牙畸形，而如果全口牙缺失则称为无牙症。少牙畸形特别是先天性无牙症十分罕见，并且与外胚层发育不良综合征有关。

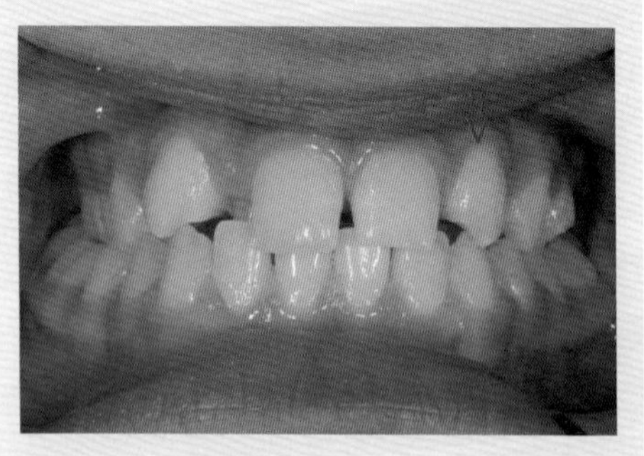

图2-18　**先天性缺牙**

左上侧切牙先天性缺失。左上颌尖牙目前位于左上侧切牙的位置（箭头）。

乳牙列很少发生牙齿缺失，一旦发生，则70%～80%的恒牙列也会发生牙齿缺失。

多生牙

多生牙的发生频率较低，常出现在上颌中切牙之间，即正中多生牙（图2-19）。在前磨牙和磨牙区则罕见。

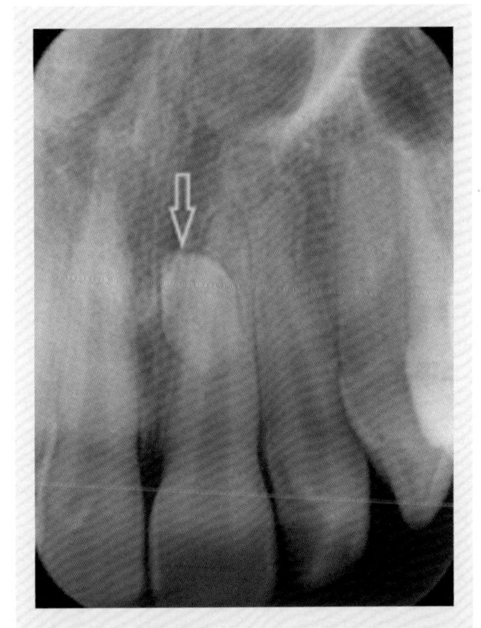

图2-19 **多生牙**
上切牙区的多生牙，如正中多生牙（箭头）。

总的来说，建议在混合牙列期对牙齿数目变化进行诊断，全景摄片是一种很好的方法，而对于正中多生牙则口内根尖摄片更佳。

● 牙齿位置异常

在牙列形成时期，特别是在混合牙列期，可发生上颌磨牙和尖牙的异位萌出（萌出方向异常）。异位萌出的第一磨牙一方面有可能导致第二前磨牙远中部分的吸收，另一方面也导致磨牙本身萌出障碍（图2-20）。然而，超过50%的异位萌出的磨牙最终会自行萌出（Bjerklin et al.，1981）。

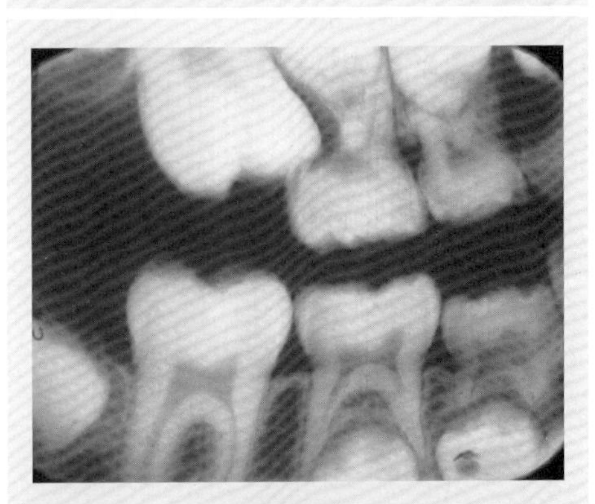

图2-20 **牙齿位置异常**
异位萌出的第一恒磨牙导致第二乳磨牙的远中部分发生吸收。

在9～10岁混合牙列期，建议通过触诊上颌乳尖牙颊侧上方的牙槽嵴推测出上颌恒尖牙的萌出方向。通常在该区域牙槽嵴触诊尖牙时有清晰的“肿块”感（图2-21），如果未能触及，最好拍摄X线片来评估尖牙的萌出方向（图2-22）。

如果发现患者的磨牙异位萌出，则其尖牙的异位萌出风险高达50%（Bjerklin et al.，1992）。

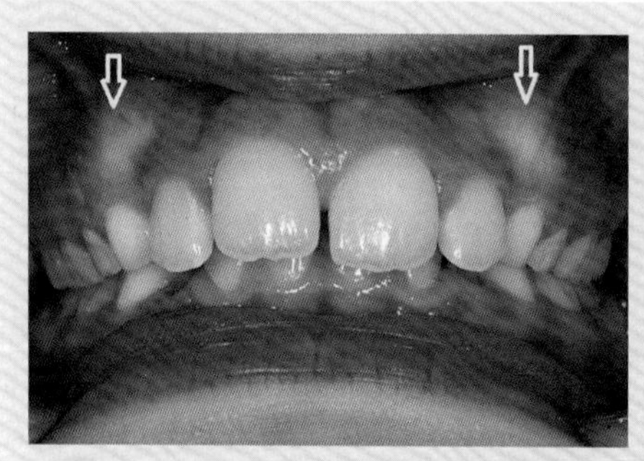

图2-21 箭头所指为双侧乳尖牙区颊侧上方的“肿块”样突起，常提示正常萌出的双侧恒尖牙

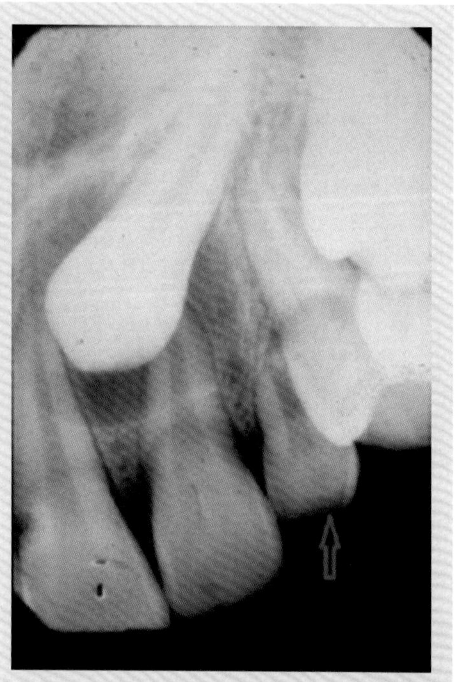

图2-22 异位萌出的左上颌尖牙，尖牙牙冠偏离正常位置的近中，乳尖牙发生滞留（箭头）

有时可以在混合牙列期观察到乳磨牙低咬合，即一颗牙或几颗牙的位置低于相邻牙齿的骀平面（图2-23）。这种情况可能是因为牙齿和周围骨发生了异常联合或融合。有研究显示，当继承恒牙萌出时，这种低位咬合的乳磨牙会自发脱落。当然，还有一种非常罕见的情况，即两个恒牙之间发生位置交换（图2-24）。

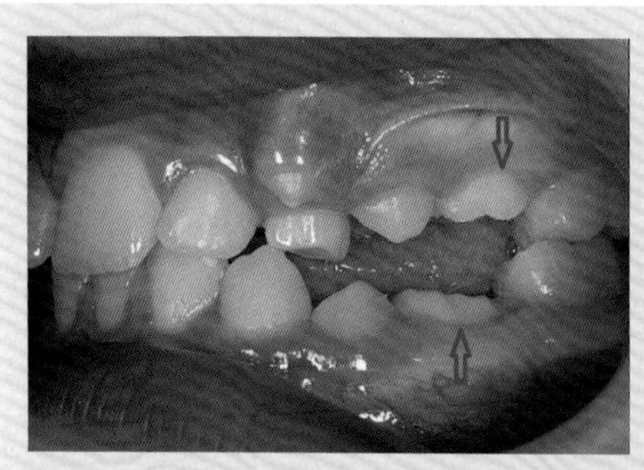

图2-23 低位咬合的上下颌第二乳磨牙萌出不足（箭头）

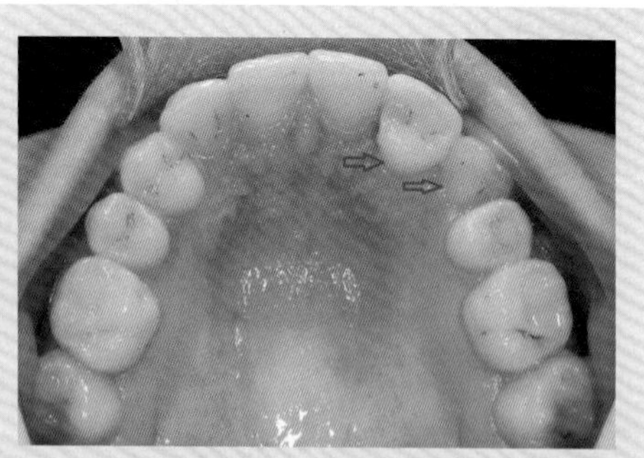

图2-24 上颌第一前磨牙和尖牙之间发生易位，前磨牙移动到尖牙近中（箭头）

■ 错𬌗畸形的发病率

在描述一种情况的发生频次或有多少个体属于某一特定范围时，正确的术语应该是“相对发病率”。而另一方面，在描述一定时间内人群中一定数量的个体罹患某种疾病时使用的是“患病率”这一术语。但由于错𬌗畸形是一种社会认可的差异而不是一种疾病，所以在描述错𬌗畸形如何发生时使用“相对发病率”更为准确。

在牙颌面生长过程以及从乳牙列发育为恒牙列的过程中，错𬌗畸形经常发生。当需要计算错𬌗畸形的发病率时，有以下几种分类方法：

1. 记录总体发病率，判定是否存在错𬌗畸形；
2. 类型分类，常用安氏分类及亚类；
3. 基于个体形态学变量分析的单一错𬌗畸形特征，包括由Björk等（1964）开发的定量和定性指标；
4. 测量个体错𬌗畸形指数，这些指数的目的在于评估患者的正畸治疗需要而非错𬌗畸形的相对发病率。

已有多项研究评估错𬌗畸形的相对发病率，并且报道的错𬌗畸形发病率为39%~93%，变动范围很大（Myllarniemi，1970；Helm，1970；Thilander et al.，1973；Lew et al.，1993；Tschill et al.，1997；Johannsdottir et al.，1997；Thilander et al.，2001；Dimberg et al.，2015a）。相对发病率的范围反映了不同研究方法和各种记录方式之间缺乏一致性。然而其亦可反映人口中种族和年龄的大小或组成的变化，以及人群内是否有人进行正畸治疗，因而减少不同类型的错𬌗畸形。

在种族差异性上，北欧人口中安氏Ⅱ类错𬌗畸形要比安氏Ⅲ类错𬌗畸形更常见，而在亚洲人口中安氏Ⅲ类错𬌗畸形则比安氏Ⅱ类错𬌗畸形常见。此外，非洲人口的前牙开𬌗比欧洲人口常见。乳牙列和恒牙列期间的错𬌗畸形改变也有所报道，但其改变方向仍然难以预测（Foster et al.，1986；Leighton et al.，1988）。随后也有关于前牙反𬌗和开𬌗自我纠正的报道。一项纵向研究（Dimberg et al.，2015a）显示，在3岁时错𬌗畸形的相对发病率为70%。在这期间，主要为前牙开𬌗（50%）、深覆盖（23%）和后牙反𬌗（19%）。

在7岁时，所有类型的错殆畸形都出现了自我纠正，但同时也出现了新的错殆畸形。错殆畸形自我纠正的总人数要高于新出现错殆畸形的人数，导致总体的错殆畸形发病率为58%。最后，在11.5岁时，错殆畸形的发病率又恢复到3岁时的水平（70%），但此时最常见的错殆畸形为拥挤、深覆盖或重度深覆盖、深覆殆。表2-1中呈现的是关于不同错殆畸形发病率水平的指导数据。另外，可观察到有多种错殆畸形的个体同时出现安氏Ⅱ类错殆畸形、深覆殆及牙列间隙（图2-25）。

表2-1 混合牙列和恒牙列期间常见错殆畸形平均发病率数据汇编

错殆畸形类型	发病率
安氏Ⅱ类错殆畸形	14%～18%
安氏Ⅲ类错殆畸形	3%～4%
深覆殆	8%～11%
开殆	4%～5%
后牙反殆	8%～12%
锁殆	1%～2%
牙列拥挤	25%
牙列间隙	9%
牙齿缺失（除第三磨牙）	6%～8%
多生牙	1%
上颌阻生尖牙	2%～3%
第一磨牙异位萌出	4%
低位咬合乳磨牙	10%～12%

应该指出的是，在评估错殆畸形相对发病率时，应该从大量个体的确定人群中获得，并使用严格的区分错殆畸形等级标准的具体方法。此外，不同年龄及先前未接受正畸治疗的儿童和青少年都应该被包含在内。除此之外，错殆畸形应该是关于牙列发育而非与实际年龄相关的形态学外观改变。因此，当计算错殆畸形的发病率时，描述其在不同牙齿发育阶段的发病率比不同年龄组更恰当。

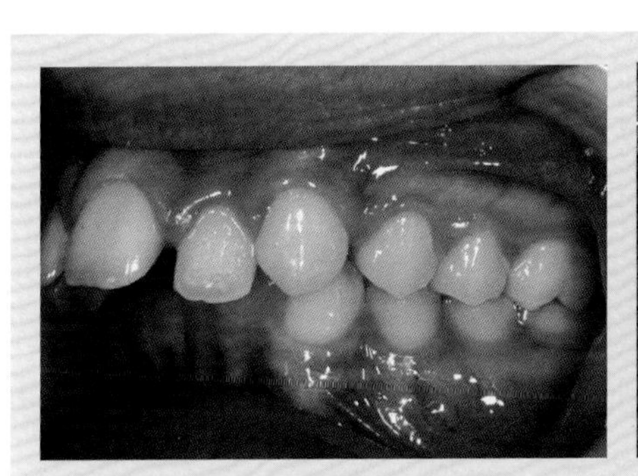

a

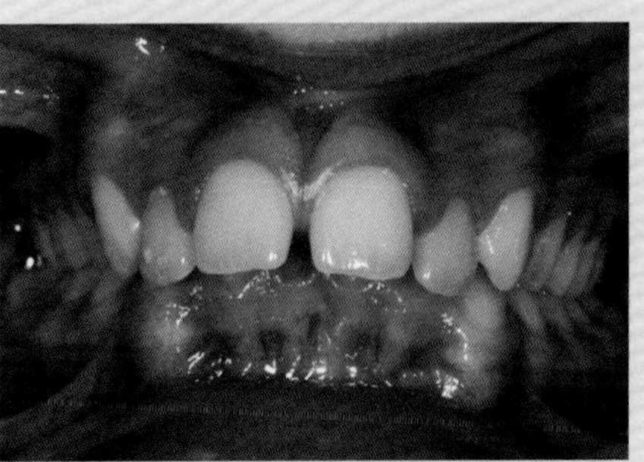

b

图2-25 **多种错𬌗畸形的个体**

a. 即安氏Ⅱ类1分类错𬌗畸形；b. 深覆𬌗和牙列间隙。

■ 正畸治疗需求

并非所有有错𬌗畸形的个体都需要正畸治疗。治疗需求的评估应建立在错𬌗畸形对患者口腔健康、功能、美观和患者不满情绪带来的短期或长期风险的基础上进行。重度深覆盖伴唇闭合不全、切牙拥挤和切牙间宽间隙（美学区错𬌗畸形）可对自我感知的口腔健康相关生活质量有负面影响（Dimberg et al.，2015a）。此外，安氏Ⅱ类错𬌗畸形伴有肌源性颞下颌关节紊乱症（temporomandibular disorders，TMD）的患者可以从正畸治疗中获得功能上的改善（Hernrikson，1999）。另外，有严重牙颌面畸形的患者在接受正畸-正颌联合治疗后对颞下颌关节紊乱症疼痛有积极的治疗效果（Abrahamsson et al.，2013）。

区分正畸治疗需求的方法之一就是仔细选择患者，并合理应用正畸治疗需求指数。各种不同的指数已经在应用中，最常用的是正畸治疗需求牙齿健康成分指数和正畸治疗需求美学成分指数（IOTN-DHC/IOTN-AC，Brook et al.，1989），复杂性、结果和需求指数（ICON，Daniels et al.，2000），牙科美学指数（DAI，Cons et al.，1986），瑞典国家健康委员会指数（Swe，1967）和挪威健康服务指数（Nor，1986）。这些指数一般都有4～5个类别的正畸治疗需求，分为严重、很好、几乎没有、不需要几个级别。尽管制定了一系列指数，但到目前为止，没有一个指数被证明是完全有效的。此外还有一个重大的缺点是患者的预期并没有得到充分考虑（SBU，2005）。但无论如何，这些指数仍是目前可获得的最好工具。

数项研究（Thilander et al.，1973；Helm et al.，1975；Heikinheimo，1978；Röling，1978；Wheeler et al.，1994；Perillo et al.，2010；Dimberg et al.，2015b）对正畸治疗需求进行了评估，结果显示每个人群中35%～40%的个体都可以找到进行正畸治疗的合理理由，希望得到一个在功能上和美学上都满意的咬合。

■ 总结

正常殆或错殆畸形通常通过上下颌牙弓的矢状向（前后向）、垂直向和横向关系进行鉴别。另外，还需要考虑功能紊乱、牙齿数目异常、牙齿位置异常、牙列拥挤和牙列间隙。

多项研究评估了不同人群错殆畸形的发病率，所得到的结果变化范围较大（39%～93%）。尽管某些人群中错殆畸形发病率较高，但这并不意味着所有错殆畸形的患者都需要进行正畸治疗。然而，人群中35%～40%的个体都有正畸治疗的合理诉求，希望达到一个在功能上和美学上都满意的咬合。

参考文献

［1］ ABRAHAMSSON C，HENRIKSON T，NILNER M，et al. TMD before and after correction of dentofacial deformities by orthodontic and orthognathic treatment［J］. Int J Oral Maxillofac Surg，2013，42：752–758.

［2］ ANGLE E H. Treatment of malocclusion of the teeth and fractures of the maxillae［M］//Angle's System. 6th ed. Philadelphia：SS White Dental Mfg. Co，1900.

［3］ BJERKLIN K，KUROL J. Prevalence of ectopic eruption of the maxillary first permanent molar［J］. Swed Dent J，1981，5：29–34.

[4] BJERKLIN K, KUROL J, VALENTIN J. Ectopic eruption of maxillary first permanent molars and association with other tooth and developmental disturbances [J]. Eur J Orthod, 1992, 14: 369–375.

[5] BJÖRK A, KREBS A, SOLOW B. A method of epidemiological registration of malocclusion [J]. Acta Odont Scand, 1992, 22: 27–41.

[6] BROOK P H, SHAW W C. The development of an index of orthodontic treatment priority [J]. Eur J Orthod, 1989, 11: 309–320.

[7] CONS N C, JENNY J, KOHAUT F J. DAI: Dental Aesthetic Index [M]. Iowa City: College of Dentistry, University of Iowa, 1986.

[8] DANIELS C, RICHMOND S. The development of the Index of Complexity, Outcome and Need (ICON) [J]. J Orthod, 2000, 27: 149–162.

[9] DIMBERG L, LENNARTSSON B, ARNRUP K, et al. Prevalence and change of malocclusions from primary to early permanent dentition: a longitudinal study [J]. Angle Orthod, 2015a, 85: 728–734.

[10] DIMBERG L, ARNRUP K, LENNARTSSON B. The impact of malocclusion on the quality of life among children and adolescents: a systematic review of quantitative studies [J]. Eur J Orthod, 2015b, 37: 238–247.

[11] FOSTER T D, GRUNDY M C. Occlusal changes from primary to permanent dentitions [J]. Br J Orthod, 1986, 13: 187–193.

[12] HEIKINHEIMO K. Need of orthodontic treatment in 7-year-old Finnish children [J]. Community Dent Oral Epidemiol, 1978, 6: 129–134.

[13] HELM S. Prevalence of malocclusion in relation to development of the dentition. An epidemiological study of Danish school children [J]. Acta Odontol Scand, 1970, Suppl No.58.

[14] HELM S, KREIBORG S, BARLEBO J, et al. Estimates of orthodontic treatment need in Danish schoolchildren [J]. Community Dent Oral Epidemiol, 1975, 3: 136–142.

[15] HENRIKSON T. Temporomandibular disorders and mandibular function in relation to Class Ⅱ malocclusion and orthodontic treatment. A controlled, prospective and longitudinal study [J]. Swed Dent J, 1999, Suppl 134: 1–144 (Thesis).

[16] JOHANNSDOTTIR B, WISTH P J, MAGNUSSON T E. Prevalence of malocclusion in 6-year-old Icelandic children [J]. Acta Odontol Scand, 1997, 55: 398-402.

[17] LEIGHTON B C, FEASBY W H. Factors influencing the development of molar occlusion: a longitudinal study [J]. Br J Orthod, 1988, 15: 99-103.

[18] LEW K K, FOONG W C, LOH E. Malocclusion prevalence in an ethnic Chinese population [J]. Aust Dent J, 1993, 38: 442-449.

[19] LUNDSTRÖM A. Malocclusions of the teeth regarded as a problem in connection with the apical base [J]. Int J Orthod, 1923, 11.

[20] MYLLARNIEMI S. Malocclusion in Finnish rural children—An epidemiological study of different stages of dental development [J]. Suom Hammaslaak Toim, 1970, 66: 219-264.

[21] NORWEGAIN HEALTH SERVICE NOR HS. Folketrygdens finansiering av tannhelsearbeid [J]. Universitetsforlaget, Oslo NOU, 1986, 25.

[22] PERILLO L, MASUCCI C, FERRO F, et al. Prevalence of orthodontic treatment need in southern Italian schoolchildren [J]. Eur J Orthod, 2010, 32: 49-53.

[23] RÖLLING S. Orthodontic examination of 2 301 Danish children aged 9-10 years in a community dental service [J]. Community Dent Oral Epidemiol, 1978, 6: 146-150.

[24] SBU-SWEDISH COUNCIL ON TECHNOLOGY ASSESSMENT IN HEALTH CARE. Malocclusions and orthodontic treatment in a health perspective: a systematic review of literature [R]. Stockholm: SBU report 176, 2005.

[25] SWEDISH NATIONAL BOARD OF HEALTH SWE NBH. Kungliga Medicinalstyrelsens circular [S]. Stockholm: M F No.71, 1967.

[26] TSCHILL P, BACON W, SONKO A. Malocclusion in the deciduous dentition of Caucasian children [J]. Eur J Orthod, 1997, 19: 361-367.

[27] THILANDER B, MYRBERG N. The prevalence of malocclusion in Swedish schoolchildren [J]. Scand J Dent Res, 1973, 81: 12-21.

[28] THILANDER B, PENA L, INFANTE C, et al. Prevalence of malocclusion and orthodontic treatment need in children and adolescents in Bogota,

Colombia. An epidemiological study related to different stages of dental development [J]. Eur J Orthod，2001，23：153-167.

[29] WHEELER T T，MCGORRAY S P，YURKIEWICZ L，et al. Orthodontic treatment demand and need in third and fourth grade schoolchildren [J]. Am J Orthod Dentofacial Orthop，1994，106：22-33.

（译者：周苗 刘畅 魏志斌）

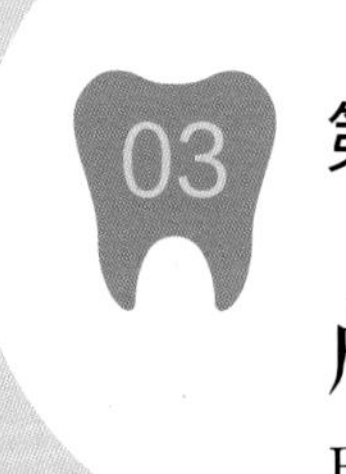

第三章

颅面部的生长发育

BIRGIT THILANDER

主题

◎ 引言
◎ 一般生长的定义
◎ 发育阶段和身高增长（高度）
◎ 生长和发育的标准
◎ 出生前面部和颌骨的发育
◎ 出生后颅面部复合体的生长和发育
◎ 牙槽骨复合体的发育
◎ 软组织的生长
◎ 生长预测
◎ 总结

目的

◎ 了解生长的定义和标准
◎ 了解胚胎期的发育
◎ 了解出生后颅面部复合体的生长发育
◎ 了解牙槽骨复合体的发育
◎ 了解牙齿萌出机制

■ 引言

发育完全的颅骨是其各个部分的总和，每一部分的生长高度分化，并以不同的速度和方向进行，是非常复杂的概念。对颅骨发育正常过程的了解是正确诊断错𬌗畸形的基础，更是正畸病例进行规范治疗的先决条件。随着年龄增长，软组织侧面轮廓会随着下方硬组织的生长而变化，对颜面美观产生影响，因此在制订治疗计划时尤为重要。

颅骨的生长和发育覆盖了几个学科的内容，并且发生在几个层面。因此，没有特定的方法可用于颅面生长的研究。但是，实验和临床的研究方法都可用于这些研究。双胞胎研究已被用于阐明遗传和环境因素的重要性。计量生物学（纵向、半纵向、横向研究）对于研究生长期间颅骨在各维度的变化非常合适。X线头影测量法是一种常用的纵向随访方法，我们关于人类颅面生长的知识在很大程度上基于该技术。最常用的方法是在实验动物上进行试验，通过利用组织学、生物化学和组织化学技术，解释在细胞和组织水平上特定事件如何调控颅骨生长。近来，分子水平的研究又进一步提高了我们对骨生物学的认识。所有这些研究方法的结果构成了现代颅面生长的知识基础，可以分为四个部分：

1. 生长机制（新骨如何形成）。
2. 生长型（骨骼在大小和形状方面的变化）。
3. 生长速度（骨形成的速度）。
4. 驱动和调控以上三个过程的机制。

■ 一般生长的定义

在生物学领域，生长指的是组织、器官或个体体积和质量的增加，可通过图表和曲线定量描述。通过描绘生长速度曲线可以发现生长速度随着年龄增长显著变化（图3-1），并可用来描述青春期生长发育的高峰阶段。不同器官和组织的生长速度截然不同，甚至存在退化期。生长速度不仅由基因决定，也受其他因素影响，如人种、性别、营养和健康状况。

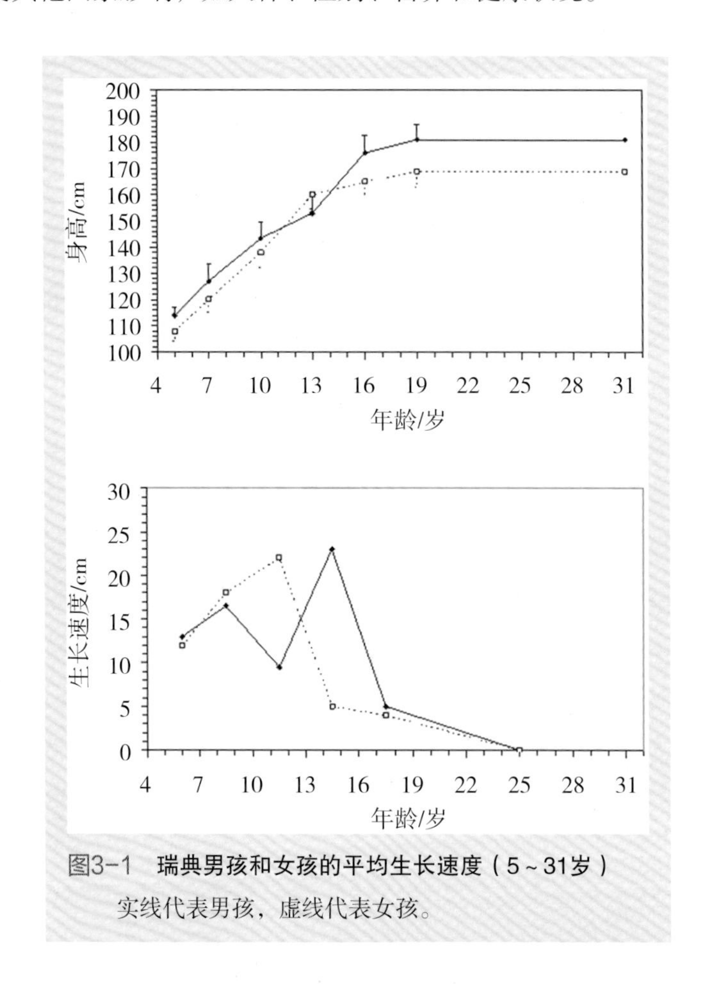

图3-1 瑞典男孩和女孩的平均生长速度（5～31岁）
实线代表男孩，虚线代表女孩。

生长也经常被用作发育的同义词。然而，发育从生物学角度来说是指机体整个连续变化的过程，是一个包括质和量改变的更宽泛的概念。此外，发育还隐含分化的意思，指机体从一个均质体分化成具有不同功能和形态的组织器官。分化用在细胞和组织水平描述同质个体不断复杂化和特异化的发育过程，这是形态分化的基础，比如器官、系统及整个身体的形状和大小的发育决定了其形态。

个体在发育过程中达到的阶段通常用术语“成熟”来描述。这是一个非常广泛的术语，但通常是指特定的器官或功能系统，并且用来描述特定的特征。因此，身体的成熟可以用发育年龄来描述，发育年龄通常与实际年龄不一致。由遗传、社会和营养因素导致的个体生长差异使得发育年龄比实际年龄更适合评估发育情况。

■ 发育阶段和身高增长（高度）

基于生长和成熟的平均波动，可以确定下列成年之前的发育阶段。它们中的每一个阶段都具有特殊的生长和发育特征，但没有明显的分界线。

出生前期可以分为卵期（第1周）、胚胎期（第2～7周）和胎儿期（第8～40周）。胚胎期的生长速度比较慢，主要由母体因素决定。胎儿期的生长速度非常快，特别是在第5个月，这期间个体经历着各种形态上的分化，胎儿体质量不断增加，在胎儿晚期到达顶峰，在出生时新生儿体长通常在50～52 cm，体质量大约3 500 g。

在出生后，生长速度与个体基因遗传背景有关，通常分为四个阶段：

1. 婴儿期（出生后1～12个月）。由于胎儿期生长效应消失，幼儿生长速度降低。经验认为，2岁时的身高是成年身高的一半。

2. 幼儿期（包括童年早期的1～6岁及童年晚期的7～10岁）。该阶段发育相对较慢，是青春期前生长速度最低的阶段。在斯堪的纳维亚半岛，这个时期的平均年龄女孩为10.5岁，男孩为11.5岁。由于个体差异巨大，青春期前生长缓慢期最长可持续约4年，但在6～8岁也会出现青春期前生长加速。

3. 青春期早期。生长发育速度高峰期（peak height of velocity，PHV），女孩为12.5岁，男孩则为14岁。个体之间无论性别，到达生长峰值时间的最大差异约为4年。女生比男生更早达到高峰。而PHV之后生长速度下降，生长速度与幼儿期差不多（图3-1）。

4. 青春期晚期。在青春期晚期生长逐渐减缓，在20岁时总体完成，这以后每2年身高增长少于0.5 cm直至成年。

■ 生长和发育的标准

为了评估生长和成熟的个体偏差，需要一定的标准或准则。生长和发育的标准值通常是指在一个假设处于正常范围内的人群中，抽取具有代表性的群体进行研究所获得的平均值。因此，判断儿童的正常生长应该考虑在其社会环境中可能的变化范围。

儿童的牙列和颌骨发育会出现巨大的差异，比如在同学之间，实际年龄只能粗略估计发育情况。为了区别异常的发育情况，正畸诊断和治疗时必须将这种差异考虑在内。这对评价儿童生物学年龄有重要意义，生物学年龄包括以下几种发育年龄：

- 形态学年龄。主要通过对比身体生长情况（身高和体质量）与标准值来判定。骨骼的生长发育高峰期和面部各维度发育有重要联系，因此纵向记录身高的情况有助于制订正畸方案。在20世纪，一项对斯堪的纳维亚在校儿童身高的长期追踪研究就受到广泛关注（Brundtland et al., 1980）。
- 骨龄。反映了生长期骨骼的发育年龄。骨骼的成熟情况遵循既定的方式，例如一些骨骼比另外一些先成熟，因此能通过X线检查手和腕骨骼来评价年龄。通过X线检测手部骨骼发育的成熟情况是对个体身高测量和头颅侧位X线片的有益补充。
- 牙龄。也可用于描述身体成熟情况。虽然性别年龄和骨龄在正常的生长中有紧密联系，但牙齿和骨骼的成熟程度没有紧密联系。已制订了一些通过放射线影像推算牙龄的评价体系（Demirjian et al., 1976）。牙龄主要用于评价不知出生时间的儿童及法医学领域。
- 牙齿发育阶段。这是由Björk等人（1964）提出的术语。在这一期间，儿童依据牙齿萌出情况而不是年龄分群。牙齿发育阶段在临床上对于疾病诊断和制订治疗计划都很有用。

■ 出生前面部和颌骨的发育

想要正确地理解出生后的生长发育及先天性面部畸形就必须掌握出生前的发育过程。不同的胚层是各种器官系统胚胎发育的基础：

1. 内胚层，形成从口腔后部的舌根处至整个消化系统的上皮。

2. 外胚层，组成皮肤和相关结构（头发、指甲、汗腺）、神经系统、鼻腔上皮、口腔前部的上皮和牙釉质。

3. 中胚层，形成间充质（胚胎结缔组织），分化成结缔组织、骨骼、平滑肌（皮肤部位除外）、血液和淋巴组织。

4. 外胚层间质，通常认为是第四种胚层。这层细胞源自神经嵴细胞，在形成神经管的时候，一群细胞从胚胎神经褶的边界游离出来。它们在第21天到第22天开始从外胚层分离，随后密集迁移至亚外胚层，并形成面部很多结构，包括骨骼和牙齿组织。由于这些迁移细胞在它们的路径上也调控着正常的发育进程，因此发育异常可能出现在神经嵴形成、分化、形态发生的各阶段、各时期（Ten Cate，1980）。

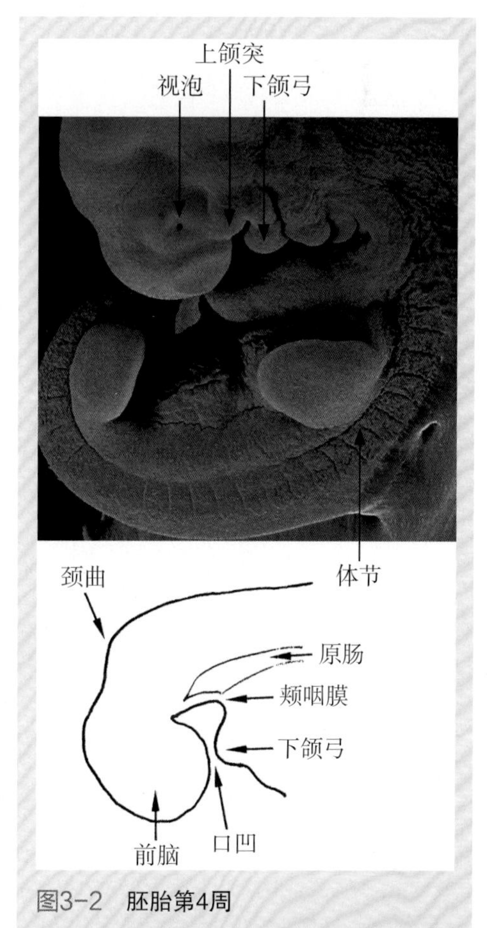

图3-2 胚胎第4周

顶部神经管每侧的中胚层在胚胎中分裂成段（体节）；在底部可以看到包含原始口腔的中矢状切面。

在胚胎早期，胚盘不断卷起，特别是在颅部和尾部，从而形成头部和尾部（图3-2）。同时，头部形成一个膨大，标志着前脑囊的发育。由此，在胚胎第2个月，通过脊柱弯曲形成胚胎头部。第一个感觉器官形成的外在标志，就是晶体上皮和耳基板的出现。胎儿头部的发育从此开始快速进展直到胚胎晚期，此期间开始形成人类的外貌特征。在这一阶段的晚期，软骨颅开始发育，然后在面部、颌骨、颅底出现初级骨化中心。

● 面部和颌骨的发育

3周胚胎（3 mm）的头部主要由前脑组成。在前脑的前端有一个凹陷（口凹），形成原始口腔（图3-2）。在凹陷的两侧，鳃裂和咽弓开始发育，在外胚层表面形成突起，在内胚层表面形成凹陷。此时，原始口腔将开始被第一咽弓（下颌弓）包围，同时，在此结构两侧背面很小的上颌突也开始发育。口凹继续内陷，但仍然由口咽部的一层膜与前肠分割，这层膜由外侧面向口凹的外胚层和内层侧面向原始消化道的内胚层细胞组成。在胚胎发育第28天这层膜开始断裂，由此，原始口腔和前肠开始连接。因此，不难理解口腔和鼻窦上皮、牙釉质是由外胚层细胞发育而成的，而咽上皮是由内胚层细胞发育而成的。

鼻上颌复合体是由持续的外胚层间质生长分化而形成的，它们由以下部分形成：

1. 正中和侧方鼻突由额突形成，额突则由前脑形成。
2. 两侧的上颌突由第一腮弓背部两侧独立的突起形成（图3-3）。

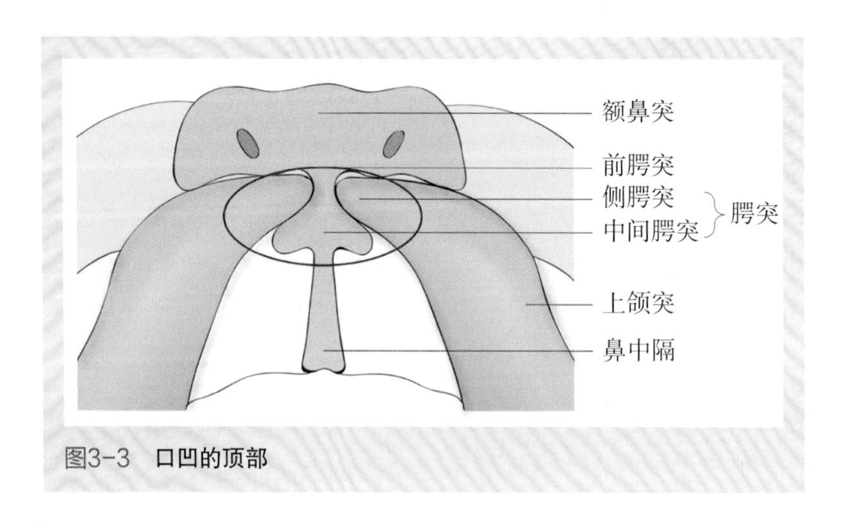

图3-3　口凹的顶部

正中突起向尾部延伸，逐渐和前方及侧方的突起结合，形成不完整的口腔顶部（原始腭部）。正中鼻突形成鼻的中央部分及上唇中部。口腔的顶部呈马蹄状结构，前部由原始腭部形成，侧边由上颌突侧边缘形成。对于原始腭部的形成机制仍有很多疑问，但是可以确定的是，有一小部分始于上皮翻折，而大部分源于面部各种突起的融合，通过上皮融合和外胚间充质的结合完成（Ferguson，1991）。当某发育阶段原始腭部某部分不能融合时，将会出现裂口（唇裂、腭裂）。胚胎发育第6周最容易形成此类裂口（图3-4）。

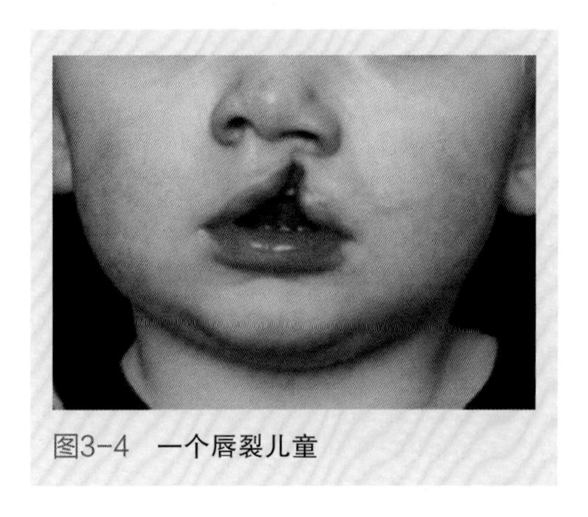

图3-4 一个唇裂儿童

胚胎发育第7周，上颌突形成两个组织褶皱（腭突），在发育中舌的部位的两侧，向垂直且往前的方向生长（图3-5a）。大约1周后，褶皱上抬至舌上方，呈水平向生长（图3-5b）。从第8周开始到第12周止，腭突开始从前往后融合（图3-5c）。继发腭板的形成包括两个至关重要的过程：①腭板生长方向的调整，②正中部位的融合。一旦这些结构融合不良将形成腭裂裂口（唇裂、腭裂）。合并唇裂的腭裂（唇腭裂，CLP）可为单侧或双侧（图3-6）。

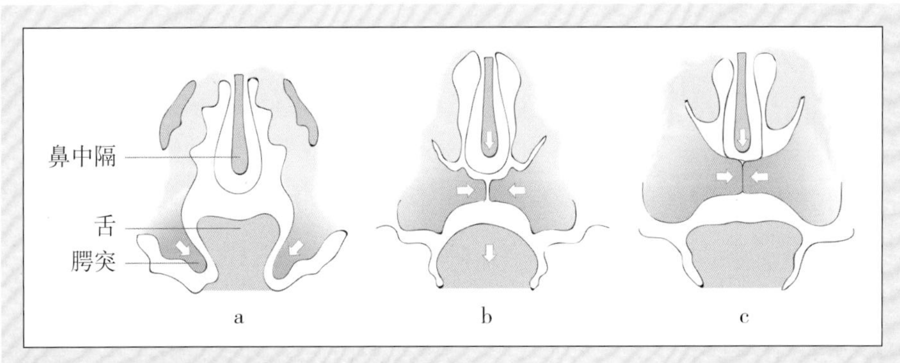

图3-5 侧腭突的不同发育阶段，前面观

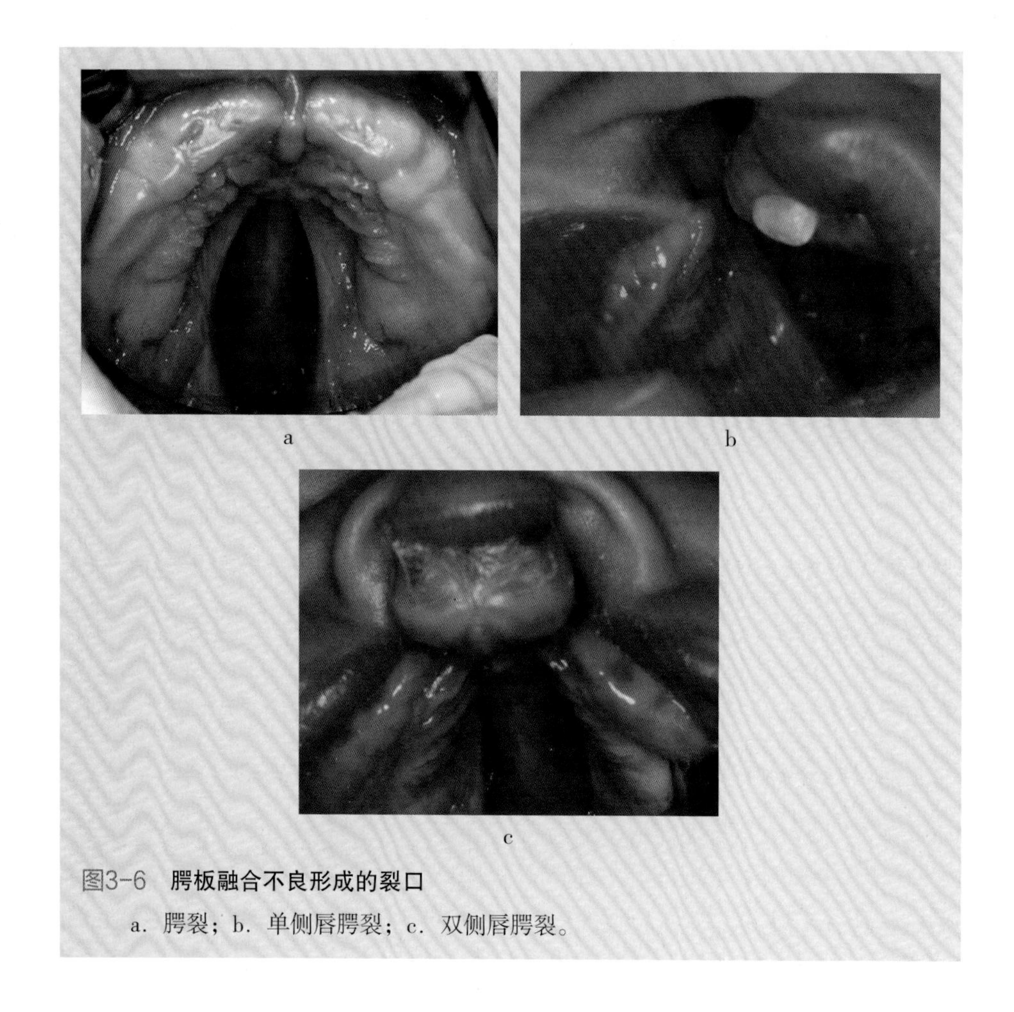

图3-6 腭板融合不良形成的裂口

a. 腭裂；b. 单侧唇腭裂；c. 双侧唇腭裂。

在胚胎时期，第一鳃弓由一个杆状软骨（Meckel软骨）组成下颌骨，该软骨是面下部最原始的骨。此软骨将会逐渐退化，但其背部将来可发育成韧带和耳部听骨的前体。

在第6周到第7周，在颏孔周围和Meckel软骨侧边可见形成的下颌体薄层骨板。骨化的下颌体部和升支部由下颌体向前和向后生长形成，并且在整个胎儿时期都为成对的结构。

在第10周到第12周，外胚间充质在髁突部位分化成继发软骨，朝向后下方扩大的下颌骨体部生长。颞下颌关节（TMJ）大约在胚胎发育第4个月末发育完整。和身体其他滑膜关节相比，颞下颌关节形成的时间比较晚，这可能和继发软骨形成有关，并且滑膜关节的形成受肌肉调控。

颅面部骨骼的骨化

骨骼发育的首要特征是在胚胎期第2个月，外胚间充质密度增加，分化为透明软骨，即软骨颅，构成颅底前部和鼻囊的大部分。在这些结构中，出现了几个骨化中心，其中大部分的软骨颅在胎儿期骨化，剩下结构仍保持软骨性结合和软骨关节。同时，在面部出现多个骨化中心，之后在脑附近的软组织膜也出现骨化。这些骨化中心迅速扩展形成面部骨骼和颅盖骨，即颅胚。当这些膜内形成的骨出现接触，就发育成骨缝。

面部肌肉

生肌节（从体节中分化）在头部肌肉形成中的作用仍有争议。因为在42到44对生肌节中只有4对（枕肌节）在头部区域生长分化，其中有一对还会萎缩。面部肌肉被认为从鳃弓中外胚间充质发育而成，这些细胞分化成肌肉的过程非常复杂，主要是通过在多个方向的迁移而成。咀嚼肌细胞来源于第1鳃弓（由第Ⅴ对脑神经支配），而表情肌细胞来自第2鳃弓（由第Ⅶ对脑神经支配）。虽然，这些细胞一直在迁移，但这些肌肉和支配它们的神经在发育阶段仍紧密联系。在胚胎第3个月时就可以观察到颌面部神经肌肉调节活动。

舌前部从下颌弓发育而来，后部来自第二、第三和部分第四鳃弓。在第7周舌肌开始发育，但是它的来源还不明确。比较解剖学和神经分布结构研究显示，枕肌节参与该部位的发育。但另一理论认为，舌肌直接由间充质发育而成，与枕肌节无关，这解释了为什么舌头有这么多支配神经（第Ⅴ、Ⅶ、Ⅸ、Ⅻ对脑神经）。

■ 出生后颅面部复合体的生长和发育

出生时，颅面部骨骼已经基本发育一半，头部占据全身1/4的高度（成人为1/8）。尽管这说明了头部发育时间比全身其他部分早，但是脑部各维度的发育速度是不一样的。颅骨将增长约50%的体积，面部骨骼尺寸则会增长两倍以上（图3-7）。这种比例上的差异与脑部早期的发育有关，脑部在4岁左右基本发育完毕。

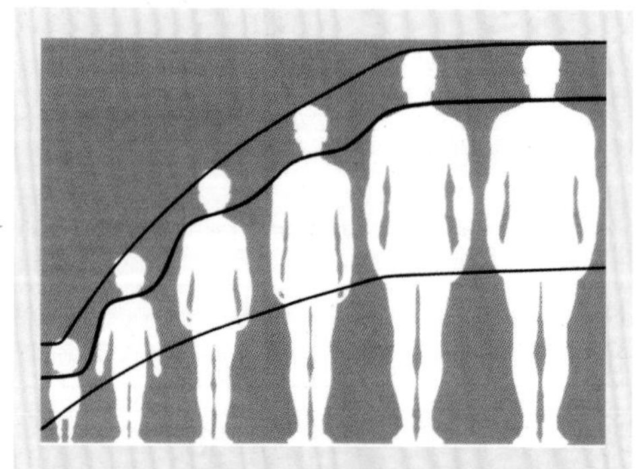

图3-7 不同年龄段身高的比例

注意不同年龄段头部和身体之间的比例关系。

面部骨骼在各维度都会增加，高度增加最多（约200%），深度次之（约150%），宽度增加最少（约75%）。面部宽度是最早发育完毕的维度，因此从出生到成年，脸部会慢慢变长、变窄。

多项关于不同种族和年龄的个体头影测量正常值和标准值的研究均提示，面部特征存在种族差异，并且在生长活跃期间，牙颌面型将发生变化。这可以通过重叠5～31岁不同人种的正常（理想）咬合状态的头颅侧位片来说明（Thilander et al.，2005）（图3-8）。面型在观察期间内出现变化，特别是13～16岁的生长高峰期。面型在5～7岁和16～31岁时也出现明显变化，在成年期更晚时间出现变化也有报道（Bondevik，2012）。因此，掌握充足的正常个体生长发育知识有助于对错𬌗畸形做出正确诊断。牙齿面部各部分的生长发育（颅底、鼻上颌复合体、下颌）情况是得出具体诊断（鉴别诊断）和制订各种错𬌗畸形治疗方案的基础。

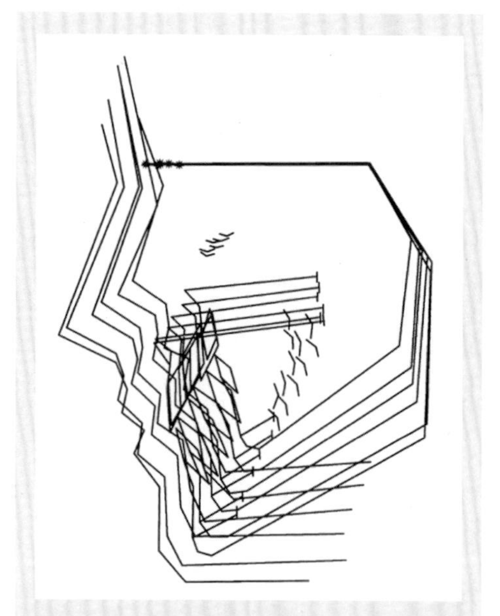

图3-8 头影重叠显示了5～31岁正常咬合状态个体的变化

● 骨骼生长的机制

骨骼生长有两种基本生理机制：塑形和改建。塑形指的是表面特异性的一种改建性生理活动，由此骨骼的形状和大小被改变；而改建则是彻底改变之前的骨骼结构（哈弗氏系统）并且在分子水平调控。我们探讨的面部成形过程是生长改建，即塑形和改建这两个过程都包含在其中。

颅面部复合体中骨生长受先天基因控制和后天环境的影响。从发育的角度看，骨的形成或通过软骨模型内的软骨内骨化形成，或通过直接膜内成骨。尽管这两者骨化开始的方式不一样，但是一旦开始，无论以何种方式骨化，塑形和改建的过程都一样。骨是一种活跃而复杂的矿化结缔组织，能高度适应周围的机械和生理环境，这一能力由破骨细胞的骨吸收和成骨细胞的骨形成相互协调。骨膜对这一过程起重要作用，可调控骨的大小和形状（生长方式）。

骨膜内部的生发层可以为骨的生长和发育形成提供间充质干细胞和骨祖细胞（Roberts et al.，2015）。间充质干细胞可以从外周循环、骨髓及骨膜中迁移至新骨形成部位。间充质干细胞分化为骨祖细胞，并最终分化为成骨细胞，这一过程通过几个细胞因子与受体结合调节，如骨形态生成蛋白（bone morphogenetic protein，BMP）和成纤维细胞生长因子（fibroblast growth factor，FGF），前者属于转化生长因子-β（transforming growth factor-β，TGF-β）家族（Capulli et al.，2014）。完全分化后的成骨细胞具有碱性磷酸酶活性，并且能分泌蛋白，如Ⅰ型胶原蛋白和其他多种骨特异性的非胶原蛋白。成骨细胞存在于骨表面或新形成的基质间隙里面（图3-9）。成骨细胞激活时呈立方形，静止时呈扁平状线形细胞（图3-9）。

骨改建循环开始于破骨细胞的吸收，随之而来的是同一部位新骨的形成，这发生在协调一致的功能性基础多细胞单位内。目前，我们对破骨性骨吸收和随后的骨重建的协同机制并不十分清楚。

破骨细胞是唯一可以吸收矿化组织的细胞。当开始发生骨吸收时，新的破骨细胞可以从单核-巨噬细胞谱系的造血干细胞招募。在短期内，单核细胞可以融合成多核细胞。破骨细胞紧密地黏附至骨表面并形成一个密闭区，然后通过细胞膜上特定的皱褶区释放蛋白水解酶和氢离子来降解和吸收骨组织中的有机物和无机物。破骨细胞的活化依赖于巨噬细胞集落刺激因子（macrophage colony stimulating factor，M-CSF）和核因子κB受体活化因子配体（receptor activator of nuclear factor kappa-B ligand，RANKL），后者由成骨细胞分泌。近期研究发现，骨细胞可以产生大量的RANKL，从而促进破骨细胞的骨吸收。

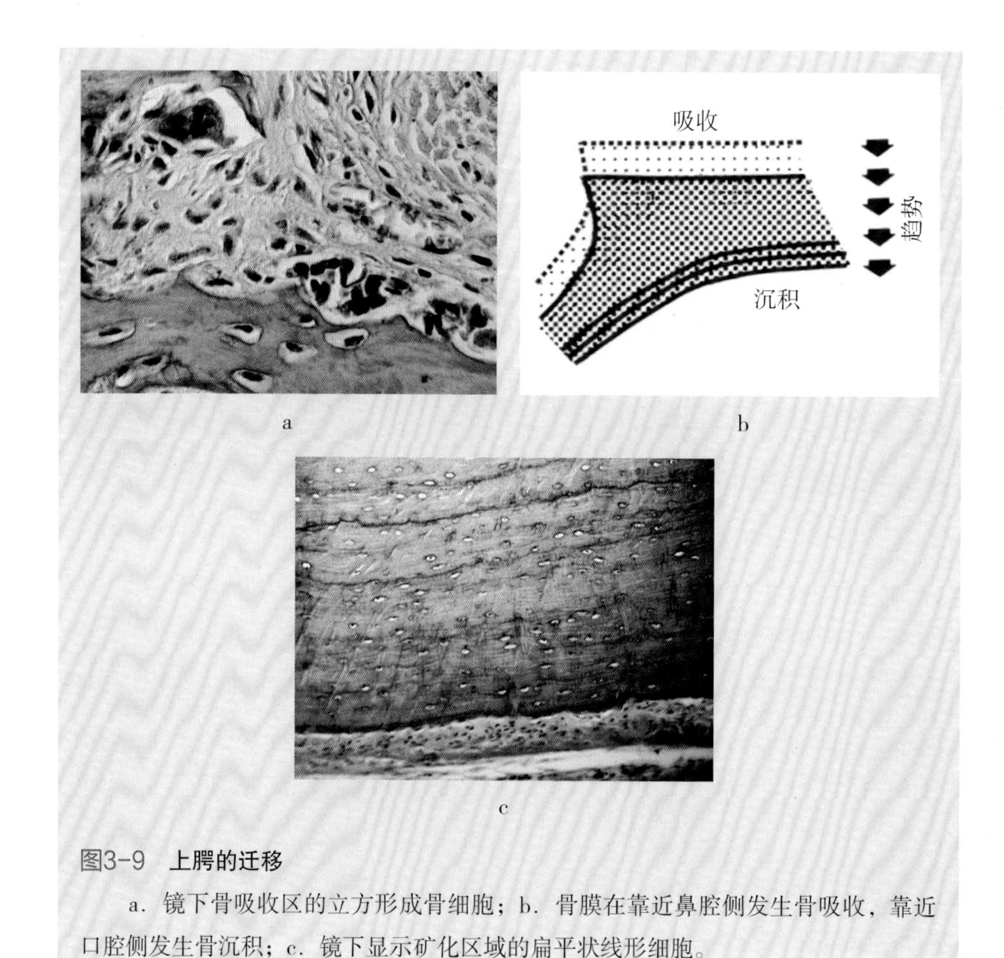

图3-9 上腭的迁移

a．镜下骨吸收区的立方形成骨细胞；b．骨膜在靠近鼻腔侧发生骨吸收，靠近口腔侧发生骨沉积；c．镜下显示矿化区域的扁平状线形细胞。

骨细胞是骨组织中最常见的细胞，占了细胞总数的90%，寿命为10～20年。骨细胞通过细胞突触和缝隙连接通道与其他细胞产生功能性联系。骨细胞与其他细胞之间的许多调节信号是通过离子、小分子和第二信使的缝隙连接通道来转运介导的。缝隙连接通道存在于两个锚定紧挨的细胞之间，由跨膜结合蛋白（connexion，Cx）组成，其中Cx43是在成骨细胞和骨细胞中最广泛表达的蛋白（Civitelli，2008）。Cx43缝隙连接对于成骨细胞行使正常功能、成骨、颅面部骨发育有重要作用（Lecanda et al.，2000）。另外，Cx43缝隙连接在传递破骨信号通路中起重要作用。成骨细胞与骨细胞相互作用产生的成骨细胞调控细胞因子RANKL和骨保护素（osteoprotegerin，OPG）依赖于Cx43通道起作用。另据报道，破骨细胞前体细胞和成熟的破骨细胞也表达Cx43，并且通过缝隙连接通道的直接信号传递对破骨细胞的生长和破骨过程至关重要（Ransjö et al.，2003；Zappittelli et al.，2014）。

骨生长就是通过生发层细胞分裂持续替换基质形成细胞。由于它们所处的位置特殊，基质形成细胞和增殖细胞都容易受到机械力的影响。如果压力超过一定的阈值导致供血不足，成骨过程便停止，破骨细胞出现直到生物化学平衡重新恢复。相反，如有骨膜受到拉应力，将会出现骨沉积。骨细胞可以感知机械力量和骨组织中小的损伤进而调控骨的改建。持续的骨改建维持了生长期间骨的外形和比例。当骨的一面出现持续的吸收而另一面出现骨沉积时，骨组织会按照一个特定的外形结构移动。在正畸文献中，被动的迁移被称为再定位或者漂移，与活跃移动相反的，称为平移或移位。骨膜在一生中持续作为骨形成区，尤其在低龄儿童中，其再生潜力非常高。因此，骨膜对于改变骨骼形状和大小非常重要（生长型）。

● 颅底的生长

颅底是连接脑颅和面颅的部分。它在矢状向上形成的平面在大多数头影测量系统中被作为基准平面，对正畸医生意义重大。颅底包含许多不同的骨，不同骨的生长结束时间是研究的热点（Thilander et al.，1973；Meslen，1974）（图3-10）。前颅底在7岁时基本发育稳定，之后额部和鼻骨部位骨沉积使之增大，这在男性中比较明显。后颅部直到青春期才发育完成，这是由于蝶枕复合体存在软骨结合，这是胎儿期软骨最重要的残留区。

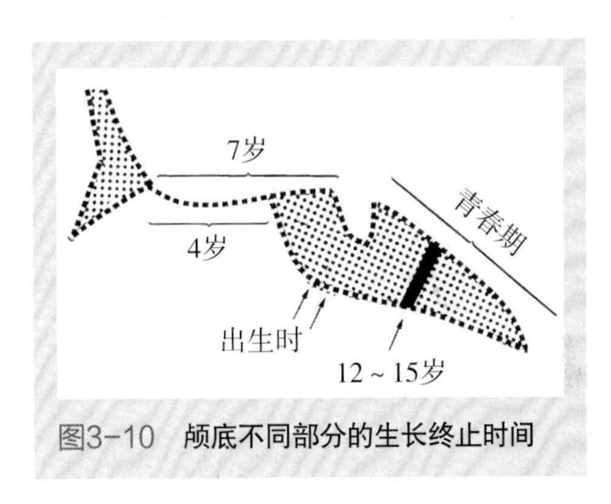

图3-10　颅底不同部分的生长终止时间

年轻人的蝶枕复合体软骨结合包含一个“双极骺板”结构，具有软骨骨化作用，并随着年龄增长而发生结构变化。在出生后的第1～2年，蝶骨上部的透明软骨部分被纤维软骨取代。此时，脑部需要更大的空间以支持儿童在开始行走时获得平衡。因此，枕骨被压向后下方，这一变化使软骨结合受到应力，使透明软骨变成纤维软骨。这个区域因为两边区域的骨化变得狭窄，女性在12～13岁时完全闭合，男性则晚几年。

现在对出生后蝶枕复合体软骨结合的重要性提出了质疑，因为它被认为是颅底发育的驱动力。软骨的存在更主要的是使颅底富有弹性，能够适应一些变化，这比其线性生长更重要。颅底的弯曲程度和头的位置具有一定的相关性。通过改变头的位置可以完成呼吸和吞咽的功能，最终可能影响颅颌面骨骼的形态（Solow et al.，1976；Huggare，1995）。

● 鼻上颌复合体的生长

面部的生长发育在出生后开始。眼眶在出生时就已发育完成。鼻腔在两个眼眶之间。只有牙槽突可辨别清楚，腭部横向曲线较平。上颌骨基本被发育中的牙胚充满。

整个鼻上颌复合体是由几块骨通过骨缝连接而成的。每块骨的生长受周围骨膜的限制。鼻中隔对于面中部的生长具有重要作用。牙齿容纳结构（牙槽突）影响面部高度方向的生长。因此，以下生长范围受鼻上颌复合体影响：鼻中隔软骨转换、骨膜改建、骨缝沉积和牙齿萌出。

鼻中隔对于出生前及出生后早期面中部的发育具有重要作用。其在面中部发育后期中的作用，说法不一。Scott（1962）认为，鼻中隔软骨处在一个特殊的位置，可以推动整个上颌骨向前生长。相反的观点是我们都熟悉的“功能基质学说”（Moss，1962），他认为鼻中隔软骨是一种继发的和补偿性增长的区域。有很多研究都尝试去寻找相关证据支持这些假设，有研究者就把鼻中隔部分或全部切除后得到了不一样的结果：Sarnat和Wexler（1968）通过切除兔子的鼻中隔发现鼻复合体的生长明显减少。Stetrom和Thilander（1970）等人发现将几内亚猪的鼻中隔完全切除后，鼻子的生长仅发生微小改变，结果支持Moss的理论。关于鼻中隔在出生后面中部发育过程中的作用，目前的文献资料观点总结如下：鼻中隔的生长是胎儿期跟随面中部生长的一种继发性和补偿性的被动移位性生长，可通过它的生物机械性能来维持正常的面中部。

颅面部的移位性生长主要是由骨缝引起的，骨缝的主要作用有：①促进生长移位；②将颅面诸骨进行联合，同时允许颅面复合体在受到机械力时可以轻微地移动，从而起到缓冲的作用。动物实验提示：由于生长引起的骨移位甚至可以调节骨缝的生长（Persson，1973）。骨缝内结缔组织在靠近骨面的两侧都有成骨层，并与骨膜相延续。因此，它们也通过骨改建参与骨的形成。骨缝的结构，特别是纤维成分各不相同，反映出了其将各个骨块连接成整体的功能需要。组织增殖和骨沉积在骨缝边界处，有特殊的空间充填功能，特别是在外力作用下的继发性骨分离。骨缝的纤维成分随着年龄增加，纤维束横向位于骨缝内，增加了连接的力学性能：当上颌骨的生长完成时，大部分骨缝也已经骨化了（Persson et al.，1977；Persson et al.，1978）。

上颌骨的生长模式

深度　上颌结节和邻近骨缝处的骨质沉积可从上颌骨的后方增加上颌骨的长度。相对颅底来说，上颌骨向前下生长，不同个体之间也存在巨大的差异。牙槽基骨的长度也增加，为后牙和即将萌出的牙齿准备好间隙。此外，从生长的角度来说，上颌骨的前表面相当稳定，只发生重建。

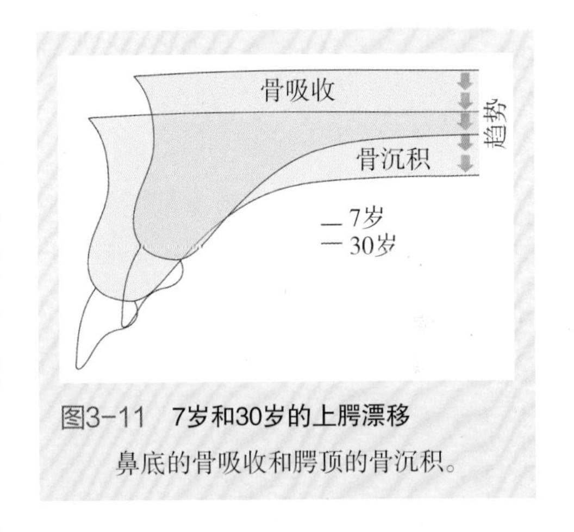

图3-11　7岁和30岁的上腭漂移
鼻底的骨吸收和腭顶的骨沉积。

在移位的上颌骨内，骨改建持续进行，以上腭为例，其同时伴随着鼻底的骨吸收和腭顶的骨沉积（图3-9、图3-11）。骨的迁移和骨改建是互相伴随的。上腭在相对位置固定的表面结构向下移动是两个过程的结果：骨改建引起的骨漂移以及上颌骨的移位。充分理解这两个独立的过程可以更好地理解生长过程，同时预测不同正畸治疗方法的临床效果。矫形力或是骨缝融合可阻止骨漂移甚至减少骨的移位（图3-12），但也不能排除骨漂移将继续甚至加速的情况。

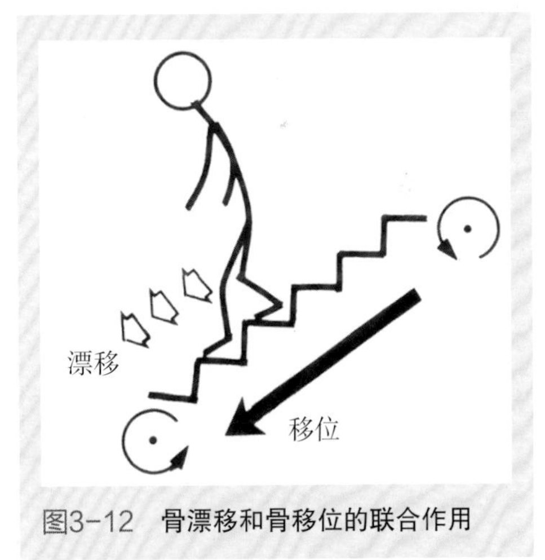

图3-12　骨漂移和骨移位的联合作用

高度　面中部的垂直生长和前颅底相关，是上颌骨向下移动和骨表面改建的共同结果。图3-13总结了Björk和Skieller观察到的一些平均生长改变（1977）。上颌骨的向下移位生长，扩大了鼻腔和眼眶的空间。眶底的下降不是无限制的，受到眶底部骨沉积的影响。鼻底由于骨漂移的作用持续下降。牙槽骨在牙萌出过程中垂直方向快速生长，超出腭底下降速度的3倍。

宽度　鼻腔的进一步扩大归功于两块上颌骨体在正中骨缝处的分开（侧向移位）以及鼻腔侧壁的骨吸收。两块上颌骨体分离时后部移位多于前部，这意味着上颌骨体的侧方移位可能包含了骨体之间的旋转运动（Björk et al.，1974）。这种横向的移位超过了牙弓宽度的变化。因此，牙弓必须发生适应性改变来补偿这种变化。

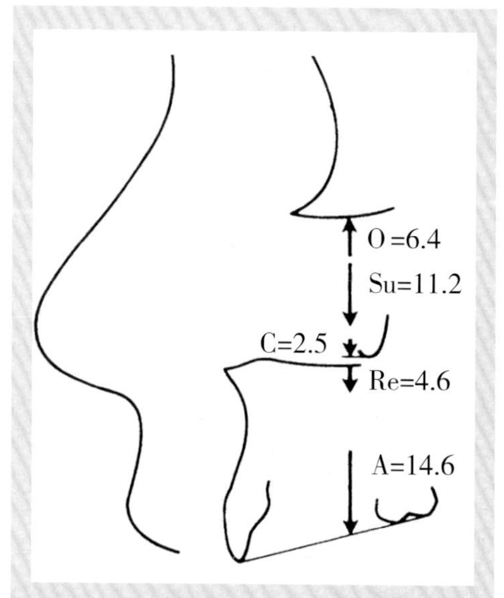

图3-13　9个男孩从4岁开始直到成年的平均生长改变

眶底的沉积（O），上颌骨缝的下降（Su），颧牙槽嵴的下降（C），鼻底的吸收（Re），牙槽突高度的增加（A）。

● 下颌骨的生长

出生时两侧下颌骨在正中联合处分离，在1～2岁时开始融合。由于牙槽突和肌肉的发育较慢，新生儿的下颌骨形态主要由基骨弓决定。同鼻上颌复合体一样，下颌骨通过骨膜性改建在各部位、各年龄段出现不同程度的体积生长，反映了下颌骨的增龄性变化。牙槽突影响下颌骨的高度增长。髁突软骨在下颌骨生长发育中所扮演的角色被讨论多年，但仍然存在争议。前期的研究认为，髁突是类似骨骺软骨的活跃生长中心，可以积极地推动下颌骨向前生长。现有的资料显示，髁突软骨只参与髁突局部的适应性改建，并不是下颌骨的主要生长中心（Meikle，1973）。

髁突软骨

从形态上看，这种继发性软骨与膜性成骨的骨骺软骨及软骨结合处软骨不同，只出现在活动关节或存在肌张力的部位。髁突软骨组织形态从出生到成年持续变化，但通常可以分为以下几层（Thilander et al.，1976）：

- 纤维结缔组织层，出生时富含血管，随着年龄的增加，致密的纤维组织增多（关节表面）。

- 富含细胞的中间层，包含各种增殖细胞，处于未分化细胞和软骨细胞之间的过渡阶段［过渡区或增殖区（proliferating zone，PZ）］。
- 肥大软骨细胞层和深层的矿化软骨层（肥大区）。
- 骨化层（骨形成区）。

胎儿期整个髁突都由具有以上结构的软骨组成，出生后其大部分也由软骨组成。随着年龄增加，软骨厚度逐渐下降。在5～7岁时，整个软骨厚度约是出生6个月时厚度的一半，年轻成年人的髁突则只剩很小一部分残余软骨。由于髁突是下颌升支的一部分，髁突软骨的纤维层和升支骨膜相连续，骨改建的过程出现在关节的各部位。术语“髁突的生长”并不准确。Enlow于1990年提出的“升支和髁突的生长”更准确。只有意识到髁突软骨是骨膜的产物，才能理解髁突和骨骺软骨之间在细胞动力学、结构和生长方面的差异。这包括软骨细胞不能进行分化，以及这些细胞不能组织成平行柱状结构（Meikle，2007）。

下颌骨的生长模式

深度　和上颌骨复合体一样，下颌骨向前向下生长包含两个过程：①整块骨的移动；②下颌升支骨改建导致的骨漂移。青春期的生长速度最快，但在7岁左右也有一个小高峰。下颌骨的正中联合对出生后下颌骨长度的变化几乎没有影响。

根据“活跃生长中心”理论，下颌骨应该是被“推”向下生长的。然而，根据“适应性生长区”理论，下颌骨作为一个整体，从其功能考虑，特别是颌骨关节肌群，应该是被“拉”向前方生长。关于这些移动的理论是学术界争论的焦点，但在讨论正畸矫治器的治疗效果时显得非常有意义。无论如何，不管是“推”（下颌升支后缘的骨沉积）还是“拉”（下颌前缘的骨吸收，即漂移）理论，都为骨膜重建创造了条件，这意味着牙槽突的长度也得到了增加。

高度　高度的增加使牙槽突能适应下颌骨体部的向下移动，它依赖于髁突的生长方向和生长速度，在个体中存在很大的差异（Björk et al.，1972）（图3-14）。大部分儿童的髁突向前方生长，不同个体间的差异不超过22°，并且不同时期的生长方向也存在差别。关于下颌骨基骨，儿童期大约增长3 mm，青春期（快速生长期）增长约5 mm，而下颌骨下缘对下颌骨高度的增加影响较小，但是这个部位的改建与下颌骨的生长旋转关系密切。

Björk采用金属标记物和X线头影测量相结合的方法进行研究，证实了颅颌面复合体生长的复杂性，特别是颌骨随着生长发生的旋转。旋转在这里意味着下颌骨体相对于前颅底发生了位置改变（图3-15）。髁突或下颌升支向前生长时可能发生下颌骨的前（向上）旋转；相反，如果髁突和下颌升支主要向后生长，则下颌骨发生后（向下）旋转。这个过程同时伴有下颌下缘的骨改建，使旋转对脸型的影响不大。大部分人的下颌骨都发生前（向上）旋转，上颌很少或没有旋转。

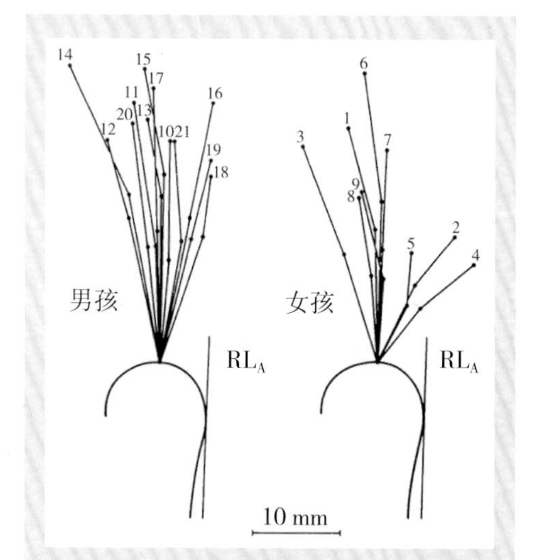

图3-14 从青春期前3年到青春期后3年，通过植入方法测量髁突生长变化

数字代表男孩和女孩的样本数。注意髁突生长曲线和下颌生长线（ramus line，RL_A）生长方向的变化相关。

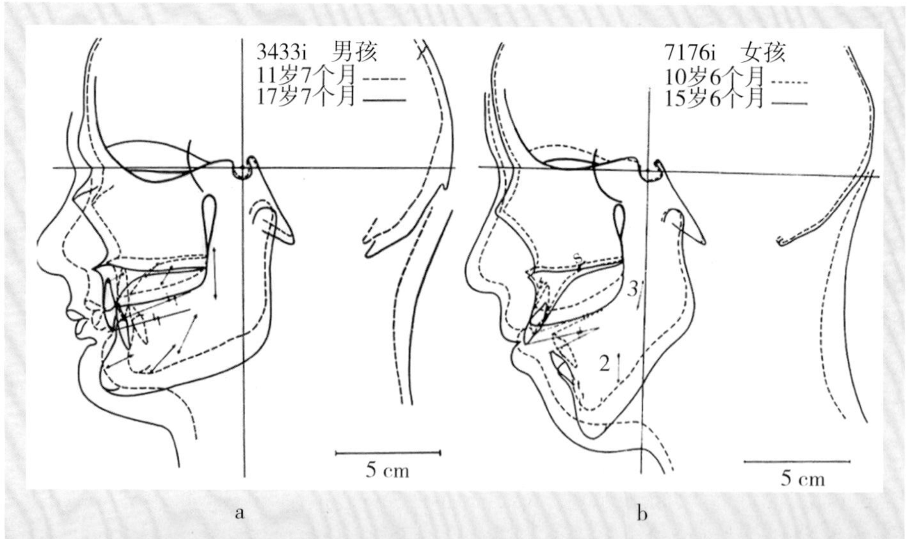

图3-15 颅底重叠的头颅侧位片轮廓

a. 代表从11岁7个月到17岁7个月时下颌骨的前（向上）旋转；b. 代表从10岁6个月到15岁6个月时下颌骨的后（向下）旋转。

宽度　下颌骨正中联合部由于过早融合，所以对下颌骨宽度的影响不大。两侧的下颌升支在垂直方向的形态不同，这不仅影响高度的增加也影响宽度的增加（图3-16）。下颌体部的生长是一个复杂的骨改建过程。将牙科固定装置放置于生长期猪的下颌骨内，可以观察到因为牙齿萌出，牙槽骨的高度明显增加（Odman et al.，1991），同时伴有颌骨宽度的改变（Thilander et al.，1992）。这种本来放置于颊侧的装置，6个月后因为骨改建而移动到舌侧下方的位置，这就给出了一个下颌骨生长性移位的例子。

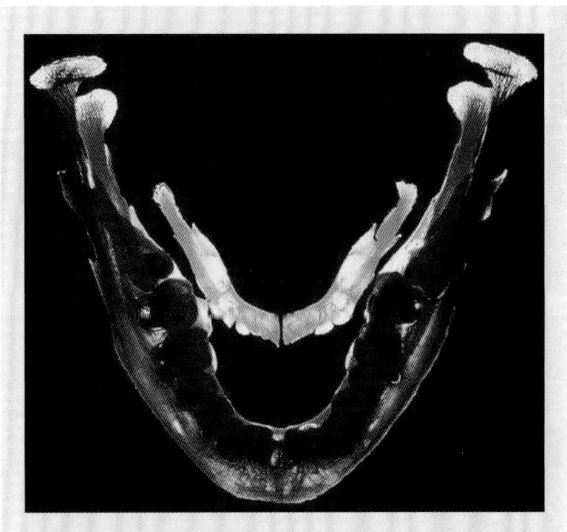

图3-16　下颌骨发育伴随着一系列复杂的骨改建

■ 牙槽骨复合体的发育

上下颌骨的关系是发育的结果，其中重要的事件是颌骨生长、牙齿的萌出和颌骨间的接触，即咬合。上下颌骨的发育和牙槽骨复合体之间有密切的关系。有趣的是，牙槽骨的结构对于面部轮廓来说影响不大，但似乎具有协调上下颌骨轻微不调的潜能，这样就使上下颌牙弓维持在一个可接受的关系上（Solow，1980）。

上下颌牙槽骨的发育取决于发育中牙齿的诱导。如果牙齿缺失，牙槽骨也无法发育。控制牙列发育的机制和因素与面部骨头的不同。牙齿发育受很严格的遗传因素调控，包括牙齿的形态特征、细胞的分化，以及牙本质细胞、成釉细胞和成牙骨质细胞的基质沉积。目前，人们对牙齿发育在分子生物学和基因水平的调控过程有了更多的了解（Thesleff，1995）。遗传和环境因素对牙齿的发育有很大的影响，因此这些关键因素相互协调对于形成正常殆是十分必要的。其中某个环节出错就可能导致错殆畸形的发生，详见第二章。

● 牙齿的萌出

牙列的发育是一个漫长的过程，始于胚胎时期，此时乳牙开始发育，到成年后第三磨牙发育完成。当牙根开始发育时，牙冠开始移入颌骨，随着牙冠持续萌出，咬殆开始建立。需要强调的是，即使牙根已经完全发育，牙齿的萌出也还在持续，因此，即使在成年人中，我们也可以观察到有牙齿在缓慢萌出（Iseri et al.，1996；Thilander et al.，2001）。

涉及牙齿萌出的机制还不完全清楚。目前，还不知道是什么触发了牙齿的萌出和向口腔的移动并建殆。另外，乳牙脱落、恒牙萌出的过程也十分复杂，它包括了乳牙代谢和结构的改变，以及牙胚周围组织的改变。有研究认为，牙齿萌出的调控机制可能和牙囊有关。另外，牙周膜也被认为参与了牙齿萌出到口腔的过程。

牙齿萌出过程中，牙槽骨生长迅速，腭部高度明显增加（图3-17）。一项关于牙槽骨发育的纵向研究（Thilander，2009）清楚表明，从16岁到31岁，随着牙齿萌出，腭部高度持续缓慢增加，这种增加具有不连续性：当前磨牙和磨牙达到殆平面，这种增加就不再发生；腭顶口腔侧的骨质不断沉积，降低腭部高度；随着年龄的增长，牙齿磨损也会导致腭部高度增加。因此，腭部高度每年增加0.1 mm，可能是牙齿持续萌出的效果之一，也暗示其在牙齿萌出中的重要作用。这一观点可以解释种植牙牙冠和持续萌出的相邻牙齿相比会出现低殆的现象（图3-18，Thilander et al.，2001）。

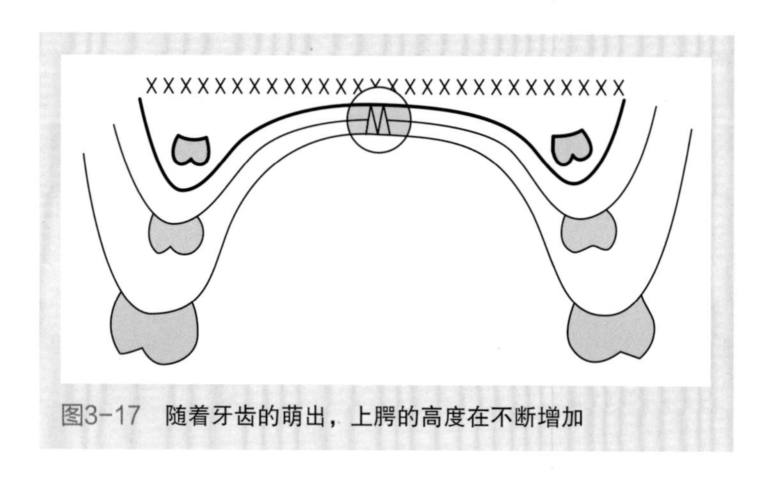

图3-17　随着牙齿的萌出，上腭的高度在不断增加

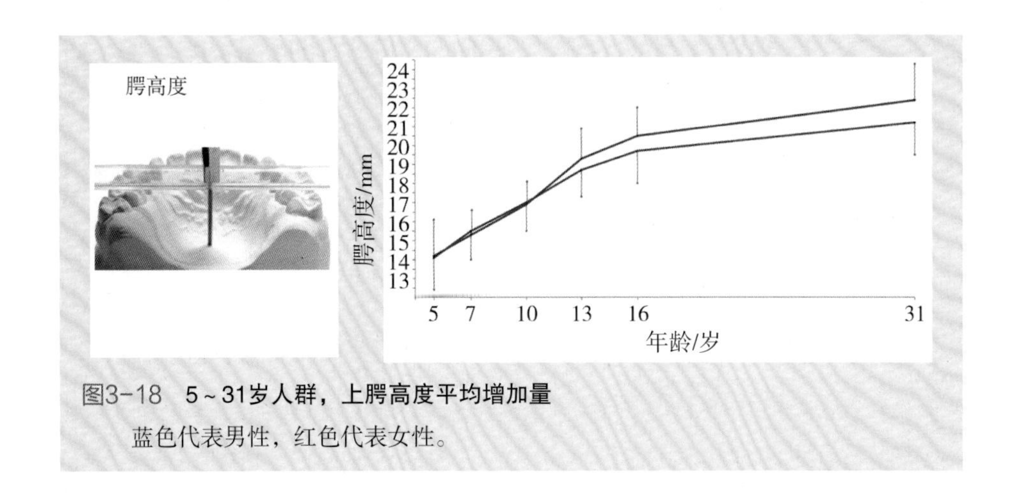

图3-18 **5～31岁人群，上腭高度平均增加量**

蓝色代表男性，红色代表女性。

乳牙和恒牙的萌出顺序

不同种族之间的乳牙萌出存在一定的差别。欧洲和美洲的孩子，乳牙萌出时间最早，但1～2岁以后这种差别就不明显了。在瑞典，下颌第一乳中切牙萌出的平均时间是8.1个月，上颌第二乳磨牙萌出的平均时间是29.1个月，男女之间没有明显差别（Lysell et al.，1969）。然而，不同个体之间牙齿的萌出顺序和时间存在一定差别。

通过全景片，我们收集了大量的不同种族小学生的恒牙萌出顺序数据样本。目前，有不同种族的基于牙齿发育不同阶段的牙齿发育标准。斯堪的纳维亚人群的研究显示了这些标准具有高度的一致性。表3-1显示丹麦儿童不同牙齿萌出的平均年龄（Helm et al.，1974）。男孩和女孩，不同个体之间也存在差异，有些偏早，有些偏迟。萌出年龄在平均值的两个正负标准偏差内，被认为是正常的。例如，女孩上尖牙的平均萌出年龄是10.8岁，但标准差（2SD）的范围是5岁。对儿童做正畸诊断或制订治疗计划时要考虑个体之间这种大的偏差。另外，上下颌牙齿的萌出也确实存在差异，例如，下颌尖牙明显比上颌尖牙萌出早（表3-1）。

表3-1 恒牙萌出时间和顺序（基于Helm和Seidler的研究数据）

女孩牙齿萌出的年龄							
上颌				下颌			
牙齿	-2SD /岁	平均值 /岁	+2SD /岁	牙齿	-2SD /岁	平均值 /岁	+2SD /岁
I1	5.6	7.0	8.4	I1	4.7	6.0	7.3
I2	6.0	7.8	9.6	I2	5.5	7.1	8.7
C	8.3	10.8	13.3	C	7.5	9.6	11.7
P1	7.5	10.1	12.7	P1	7.4	10.0	12.6
P2	8.2	11.0	13.8	P2	8.1	11.0	13.9
M1	4.8	6.1	7.4	M1	4.8	6.0	7.2
M2	9.5	11.9	14.3	M2	9.0	11.4	13.8
男孩牙齿萌出的年龄							
上颌				下颌			
牙齿	-2SD /岁	平均值 /岁	+2SD /岁	牙齿	-2SD /岁	平均值 /岁	+2SD /岁
I1	5.7	7.2	8.7	I1	4.9	6.2	7.5
I2	6.5	8.2	9.9	I2	5.6	7.4	9.2
C	9.1	11.5	13.9	C	8.3	10.6	12.8
P1	7.7	10.6	13.5	P1	7.7	10.7	13.6
P2	8.5	11.4	14.3	P2	8.6	11.5	14.4
M1	4.9	6.3	7.7	M1	4.8	6.2	7.6
M2	9.9	12.4	14.9	M2	9.3	11.9	14.5

恒牙的萌出顺序				
上颌	M1 I1	I2	P1 P2	C M2
下颌	M1/I1 I2	—	C/P1 P2	P2 M2
年龄/岁	6 7	8 9	10 11	12 13

注：平均年龄，非常早（-2SD）和非常晚（+2SD）。I1：中切牙；I2：侧切牙；C：尖牙；P1：第一前磨牙；P2：第二前磨牙；M1：第一磨牙；M2：第二磨牙。

牙齿的发育阶段

根据乳牙和恒牙的萌出情况，牙齿的发育阶段可以分为乳牙列、混合牙列和恒牙列。混合牙列又可以分为三个阶段。

1. 第一过渡阶段：混合牙列早期，第一恒磨牙萌出，乳切牙脱落，恒切牙萌出。

2. 过渡期间：大约持续2年。

3. 第二过渡阶段：混合牙列晚期，乳尖牙和乳磨牙脱落，恒尖牙、前磨牙、第二磨牙开始萌出。这个时期的牙列变化迅速，持续约2年。在这个阶段，12颗乳牙脱落，16颗恒牙萌出到口腔，各种错𬌗畸形开始表现出来。

牙齿发育阶段的概念是根据牙齿萌出的状态来定义的（Björk，1964）。

- 乳牙开始萌出（DS 01）或完全萌出（DS 02）。
- 尖牙和前磨牙开始萌出（DS 3）或完全萌出（DS 4）。
- 第一磨牙开始萌出（DS M0）或完全萌出（DS M1）。
- 第二磨牙完全萌出（DS M2）和第三磨牙完全萌出（DS M3）。

牙齿的发育阶段不管是对诊断还是制订治疗计划都十分有用。瑞典5～16岁儿童的年龄和牙齿发育阶段分类见表3-2（Thilander，2009）。年龄和牙齿发育阶段之间存在巨大差异。

表3-2　基于牙齿萌出阶段，将年龄段分类为发育阶段

年龄组		发育阶段	牙齿萌出阶段
年龄/岁	范围/岁		
5	4.2～5.8	乳牙列	DS 02
7	6.6～8.2	早期混合牙列	DS1M0，DS1M1，DS2M0
10	9.5～11.2	晚期混合牙列	DS2M1，DS3M1
13	12.3～13.8	早期恒牙列	DS3M2，DS4M1
16	14.9～17.1	恒牙列	DS4M2

注：DS02：乳牙列完全萌出；DS1：早期恒牙列切牙萌出；DS2：混合牙列切牙全部萌出；DS3：晚期混合牙列尖牙和前磨牙萌出；DS4：恒牙列尖牙和前磨牙完全萌出；M1：第一磨牙完全萌出；M2：第二磨牙完全萌出。

● 牙弓和正常𬌗的发育

Friel在1927年就宣称，人类的牙列发育是一个连续的过程，他的这一主张随后被相关的研究证实（Baume，1950；Moorrees，1959；Sillman，1965；Bishara et al.，1995）。通过搜集颅骨（van der Linden et al.，1976）和制作牙列

发育的X线图谱（Duterloo，1991），牙槽骨的发育是一个十分复杂的生物过程已被证实。对无正畸治疗史的瑞典人的理想𬌗和正常𬌗的纵向研究显示，上下牙弓在5～31岁这个阶段具有明显的形态学差异（Thilander，2009）。

- 后部牙弓的长度在7～13岁时减少（上颌为1 mm，下颌为3 mm），这是由乳牙与恒牙牙冠近远中宽度的差异导致，也被称为“剩余间隙”（图3-19）。过了这个时期，这种减少的现象进一步发生。由于切牙在一个前倾的位置萌出，牙弓前部长度增加发生在5～10岁（上颌：6 mm，下颌：4 mm）。之后到31岁，牙弓长度持续减小。切牙的萌出也涉及牙弓深度的增加。13岁以后，上下颌牙弓长度发生持续缓慢地减少（1～2 mm），提示整个𬌗缓慢向近中迁移。

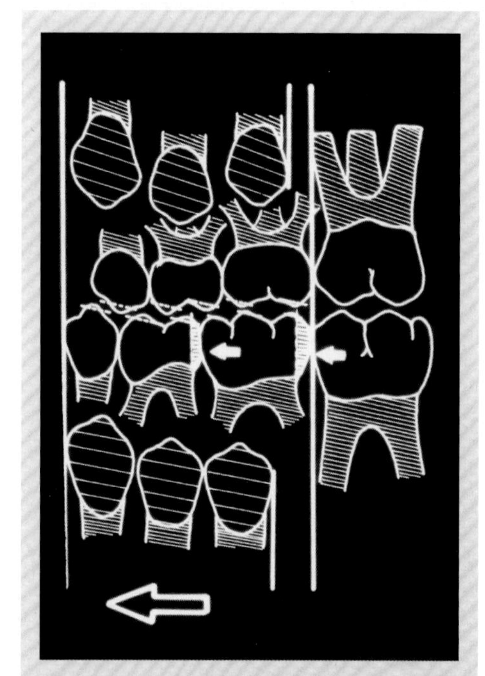

图3-19　**乳磨牙牙冠的近远中宽度大于前磨牙的近远中宽度**

通常，乳磨牙牙冠的总长度大于继承前磨牙牙冠的宽度，因此当乳牙脱落的时候，上下颌有轻微的剩余间隙，下颌为2～3 mm，上颌为1～2 mm。

- 上下颌牙弓宽度的不同模式。上颌尖牙间的宽度到16岁时增加了4 mm。下颌牙弓在10岁左右就达到了上颌增加的宽度，然后开始缓慢减少，直至成年。上下颌磨牙间的宽度的变化也遵循这一规律。

上下牙弓的发育类似一个圆周，依赖于后部牙弓长度的减少（剩余间隙和近中倾斜）、前部牙弓的增加（切牙以前倾的方式萌出）以及牙弓宽度的增加。尽管发生了这些改变，但是牙弓的周长并没有变化，上颌第一磨牙在5～31岁时向近中移动，相反，下颌减少4 mm。即使在理想牙弓，生理性的移动也会影响理想𬌗（安氏Ⅰ类𬌗）中牙齿的位置。所有这些变化在治疗计划中都要考虑进去，并评估后期的保持效果。

软组织的生长

肌肉的生长

胚胎分化为各种组织后，大部分哺乳动物的肌纤维数量都不再增加，这意味着肌纤维数量是由基因控制的。接下来肌肉生长主要是肌纤维尺寸的增加，表现为肌原纤维的增加（Goldspink，1974），这也意味着出生后肌肉的生长是肌纤维增生而不是肥大。但肌原纤维中出现新的肌节时，肌纤维停止生长，肌节的产生主要由于机械力量的被动牵拉而不是神经反射。

骨组织除了发生骨改建以外，肌肉和骨骼框架还需要相互适应，如肌肉附着在骨头表面、肌纤维被肌腱所取代。众所周知，从运动生理学的角度来说，某些特定的运动方式可以有效地促进肌纤维的增生，提高肌肉的收缩能力，从而导致骨头形态的改变。对于颅面部骨头，已经证实双侧的咬肌增生和下颌骨形态改变有关。动物实验表明，长期进食硬食的动物与进食软食的动物相比，其咬肌附着区的骨头增厚明显（Kiliaridis，1986）。关于肌张力降低的患者颅面部骨头形态的改变也有记录（Kiliaridis，1989）。

下颌的功能运动对面部形态也有影响。一个跟功能相关的现象就是下颌骨处于生理休息位状态时的位置会影响上下颌骨的位置关系，甚至导致一个功能性的反𬌗。当下颌骨从后退接触位（RP）向侧方引导至牙尖交错位（ICP）时，将形成被迫性后牙反𬌗；当向前引导时，将形成被迫性前牙反𬌗。总的来说，肌肉组织和周围组织是相互独立的，肌肉生长也伴随着骨改建。尽管骨组织会随着功能负载发生改建，但是骨骼肌被认为是身体中适应性最强的组织。

软组织侧貌

随着年龄的增长，软组织外形会随着下方的硬组织生长而改变，但它们之间也不是直接相关的。面部高度增加和下颌骨的矢状向生长可以减少侧貌的凸度，特别是在男性中更明显。我们的主观印象认为鼻子的生长强烈影响软组织侧貌。鼻部的生长是前下方向的，特别是青春期的快速生长期，常伴随着鼻子大小和形状的明显改变（Posen，1967）。唇的形态在儿童期和青少年时期也发生着变化，一部分是由于骨骼的生长，一部分是由于牙列的改变，特别是中切牙的倾斜度。因为面部软组织的改变主要发生在青春期的快速生长期，所以早期预测就显得困难。

■ 生长预测

目前，有很多生长预测的方法，但是由于颅面部生长发育的复杂性，这些预测方法的可信度都比较低，各测量指标的置信区间又很大，因此临床正畸医生对这些预测方法的兴趣不大（Houston et al.，1979）。但有一些参数是比较稳定也比较可靠的，因此被运用到临床中（例如身高）。另外，对于正处于生长发育期的骨性错㕮畸形孩子进行生长预测不但困难而且不切实际，因为这种预测涉及大样本错㕮畸形并且未接受治疗的孩童，还要设置正常对照组，并经过长时间观察他们之间生长的异同，才能得出一些参考数据。这是一项巨大的工程，具有很大的科研价值，但也涉及伦理，很难被接受。从临床的角度来说，我们需要明白，有10%的儿童的生长是有明显偏差的，针对这些儿童，预测他们的生长十分困难（Walker，1972）。

■ 总结

本章的目的是描述颅面生长和发育的复杂性。骨骼和牙齿各部分必须配合才能形成具有“理想㕮”的“正常面部”，这一持续终身的过程在胚胎时期就已经开始了。然而，人群中大约70%的个体在这一过程中会出现某种差错，导致上下颌骨的关系不匹配，有时在颌骨内，有时涉及单个牙齿。因此，在进行检查诊断时，要分析其缺陷形成的原因，这对后续的治疗计划有着十分重要的作用。

参考文献

[1] BAUME L. Physiological tooth migration and its significance for the development of the occlusion [J]. J Dent Res, 1950, 29: 331-337.

[2] BISHARA S E, KHADIVI P, JACOBSEN J R. Changes in tooth-arch length relationships from deciduous to permanent dentition: a longitudinal study [J]. Am J Orthod and DentofacOrthop, 1995, 108: 607-613.

[3] BJOERK A, KREBS A, SOLOW B. A method of epidemiological registration of malocclusion [J]. Acta Odont Scand, 1964, 22: 27-41.

[4] BJORK A, SKIELLER V. Facial development and tooth eruption [J]. Am J Orthod, 1972, 62: 339-383.

[5] BJÖRK A, SKIELLER V. Growth in width of the maxilla studied by the implant method [J]. Scand J Plast Reconstr Surg, 1974, 8: 26-33.

[6] BJÖRK A, SKIELLER V. Growth of the maxilla in three dimensions as revealed radiographically by the implant method [J]. Brit J Orthod, 1977, 4: 53-64.

[7] BONDEVIK O. Dentofacial changes in adults. A longitudinal cephalometric study in 22-33 and 33-43 year olds [J]. J Orofac Orthop, 2012, 73: 277-288.

[8] BRUNDTLAND G H, LIESTÖL K, WALLÖE L. Height, weight and menarcheal age of Oslo schoolchildren at the last 60 years [J]. Ann Human Biol, 1980, 7: 307-322.

[9] CAPULLI M, PAONE R, RUCCI N. Osteoblast and osteocyte [J]. Arch Biochem Biophys, 2014, 561: 3-12.

[10] CIVITELLI R. Cell-cell communication in the osteoblast/osteocyte lineage [J]. Arch Biochem Biophys, 2008, 473: 188-192.

[11] DEMIRJIAN A, GODSTEIN H. New systems for dental maturity based on seven and four teeth [J]. Ann Human Biol, 1976, 3: 411-421.

[12] DUTERLOO H S. An atlas of dentition in childhood orthodontic diagnosis and panoramic radiology [M]. London: Wolfe Publishing Ltd, 1991.

[13] ENLOW D H. Facial Growth [M]. 3rd ed. Philadelphia: W B Saunders

Co, 1990.

[14] FERGUSON M W. The orofacial region [M]//JS WIGGLESWORTH, DB SINGER. Textbook of Fetal and perinatal Pathology. Oxford: Blackwell, 1991.

[15] FRIEL S. Occlusion. Observations on its development from infancy to old age [R]. CV MOSBY. Trans First Int Orthod Congress. St Louis: 1927, 138-159.

[16] GOLDSPINK G. Development of muscles [M]// G Goldspink. Differentiation and growth of cells in vertebrate tissues. London: Chapman & Hall, 1974.

[17] HELM S, SEIDLER B. Timing of permanent tooth emergency in Danish children [J]. Community Dent Oral Epidemio, 1974, 12: 122-129.

[18] HOUSTON J W B, MILLER J C, TANNER J M. Prediction of the timing of the adolescent growth spurt from ossification events in handwristfilms [J]. Brit J Orthod, 1979, 6: 145-152.

[19] HUGGARE J. Craniocervical junction as a focus for craniofacial growth studies [J]. Acta Odont Scand, 1995, 53: 186-191.

[20] ISERI H, SOLOW B. Continued eruption of maxillary incisors and first molars in girls from 9 to 25 years, studied by the implant method [J]. Eur J Orthod, 1996, 18: 245-256.

[21] KILIARIDIS S. Masticatory muscle function and craniofacial morphology [J]. Swed Dent J, Suppl , 1986, 36: 1-55.

[22] KILIARIDIS S, MEJERSJÖ C, THILANDER B. Muscle function and craniofacial morphology: a clinical study in patients with myotonic dystrophy [J]. Eur J Orthod, 1989, 11: 131-138.

[23] LECANDA F, WARLOW P M. Connexin43 deficiency causes delayed ossification, craniofacial abnormalities, and osteoblast dysfunction [J]. J Cell Biol, 2000, 151: 931-944.

[24] LYSELL L, MAGNUSSON B, THILANDER B. Relations between the times of eruption of primary and permanent teeth. A longitudinal study [J]. Acta Odont Scand, 1969, 27: 271-281.

[25] MEIKLE M C. The role of the condyle in the postnatal growth of the mandible

[J]. Am J Orthod, 1973, 64: 50–62.

[26] MEIKLE M C. Remodeling of the dentofacial skeleton [J]. J Dent Res, 2007, 86: 12–24.

[27] MOORREES C. The Dentition of the Growing Child: a longitudinal study of dental development between 3 and 18 years of age [M]. Cambridge MA: Harvard University Press, 1959.

[28] MELSEN B. The cranial base [J]. Acta OdontScand, 1974, 32: Suppl 62.

[29] MOSS L M. The functional matrix [M]// BL Kraus, RA Riedel. Vistas of Orthdontics. Philadelphia: Lee and Febiger, 1962.

[30] ÖDMAN J, GRÖNDAHL K, LEKHOLM U, et al. The effect of osseointegrated implants on the dento-alveolar development. A clinical and radiographic study in growing pigs [J]. Eur J Orthod, 1991, 13: 279–286.

[31] PERSSON M. Structure and growth of facial sutures [J]. Odont Rev, 1973, 24: Suppl 26.

[32] PERSSON M, THILANDER B. Palatal suture closure in man from 15 to 35 years of age [J]. Am J Orthod, 1977, 72: 42–52.

[33] PERSSON M, MAGNUSSON B, THILANDER B. Sutural closure in rabbit and man: a morphological and histochemical study [J]. J Anat, 1978, 125: 313–321.

[34] POSEN J M. A longitudinal study of the growth of the nose [J]. Am J Orthod, 1967, 53: 746–756.

[35] RANSJÖ M, SAHLI J, LIE A. Expression of connexin43 mRNA in microisolated murine osteoclasts and regulation of bone resorption in vitro by gap junction inhibitors [J]. Biochem & Biophys Res Commun, 2003, 303: 1179–1185.

[36] ROBERTS S J, VAN GASTEL N, CARMELIET G, et al. Uncovering the periosteum for skeletal regeneration: the stem cell that lies beneath [J]. Bone, 2015, 70: 10–18.

[37] SARNAT B G, WEXLER M R. Postnatal growth of the nose and face after resection of septal cartilage in the rabbit [J]. Oral Surg Oral med Oral Pathol, 1968, 26: 712–727.

[38] SCOTT J H. The growth of the craniofacial skeleton [J]. Irish J Med Science, 1962, 428: 276–286.

[39] SILLMAN J H. Some aspects of individual dental development: longitudinal study from birth to 25 years [J]. Am J Orthod, 1965, 51: 1–25.

[40] SOLOW B. The dentoalveolar compensatory mechanism: background and clinical implications [J]. Br J Orthod, 1980, 7: 145–161.

[41] SOLOW B, TALLGREN A. Head posture and craniofacial morphology [J]. Am J of Physical Anthropology, 1976, 44: 417–435.

[42] STENSTRÖM S, THILANDER B. Effects of nasal septal cartilage resections on young guinea pigs [J]. Plast Reconstr Surg, 1970, 45: 160–170.

[43] TEN CATE A R. Embryology of the head, face, and oral cavity [M] // Oral Histology. St Louis. : Mosby Co, 1980.

[44] THESLEFF I. The teeth [M] // THOROGOOD P. Embryos, Genes and Birth Defects. Hoboken: John Wiley & Sons, 1995.

[45] THILANDER B, INGERVALL B. The human sphenooccipital synchondrosis. II: A histological and microradiographic study of its growth [J]. Acta Odont Scand, 1973, 31: 323–334.

[46] THILANDER B, CARLSSON G, INGERVALL B. Postnatal development of the human temporomandibular joint. I: A histological study [J]. Acta Odont Scand, 1976, 34: 117–126.

[47] THILANDER B, ÖDMAN J, GRÖNDAHL K, et al. Aspects on osseointegrated implants inserted in growing jaws A biometric and radiographic study in the young pig [J]. Eur J Orthod, 1992, 14: 99–109.

[48] THILANDER B, ÖDMAN J, LEKHOLM U. Orthodontic aspects on the use of oral implants in adolescents: a 10-year follow-up study [J]. Eur J Orthod, 2001, 23: 715–731.

[49] THILANDER B, PERSSON M, ADOLFSSON U. Roentgen-cephalometric standards for a Swedish population. A longitudinal study between the ages of 5 and 31 years [J]. Eur J Orthod, 2005, 27: 370–389.

[50] THILANDER B. Dento-alveolar development in subjects with normal occlusion. A longitudinal study between the ages of 5 and 31 years [J]. Eur J Orthod,

2009，31：109–120.

［51］WALKER G. A new approach to the analysis of craniofacial morphology and growth［J］. Am J Orthod，1972，61：221–230.

［52］VAN DER LINDEN F P G M，DUTERLOO H S. Development of the Human Dentition– an atlas［M］. Hagerstown Maryland：Harper & Row Publishers，1976.

［53］ZAPPITTELLI T，AUBIN J E. The 'Connexin' between bone cells and skeletal functions［J］. J Cell Biochem，2014，115：1646–1658.

（译者：周苗　王硕　刘尚彬）

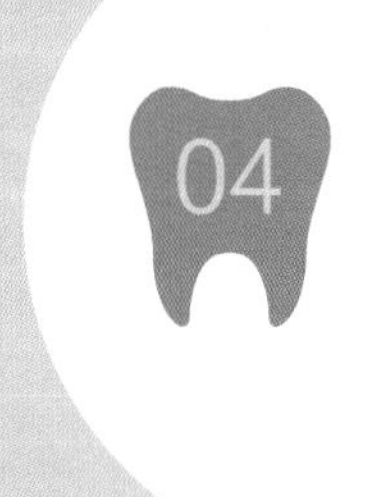

第四章

诊断性检查

KRISTER BJERKLIN, LARS BONDEMARK

主题

◎ 引言

◎ 问诊和病史

◎ 口外检查

◎ 功能检查

◎ 口内检查

◎ 模型分析

◎ 影像学检查

◎ 对不同发育阶段的牙齿进行检查的重要性

◎ 总结

目的

◎ 理解全面的临床检查是诊断的基础，正确的临床诊断又是制订治疗方案的基石

◎ 知晓如何评估牙齿不同发育阶段或不同年龄段的检查方法

■ 引言

通常患者和医生的第一次见面是以问诊的形式开始的，包括一般情况、口腔健康状况（过去和现在）、用药史、主诉以及患者对正畸治疗的态度。如果来就诊的是一位儿童患者，在问诊和检查时最好其父母也在场，或者至少要有一方在场。问诊结束后，接下来就是临床检查。临床检查包含口内外形态功能分析。通常，临床检查需要附加进一步的分析，包括口内外照片、口腔铸型（模型分析）和影像学检查。这些从问诊、临床检查和附加分析得来的结果是我们进行诊断和制订治疗计划的重要参考依据。

本章不包括对唇腭裂、患有其他综合征和残疾的儿童的检查。这些儿童都需要依据各自的特点制订个性化的检查程序，从出生第一周开始就由专门的团队负责，如整形外科医生、颌面外科医生、语音治疗师、儿童心理学家以及正畸医生。

■ 问诊和病史

为了获得一个良好的问诊效果，为患者提供一个不被打扰的环境显得尤为重要，要有充裕的时间，有积极聆听的医生，让患者充分表达本次就诊的目的。利用临床记录检查清单对避免遗漏患者的重要信息很有帮助（表4-1）。

对患者进行询问时，了解患者的全身状况、潜在用药过敏风险等信息十分重要。另外，由于正畸治疗及此后牙齿的生长和发育受遗传因素影响，因此，还应该了解患者相关家族史。

在对患者的全身状况进行询问时，要特别注意患者的患病史和用药史，因为有些疾病可能影响机体的代谢，从而影响生长和组织反应。另外，抗炎药物和骨代谢存在相互作用，这对正畸治疗很重要。过敏原可能影响呼吸的模式和效率。需要注意的是有些正畸装置可能含有不同的金属成分和复合

表4-1 临床记录检查清单

既往病史
一般情况
过敏史
头痛史、呼吸方式、是否打鼾
吮吸习惯，是否咬指甲
早期牙齿及面部外伤史
早期正畸治疗史
乳牙、恒牙早期拔牙史
家族史、遗传史
口外检查
面部对称性、侧面观、面部协调性
吞咽方式、呼吸方式
软组织
唇闭合功能
颌周肌群触诊
最大张口度、疼痛史、颌不规则运动
颞下颌关节疼痛、弹响、杂音
口内检查
软组织检查，包括唇、舌系带
腺样体、扁桃体
口腔卫生、龋齿
乳恒牙的数目和状态
上颌尖牙的触诊
咬合：矢状向、垂直向、横向
覆殆、覆盖
牙列间隙
牙不调：牙发育不全、倾斜、扭转、低位咬合、阻生 上下颌中线偏斜 前方或侧方功能性咬合障碍 关节区肌肉的触诊：双侧咬肌和颞肌

物，尽管含量很少，但也可引起接触性过敏反应。例如，如果在治疗前就了解患者对镍过敏的信息，那么将正畸装置中含镍的弓丝替换成不锈钢丝或其他材质，则可避免过敏反应的发生。

询问患者的牙创伤史和头痛史也同样重要。通常头痛可以分为五个等级：从不、每年几次、每月、每周、每天（List et al.，1999）。

对于儿童患者，心理状态和牙科治疗经历需要引起重视，特别是在决定开始正畸治疗并选择治疗方式时。许多儿童患者的牙科就诊经历很少，因此，采用何种方式来让孩子们接受历时1.5 ~ 2.5年的正畸治疗是很需要技巧的工作。另外，在临床工作中常碰到这种情况：父母非常渴望孩子开始正畸治疗，但是经过评估，从孩子们的心理特点及社交能力考虑延迟正畸治疗是更好的选择。

■ 口外检查

口外检查开始时，一般先让患者保持站立位，以评估患者的精神面貌（身高和营养状态），并测量其身高，以便日后的治疗对患者的生长发育产生严重影响时进行评估。

对脸部的检查分正面和侧面，包括对称性和协调性（van der Linden et al.，1987）。最佳的检查姿势是，患者和医生面对面坐着，彼此的头部保持在同一高度，患者的头部处于一个自然休息时的位置。

正面观可以评估患者面部的对称性，包括眼睛、鼻子和颏部。上下颌牙列中线要求与面中线一致。为了检查上下颌牙列中线与面中线是否协调，建议患者平躺在牙椅上，检查者坐于患者头部的后面，嘱患者微笑。中线偏差大于1 mm时才需要记录。

侧面观可以观察到侧貌是直面型、凸面型还是凹面型（图4-1）。大部分患者都是直面型或轻微的凸面型。鼻子和颏部的凸度以及唇的形态也可通过侧貌观察到。当患者处于一个放松的状态时，还要观察唇齿关系，如上下嘴唇是否能完全闭合、是否有开唇露齿（图4-2）。如果上下嘴唇不能完全闭合，上切牙外伤的风险就会增大（Dimberg et al.，2015；Petti，2015）。

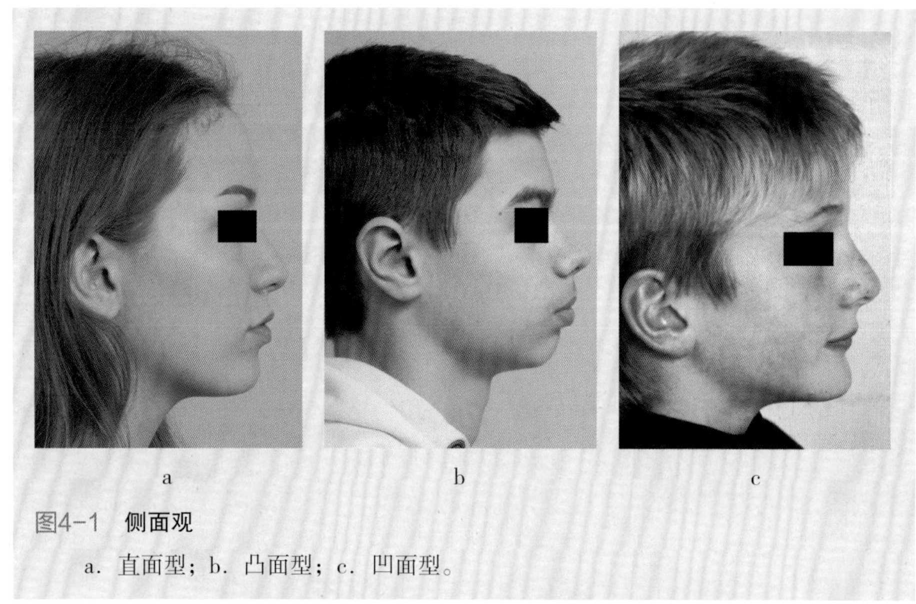

图4-1 **侧面观**

a. 直面型；b. 凸面型；c. 凹面型。

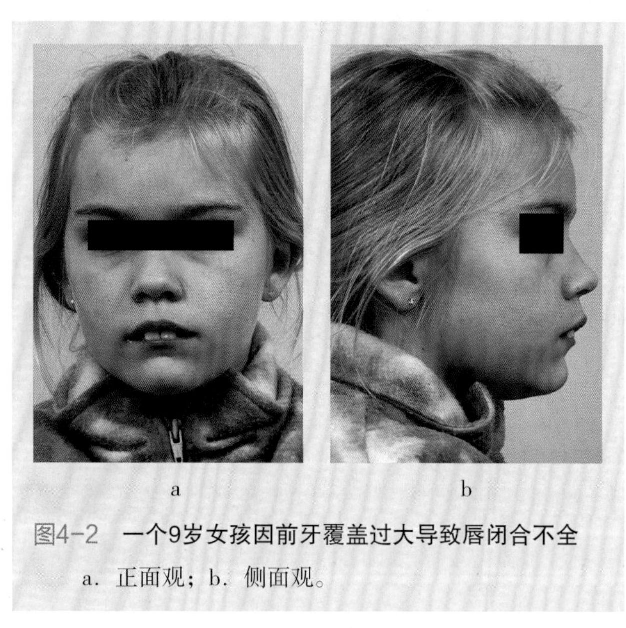

图4-2 **一个9岁女孩因前牙覆盖过大导致唇闭合不全**

a. 正面观；b. 侧面观。

在一些特殊的病例中，需要关注鼻唇角的大小，这个角度通常反映了上切牙的位置。例如，过大的鼻唇角提示上前牙舌倾，过小则提示上前牙唇倾（图4-3）。另外，过深的颏唇沟也需要引起注意，往往提示下切牙区肌力过大，肌肉紧张（图4-4）。

面部垂直高度也需要仔细检查。通常面部垂直高度可以成三部分：上部分是从发际点到眉间点，中间部分是从眉间点到鼻下点，下部分是从鼻下点到颏下点（图4-5）。通过分析，可以判断患者属于短面型还是长面型（图4-6）。

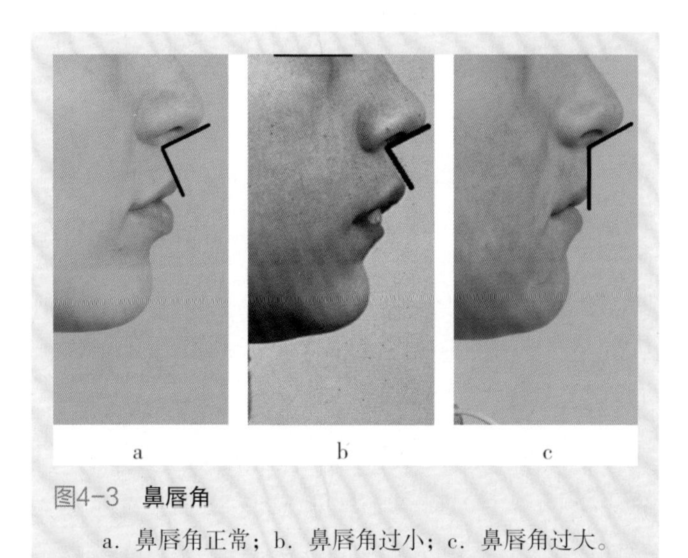

图4-3 **鼻唇角**

a. 鼻唇角正常；b. 鼻唇角过小；c. 鼻唇角过大。

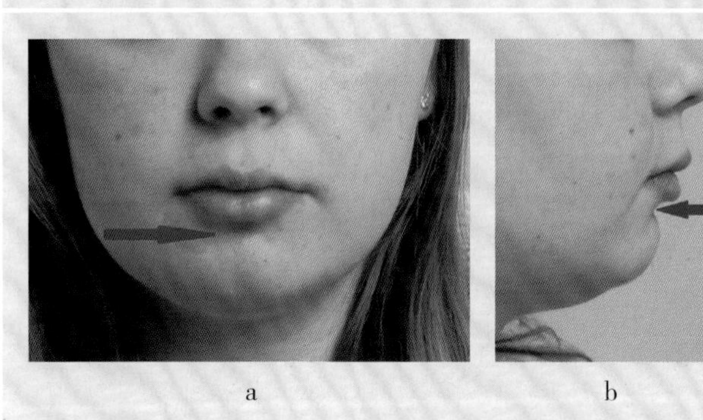

图4-4 **颏唇沟（箭头）过深表示下切牙区肌肉高度紧张**

a. 正面观；b. 侧面观。

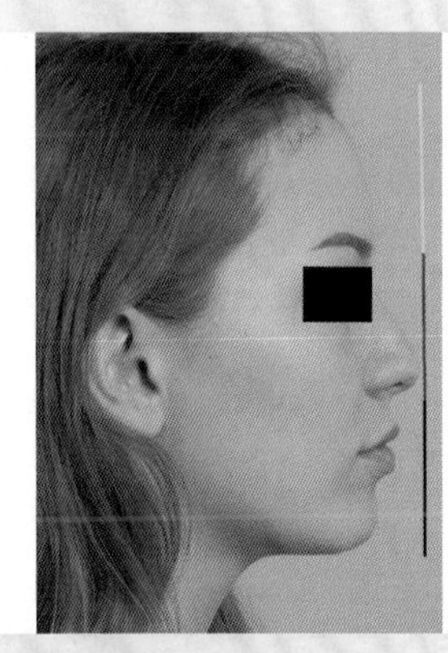

图4-5 **正常面部垂直高度**

从上到下可以分为三部分，即从发际点到眉间点为上1/3（黄线），眉间点到鼻下点为中1/3（红线），鼻下点到颏下点为下1/3（黑线）。

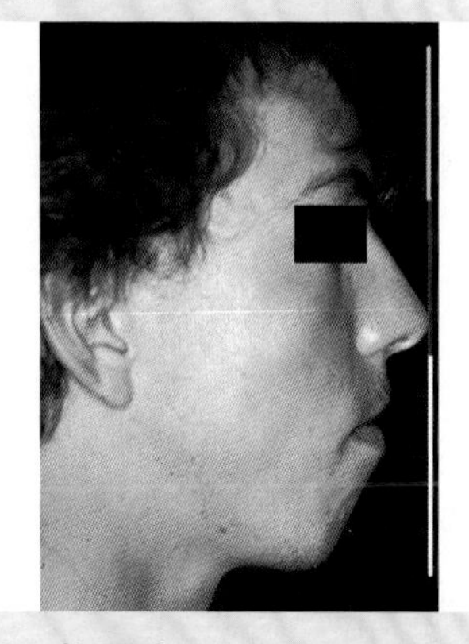

图4-6 **长面型**

面部垂直高度下部分超过1/3（白线）。

面部彩色照片对于分析脸部的正面和侧面非常有帮助。这些照片需要在患者处于放松和微笑的状态下拍摄，包括正面照、侧面45° 照、侧面90° 照（图4-7）。

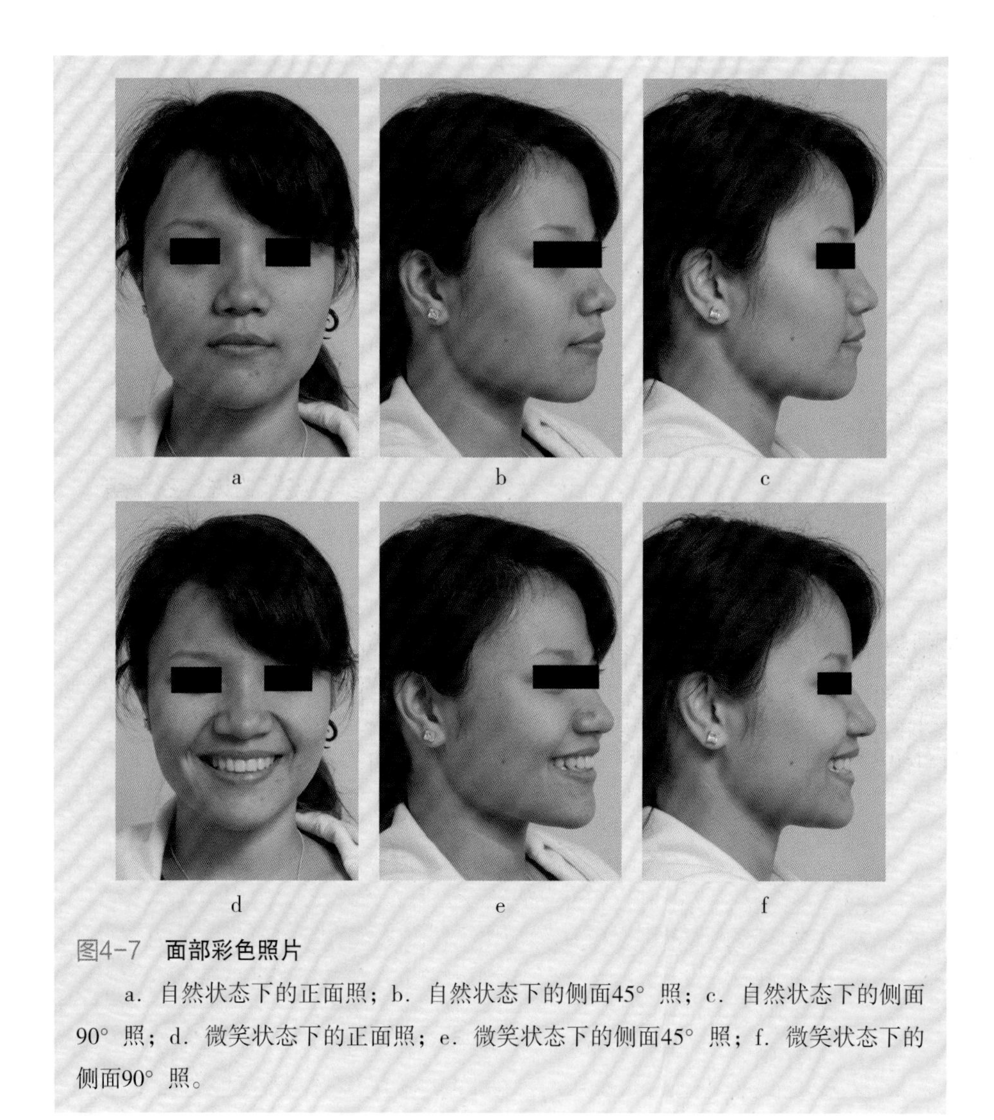

图4-7　**面部彩色照片**

a. 自然状态下的正面照；b. 自然状态下的侧面45° 照；c. 自然状态下的侧面90° 照；d. 微笑状态下的正面照；e. 微笑状态下的侧面45° 照；f. 微笑状态下的侧面90° 照。

■ 功能检查

口功能检查包括呼吸和吞咽方式、下颌运动方式、颞下颌关节和肌肉功能。

呼吸和吞咽的方式很有趣，异常吞咽和呼吸常意味着肌功能异常，有可能影响牙齿的移动和生长发育。口呼吸的原因很多，如扁桃体或腺样体肥大引起的鼻腔狭窄。长期口呼吸会导致生长型发生改变，异常的吞咽方式（如吞咽时舌头压迫牙齿）在儿童期会导致牙列间隙或开𬌗。

虽然没有足够的证据证明语言功能和错𬌗畸形存在相关性，但异常的语言功能也需要引起注意。如果发现一个患者的舌体巨大，牙齿之间存在间隙且间隙的距离较大，那么可以判断该患者的语言功能受到影响。

检查青少年患者是否有颞下颌关节紊乱症（temporomandibular disorder，TMD）导致的疼痛，可以通过询问以下两个问题来判断：

1. 你的太阳穴、面部、颞下颌关节区或者颌骨是否发生过疼痛（每周一次或更频繁）？

2. 当你张大嘴或者咀嚼的时候是否发生过疼痛（每周一次或更频繁）？

这两个问题，如果有一个回答是肯定的，则建议对患者做进一步的检查（Nilsson et al.，2006），并参照颞下颌关节紊乱症诊断标准（DC/TMD）进行相关的检查（Schiffman et al.，2014）。不管怎样，需要记录下颌的运动范围并对颞下颌关节（TMJ）和咀嚼肌进行触诊检查。在下颌运动中，颞下颌关节（TMJ）出现的任何声音都需要记录，在触诊时，检查到有疼痛的肌肉也需要注意（Magnusson et al.，2009）。

通常在6～7岁时，上下颌的最大开口度不少于36 mm，12岁以后则不少于41 mm。

在进行功能检查时，咬合检查也必不可少，主要检查咬合时早期的异常颌间接触是否会引发诱导性下颌侧方或前方运动。

■ 口内检查

口内检查一般先检查口腔黏膜、扁桃体、腺样体、舌系带、牙齿发育的阶段（乳恒牙的数目）、是否有早期创伤、口腔卫生情况、龋齿活动性、牙齿修复的数量及牙龈牙周状况。对于成年人，牙周情况包括龈袋的深度需要仔细进行检查。可以用先前或近期拍摄的口内X线片或曲面体层片来评估牙槽骨的状况。

牙齿三维方向（矢状向、垂直向、横向）的分类也是需要记录的（详见第二章）。通过模型分析可以更好地了解牙弓的形态、牙齿的位置、相邻接触点的差异及上下牙列的间隙。因此，临床检查常常需要进行模型分析来完善。另外，口内彩色照片也可以很好地反映患者的口内情况。通常需要拍摄5张口内照片：正面照、左右侧面照、上下颌𬌗面照（图4-8）。

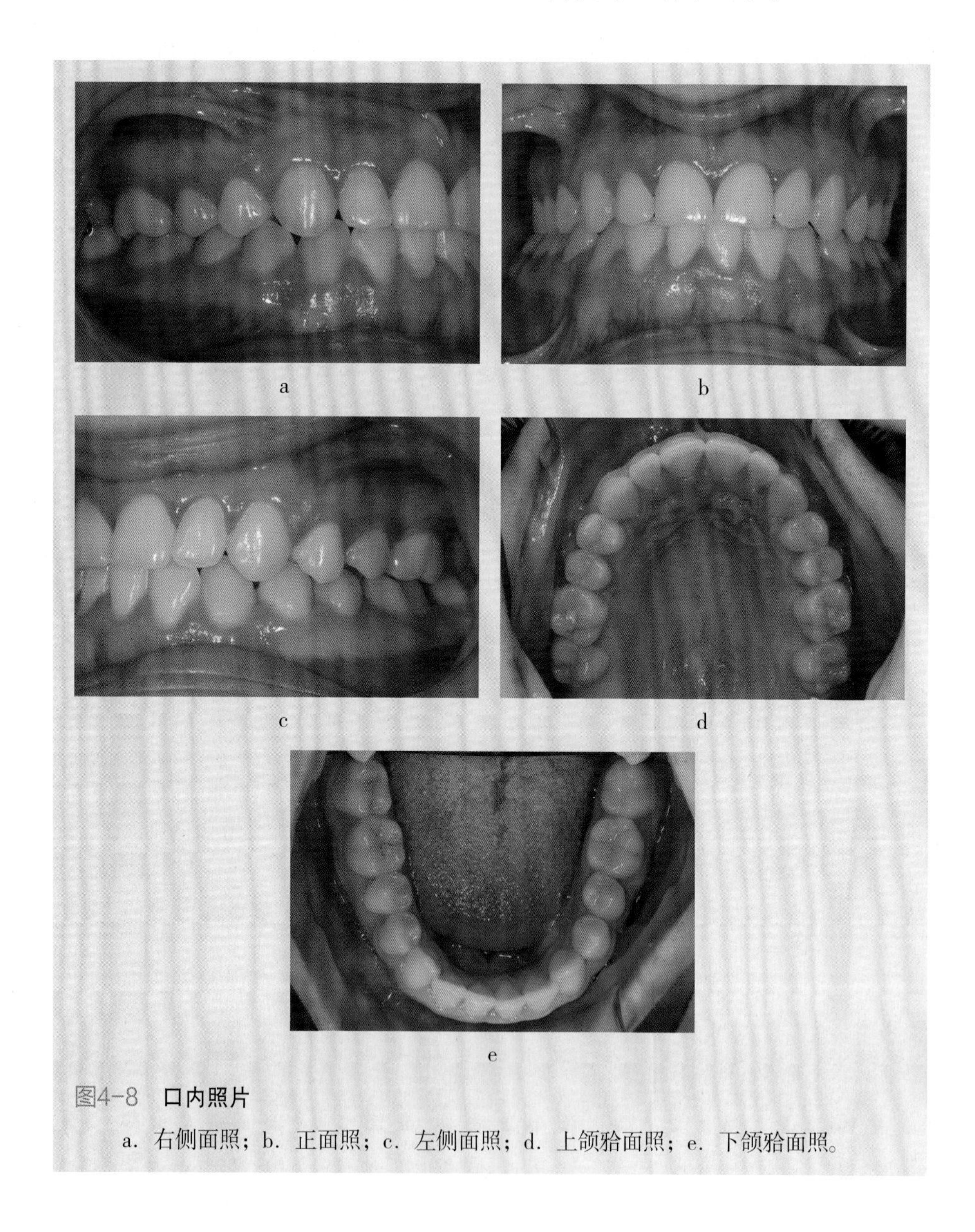

图4-8 口内照片

a. 右侧面照；b. 正面照；c. 左侧面照；d. 上颌𬌗面照；e. 下颌𬌗面照。

■ 模型分析

分析用的模型可以是石膏模型，也可以是3D口内扫描模型。好的模型要求包含所有的牙齿、腭部和牙槽骨（图4-9）。通常，在正中咬合时检查颌间关系。模型分析对于生长发育的纵向研究和治疗结果的评估都是很有意义的。

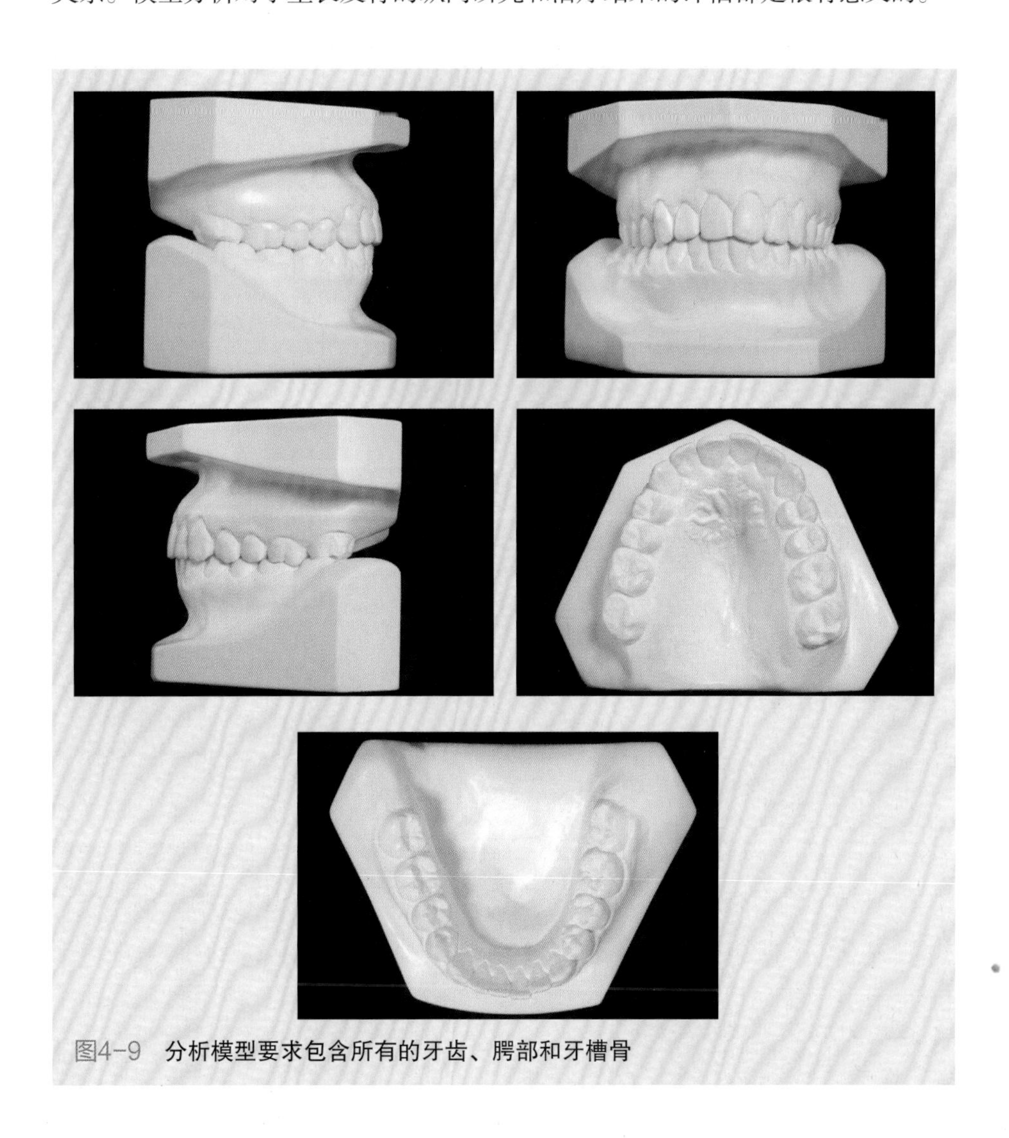

图4-9 分析模型要求包含所有的牙齿、腭部和牙槽骨

■ 影像学检查

影像学检查（口内X线片、曲面体层片、头颅侧位片和3D照片）的选择因人而异，但必须严格依据临床检查的实际情况和患者需要程度来决定。采取影像学检查的患者必须具有明确的适应证，或者通过影像学检查获得的益处大于放射剂量带来的风险。而且，不应使用影像学检查来获取将来有用的信息。比如，对于有可能实现自身调整的随访患者进行影像学检查，或者是为了等待最佳的治疗时机而进行影像学检查。

口内X线片可以用于口腔的任何部位。例如，评估前牙区的牙根形态、治疗前后的牙根长度、牙根吸收情况等。另外，口内X线片对于定位未萌出的牙齿或者异位萌出的上颌尖牙以及观察局部的病理情况非常有价值。为了定位未萌出的牙齿和临近牙齿的关系，通常需要拍摄不少于2张的、不同角度的X线片（平行投照技术）。另外，口内X线片还可用于发现多生牙和萌出障碍的牙齿。

曲面体层片可以显示口腔现有的全貌，包括未萌出牙齿的位置和形态，并可分析牙齿的发育方式、修复情况和上下颌骨的病理情况，包括上颌窦，下颌升支和髁突（Bondemark et al.，2006）。但是，也要强调曲面体层片并不是用来排除那些没有症状的患者的。

头颅侧位片是临床诊断很有用的补充工具。通过头颅侧位片分析可以评估上下颌骨相对于颅底的位置、上下颌骨之间的关系是否协调，并对骨性和牙性错𬌗做出鉴别诊断。这对于我们制订正畸治疗方案有很重要的参考作用；通常我们会拍摄治疗前后及治疗过程中的头颅侧位片进行对比，以观察治疗效果、评估生长量及决定后续采取的保持方式。通过头颅侧位片重叠，我们可以知道在正畸治疗过程中，患者的哪些地方发生了改变；是治疗的效果还是生长的作用，还是两者皆有。头影测量的分析方法多种多样，各有优缺点，没有一种测量方法可以满足临床医生的所有需求，在实际工作中可以根据不同的目的选取合适的测量方法。

最后，头颅侧位片还可以用于合乎伦理的科学研究，包括收集人群的生长发育信息的纵向研究、新旧治疗方法的对比研究等。

在有些病例中，运用三维摄影技术，例如锥形束计算机断层扫描（cone beam computed tomography，CBCT）可以获得精确的信息。CBCT在埋伏阻生牙的定位、邻近牙根的吸收情况的观察、牙槽骨的高度和体积大小的评估、正畸-正颌联合治疗的术前评估方面有较高的应用价值。

■ 对不同发育阶段的牙齿进行检查的重要性

在对患者进行检查时，错殆畸形在矢状向、垂直向和横向三维方向的分类，牙齿拥挤或牙列间隙，以及功能状态都需要记录。需要注意的是，在患者不同的生理和心理发育阶段，除了基本的常规检查，还需要重点关注特殊牙齿、咬合异常以及功能不调。

● 乳牙列时期（3～5岁）

乳牙列时期的口内外检查包括唇、颊和肌肉。重点放在吮吸习惯和它们可能导致的后果上，这种不良习惯最终可能引起功能不调，并导致被迫的咬合改变和脸型不对称。如果发现乳前牙反殆，需要询问患者的家族遗传情况，因为前牙反殆与基因有关。

对于表现出牙齿异常和口腔不调的大部分儿童，并没有明确的治疗指征，但还是要注意随访，密切观察。建议拍摄口内外照片，为将来的评估提供依据。而且，要和患者及其家长充分沟通，让他们接受专业的建议，向他们解释为什么需要延迟开始治疗的时间。

● 混合牙列早期（6～8岁）

混合牙列早期，牙齿和骨骼的发育非常显著。女孩和男孩之间出现明显的区别，在同一性别的不同个体间也存在明显差异。因为个体之间的差异巨大，建议每年进行常规检查，早发现、早预防、早治疗。

在这个时期，牙齿是否对称萌出也需要引起注意，特别是上颌侧切牙。如果一侧的侧切牙已经萌出3～6个月，对侧仍未萌出，则需要做进一步的检查，如口内X线摄片检查。

混合牙列早期要把注意力放在以下几个方面：

- 上颌第一磨牙是否正常萌出。
- 上颌中切牙的位置是否正常，上下前牙的位置关系是否正常。
- 侧切牙是否萌出，是否畸形。
- 是否覆盖过大，是否唇闭合不全。
- 是否有切牙引导和尖牙保护。

为了评估混合牙列时期的牙弓长度是否足够，很值得推荐的经验法则是从上颌的第一磨牙近中面至侧切牙远中面的长度不少于22 mm，下颌则不少于21 mm。

如果发现患者存在牙齿和咬合异常，一般建议转诊给正畸专科医生。

● 混合牙列晚期至恒牙列早期（9～12岁）

在混合牙列晚期和恒牙列早期，可以较长时间地观察孩子的生长、牙齿和咬合发育。在这一年龄段，有些孩子可能还在混合牙列的早期，而某些同龄的孩子全部恒牙列已经形成。因此，每年例行口腔检查很有必要。

在这个阶段需要重点考虑以下两点：

- 上颌尖牙的位置是否正常。
- 第二前磨牙是否存在。

为了探查异位尖牙的位置，需要对尖牙区颊舌侧牙槽骨进行触诊检查。在尖牙萌出前的1～1.5年，可以看到尖牙区颊沟处呈膨隆状（通常见于8岁左右，也可见于10～11岁）。如果未能触诊到尖牙或者左右尖牙萌出明显不对称，则可能存在尖牙萌出障碍，此时需要拍摄X线片来确定尖牙的具体位置，并评估邻近牙齿发生牙根吸收的风险。

殆翼片对于发现第二前磨牙的发育不全和龋齿的诊断很有帮助。如果殆翼片未能发现第二前磨牙，则可能要加拍根尖片或曲面体层片。

这个时期也有必要尝试寻找错殆畸形的形成原因。例如，如果一位患者有前牙区的开殆，我们要询问患者是否有长期的吮吸习惯或者有无家族遗传史；如果是一个前牙反殆的患者，遗传因素存在的可能性就很大，后期有可能发展为安氏Ⅲ类错殆。因此，对于这些患者，精确、翔实的记录很有价值，包括照片、研究模型及头颅侧位片。

● 青春期早期（13~15岁）

如前所述，这个时期同样需要从三维方向（矢状向、垂直向和横向）检查是否存在错𬌗畸形，还有牙齿拥挤、牙列间隙及功能状态检查。在青春期早期到恒牙列阶段，相关检查项目都不能遗漏，包括上尖牙的异位萌出或者牙齿的发育不全情况。

在青春期早期，若患者已经表现出错𬌗畸形，并提出治疗需求，应针对其治疗需求进行专业的检查和评估。这个时期的错𬌗畸形患者以牙列拥挤或前牙深覆盖为主。

● 青春期——恒牙列时期（16~19岁）

这个时期，大部分生长已经停止，在这之前大部分错𬌗畸形应该已经得到了矫正。但也有例外，主要是一些伴有严重骨性问题的错𬌗畸形，需要推迟到生长完成时才能开始治疗。这些严重的错𬌗畸形一般需要正畸-正颌联合治疗。

● 成人

一般来说，成人的口腔检查和青少年类似，但有一些重要的补充。

对于成人来说，牙齿的数量和状态差异很大，长期的牙齿病理性移位有可能导致𬌗干扰和颞下颌关节功能紊乱。全面的牙周检查对大部分成年人来说都是必要且重要的。牙周炎患者需要进行完善的牙周治疗，口腔卫生维持良好、牙周情况稳定后才能开始正畸治疗，并且需要与牙周专业医师和/或洁牙医师相互配合。

成人寻求正畸治疗的原因有很多。一些可能是在他们年轻的时候，正畸治疗并不普遍，有些成年患者没有合适的矫正机会，还有一些是因为复发或青少年时期医患配合不好，治疗效果不佳，想进行二次矫正。此外，成人对正畸治疗总体需求的增加与人们更重视容貌和美观的思想有关。

和青少年患者一样，成年患者也有正畸需求，比如前牙拥挤、牙列间隙及牙齿缺失。

总结

通过对患者问诊、口腔检查、口内外照片、辅助的模型分析和影像学分析，采集一系列的患者信息，从而能够做出一个全面的诊断，并为治疗计划的制订提供坚实的基础。再者，在实施治疗计划前，正畸医师需要确定患者有治疗动机，对正畸治疗的优缺点做好心理准备。对于儿童和青少年，能在父母的支持下完成正畸治疗非常重要。

最后，在给出治疗计划时，需告知以下信息：正畸治疗可以达到的目标、存在的风险和对患者的要求。这些信息需要患者本人和其父母确认，甚至需要签署知情同意书。

参考文献

[1] BONDEMARK L, JEPPSSON M, LINDH-INGILDSEN L, et al. Incidental findings of pathology and abnormality in pretreatment orthodontic panoramic radiographs [J]. Angle Orthod, 2006, 76: 98-102.

[2] DIMBERG L, LENNARTSSON B, ARNRUP K, et al. Prevalence and change of malocclusions from primary to early permanent dentition: a longitudinal study [J]. Angle Orthod, 2015, 85: 728-734.

[3] LIST T, WAHLUND K, WENNEBERG B, et al. TMD in children and adolescents: prevalence of pain, gender differences, and perceived treatment need [J]. J Orofac Pain, 1999, 13: 9-20.

[4] MAGNUSSON T, HELKIMO M. Temporomandibular disorders [M] // KOCH G, POULSEN S. Pediatric Dentistry . Oxford: Blackwell Publishing Ltd, 2009: 310-311.

[5] NILSSON I M, LIST T, DRANGSHOLT M. The reliability and validity of selfreported temporomandibular disorder pain in adolescents [J]. J Orofac Pain, 2006, 20: 138-144.

[6] PETTI S. Over two hundred million injuries to anterior teeth attributable to large overjet: a meta-analysis [J]. Dent Traumat, 2015, 31: 1–8.

[7] SCHIFFMAN E, OHRBACH R, TRUELOVE E, et al. International RDC/TMD Consortium Network, International association for Dental Research; Orofacial Pain Special Interest Group, International Association for the Study of Pain. Diagnostic Criteria for Temporomandibular Disorders (DC/TMD) for Clinical and Research Applications: recommendations of the International RDC/TMD ConsortiumNetwork* and Orofacial Pain Special Interest Group† [J]. J Oral Facial Pain Headache, 2014, 28: 6–27.

[8] VAN DER LINDEN F P G M, BOERSMA H. Diagnosis and treatment planning in dentofacial orthopedics [M]. Berlin: Quintessence Publishing Co, Ltd, 1987, 81–88.

（译者：童晓洁　刘尚彬　刘畅）

PART 2

第二部分

骨性和牙性错骀畸形的治疗原则

鉴别诊断在制订治疗计划时至关重要，它适用于颌骨之间的不调（矢状向、垂直向和横向），以及颌骨内的异常（牙列拥挤、牙列间隙、个别牙错位）。

针对不同的异常情况，此部分讨论了治疗纲要、具体病例的最佳治疗时期，以及不同的畸形所最适用的矫治器。

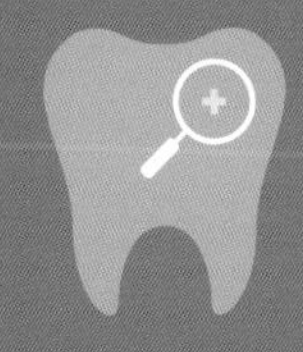

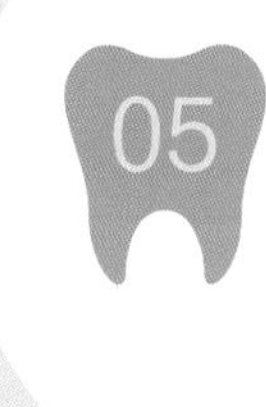

第五章

矢状向、垂直向和横向颌骨不调

LARS BONDEMARK

主题

◎ 引言

◎ 头影测量分析

◎ 安氏Ⅱ类错骀畸形的治疗

◎ 安氏Ⅲ类错骀畸形的治疗

◎ 深覆骀的治疗

◎ 开骀的治疗

◎ 后牙反骀的治疗

◎ 锁骀的治疗

◎ 结论

目的

◎ 了解如何进行头影测量分析

◎ 能够进行骨性和牙性错骀畸形的鉴别诊断

◎ 了解如何治疗安氏Ⅱ类和安氏Ⅲ类错骀畸形

◎ 了解如何治疗深覆骀和开骀

◎ 了解如何治疗后牙反骀并且理解快速扩弓和慢速扩弓之间的差异

◎ 了解如何治疗锁骀

■ 引言

为了确定颌骨相对于颅底的矢状向和垂直向位置，并对颌骨间的不调进行分类，鉴别诊断非常重要。为了全面评估骨骼不调的程度，头颅侧位X线片和头影测量分析是非常有价值的评估工具，与临床评估相结合就可以得出全面的诊断。因此，为了得到正确的关于骨性和牙性不调的鉴别诊断，需要进行头影测量分析。

■ 头影测量分析

X线头影测量分析主要在头颅侧位片上进行。头颅侧位片拍摄时将患者头侧部置于头颅固定器之中，头颅固定器上有耳杆固定患者头部，使其正中矢状平面与X线管对应的胶片平行、距离恒定。头部处于眼耳平面或自然头位，咬合为正中𬌗位。

头影测量分析的主要目标是对面型进行分类，显示与颅底相关的颌骨情况，从而为鉴别骨性和牙性不调提供依据。此外，通过在不同时间段进行头影测量分析可以评估生长结果或治疗效果。

因为头影测量分析是基于解剖学的骨骼和面部轮廓标志点的测量，所以清楚地了解相关软硬组织的解剖学知识，对于掌握头影测量分析十分重要。

如今已有各类不同的头影测量方法，大致可以分为两种：一种是将特定的理想值作为治疗目标用于患者的评估，比如Steiner分析法和Tweed分析法；另一种是Björk分析法（1995），目的在于区别错𬌗畸形是牙性还是骨性来源，或是由于矢状向与垂直向发育之间的相互作用产生对颅面骨骼的影响。

现今认为头影测量的数值具有种族差异，也与性别和年龄有关（Thilander

et al.，2005）。因此，认识头影测量的标准在不同人群中具有差异对于正畸诊断和制订治疗计划具有重要意义。

下面通过对斯堪的纳维亚人群进行头影测量描绘分析来简要说明Björk分析法。图5-1和图5-2显示了根据Björk分析法的一些标记点、参考线和角度，其中，将Björk分析法的“ss”点和“sm”点分别定义为A点和B点。

通过Björk分析法，可以判断颌骨在矢状向的关系，如上颌位置正常而下颌骨后缩，或者上颌前突而下颌位置正常，或者双颌前突，或双颌后缩。另外，通过使用前颅底平面（NSL，相当于颅底），可以确定上颌

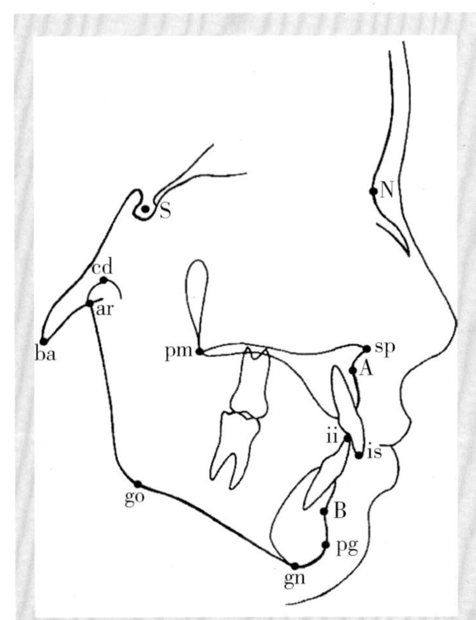

图5-1 Björk头影测量分析法所使用的标记点举例

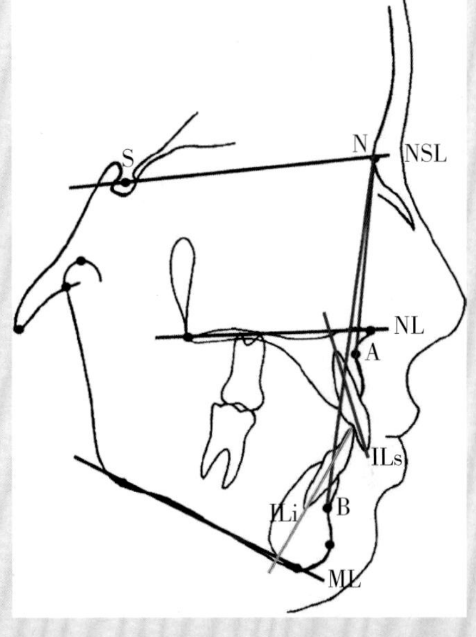

图5-2 Björk分析法中重要的参考线和角度

参考线：颅底线（NSL）；鼻底线（NL）；下颌下缘线（ML）。角度：SNA角提示上颌骨矢状向关系；SNB角提示下颌骨矢状向关系；ANB角提示颌骨间矢状向关系；ILs和NL之间的角提示上颌切牙倾斜度；ILi和ML之间的角提示下颌切牙倾斜度；NSL和NL之间的角提示上颌垂直向倾斜度；NSL和ML之间的角提示下颌垂直向倾斜度；NL和ML之间的角提示颌间垂直关系。

骨（SNA角）和下颌骨（SNB角）相对于颅底的矢状向关系以及上颌骨与下颌骨之间的相互关系（ANB角）。尽管头影测量的数值与年龄和种族有关，但斯堪的纳维亚人群的正常值也具有一定参考价值，SNA角为82°±3.5°，SNB角为79°±3.5°，ANB角为3°±2.5°。ANB角为负值（骨性Ⅲ类关系）（图5-3），可能是由于SNA角正常而SNB角偏大（下颌前突）或者SNA角偏小（上颌后缩）而SNB角正常。另一方面，如果ANB角明显偏大（骨性Ⅱ类关系）（图5-4），可能是由于SNA角正常而SNB角偏小（下颌后缩）或者SNA角偏大（上颌前突）而SNB角正常；当然，上述的情况也可能同时存在。

垂直向关系上主要根据参考鼻线（图5-1和图5-2，sp-pm或NL）和下颌线（ML，图5-2），其中NL是鼻底部和上颌骨上部的连线（相当于上颌骨的垂直倾斜度），ML则是反映下颌骨下缘的连线（相当于下颌骨的垂直倾斜度）。NSL和ML之间的角度，以及NSL和NL之间的角度可以用来测量面部高度。NSL和ML之间的角度正常值为33°±6°，NSL和NL之间的角度正常值

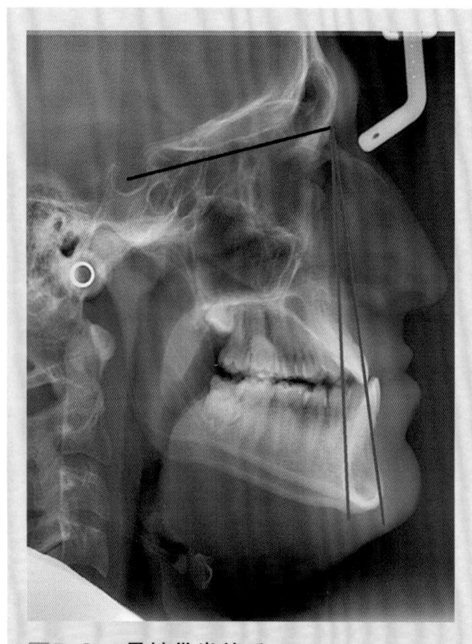

图5-3 **骨性Ⅲ类关系**

ANB角为负值代表SNA角（黑蓝线夹角）小于SNB角（黑红线夹角）。

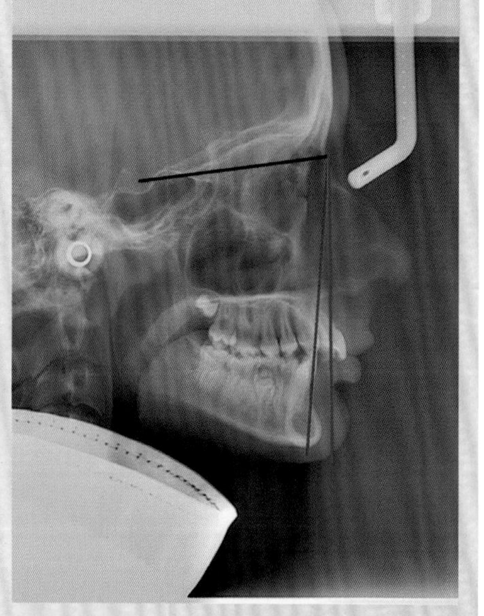

图5-4 **骨性Ⅱ类关系**

ANB角为正值表示SNA角（黑蓝线夹角）大于SNB角（黑红线夹角）（>5°）。

为8° ±3°。一个低角患者（NSL和ML之间的角度<27°），其相对于颅底的下颌平面角度显著减小，这说明骨性深覆𬌗伴随着下颌骨的向上、向前旋转（图5-5）。与之相反，高角患者（NSL和ML之间的角度>39°），其相对于颅底的下颌平面角度显著增大，这说明下颌骨向下、向后旋转伴前面部高度增加（图5-6）。

最后，确定上颌和下颌切牙的唇舌向倾斜度。上颌切牙倾斜度，ILs和NL之间的角度的正常值是110° ±6°；下颌切牙倾斜度，ILi和ML之间的角度的正常值是94° ±7°。如果角度过大，则说明切牙过于唇倾，反之，切牙过于舌倾。

因此，通过头影测量分析一个特定患者的矢状向、垂直向以及切牙倾斜度等指标与正常值之间的偏差，我们可以判断口内咬合的异常是源于牙性还是骨性。在评估测量治疗结果时至少需要治疗前及治疗后两张侧位片。其目的在于了解治疗过程中软硬组织的改变。方法是将两张侧位片在颅底的稳定结构进行重叠，其中蝶鞍部的前壁以及颅底的前部是公认的稳定结构，在7岁以后不再随生长而发生改变（参见第三章）。因此，通过侧位片的重叠可以对治疗效果进行评估。

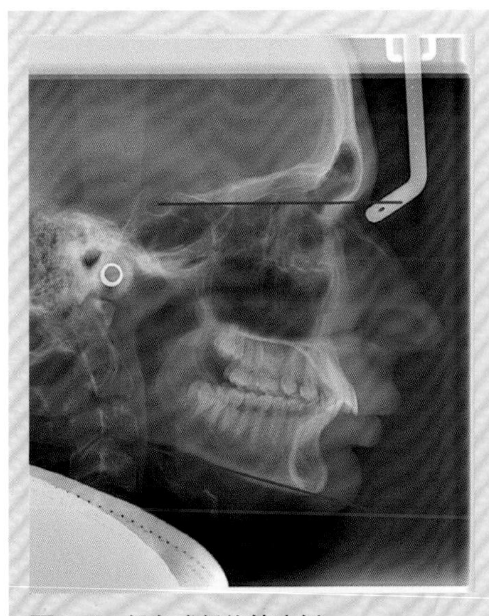

图5-5　**低角或低旋转病例**

NSL和ML之间的角度减少，表明存在骨性深覆𬌗。

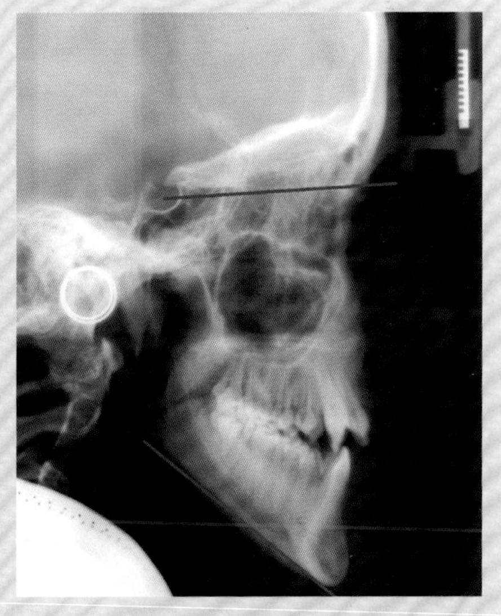

图5-6　**高角或过度旋转病例**

NSL和ML之间的角度增大，表明存在骨性开𬌗。

安氏Ⅱ类错殆畸形的治疗

安氏Ⅱ类错殆畸形是一种常见的错殆畸形，其发生率为14%~18%。对于此类错殆畸形，主要治疗目标是建立正常的磨牙、切牙关系，以及良好的颌间矢状向、垂直向形态。另一治疗目标是实现唇部正常闭合、降低上颌切牙的受伤风险（Thiruvenkatachari et al.，2013），并预防儿童因为可见前突的上颌切牙被嘲笑或欺负（de Oliveira et al.，2003，详见图4-2）。

根据骨面型的不同，可采取不同的方案对安氏Ⅱ类错殆畸形进行矫治。因此，在制订安氏Ⅱ类错殆畸形患者的治疗方案时，必须对其矢状向、垂直向关系以及切牙位置进行鉴别诊断。

● 安氏Ⅱ类1分类错殆畸形

安氏Ⅱ类1分类错殆畸形的临床表现为深覆盖、开唇露齿、深覆殆、下颌后缩和凸面型。安氏Ⅱ类1分类错殆畸形患者的治疗通常分为两个阶段：第一个阶段为矫形治疗，通过矫形力纠正颌间差异；第二个治疗阶段，排齐整平牙列并达到安氏Ⅰ类错殆畸形的咬合关系。

混合牙列期的治疗

产生矫形力的功能矫治器可用于临床治疗混合牙列期的安氏Ⅱ类错殆畸形。Andrésen肌激动器（Andrésen et al.，1957）是首先获得广泛临床应用的功能矫治器之一，其结构可以改变原来的功能模式，同时刺激肌肉活动，其力量能够使牙齿在三维方向上移动，从而使下颌骨向前移动以纠正安氏Ⅱ类错殆畸形并打开咬合。此外，上颌切牙的内收和下颌切牙的唇倾能帮助患者唇部达到正常闭合（图5-7a、b、c）。

当下颌骨处于前伸位置时，通常需要通过上颌横向扩弓治疗使得上颌骨获得足够的宽度。

其他用于安氏Ⅱ类错殆畸形的功能矫治器包括Harvold肌激动器（Vargervik et al.，1985）、Frankel功能调节器（Freeman et al.，2009）、Bass矫正器

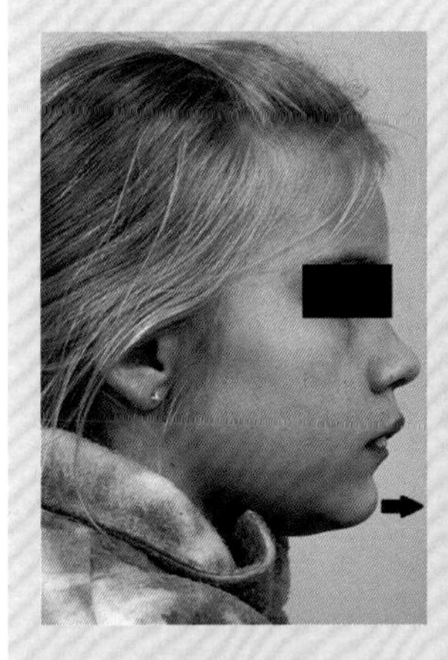

a

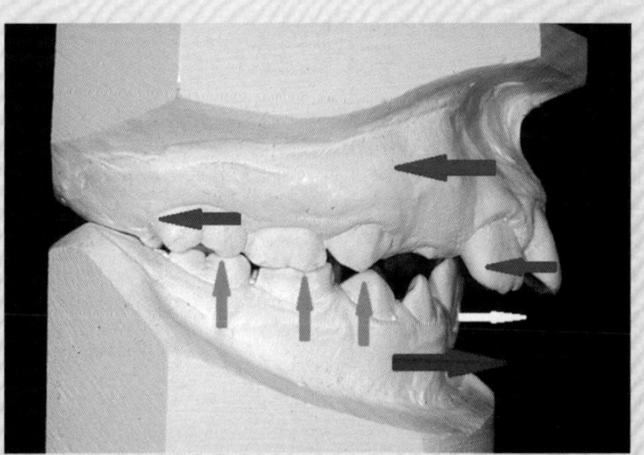

b

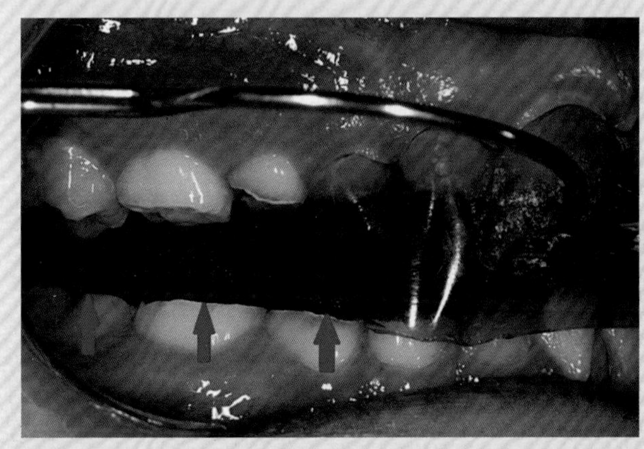

c

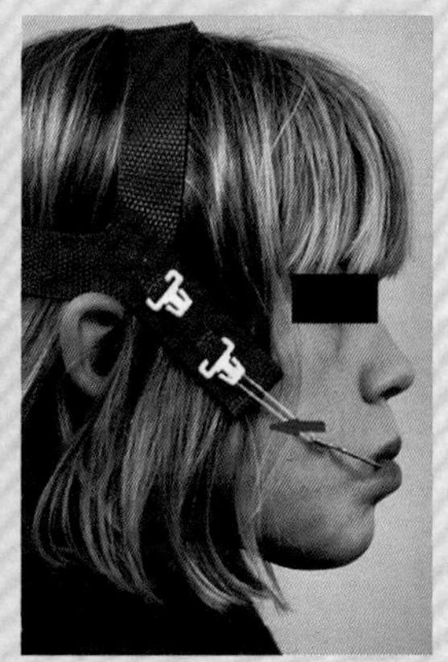

d

图5-7 **混合牙列期的安氏Ⅱ类错𬌗畸形病例**

a. 治疗策略是使用功能矫治器来前移下颌（黑色箭头），从而纠正安氏Ⅱ类错𬌗畸形；b. 模型分析显示治疗方案是打开咬合（橙色箭头）的同时内收上颌切牙（蓝色箭头），并使下颌切牙唇倾（白色箭头）；c. 磨除下颌前磨牙和磨牙咬合面的塑料使这些牙齿能在垂直向过度萌出（蓝色箭头），从而把咬合打开；d. 功能矫治器同时也可以与头帽联合使用来限制上颌的向前生长（红色箭头）。

（Bass，1982）和克氏双颌板（twin-block）矫治器（Clark，2010）。为了抑制上颌骨的向前生长，功能矫治器可以与头帽联合使用（图5-7d）。另外几类常见的头帽矫治器包括van Beek肌激动器（van Beek，1982）和Zürich肌激动器（Teuscher，1987）。

青少年早期的矫治

青少年早期的治疗方案取决于牙槽骨及颌骨的状态。对于下颌后缩伴深覆𬌗的安氏Ⅱ类1分类错𬌗畸形患者，可以使用全口固定矫治器配合Ⅱ类弹性牵引进行治疗。Ⅱ类弹性牵引能够纠正安氏Ⅱ类错𬌗畸形并打开咬合（图5-8）。在Ⅱ类弹性牵引效果不佳的情况下，我们可以使用Forsus矫治器（Heinig et al.，2001）。Forsus矫治器是一种改良的Herbst矫治器，上颌磨牙带环的口外弓管与下颌弓丝之间为弹性连接，产生使下颌牙弓近中移动和上颌牙弓远中移动的力量，患者不可自行拆卸。即使是在伴有严重下颌后缩的安氏Ⅱ类1分类错𬌗畸形病例中，Herbst矫治器也有较好的效果。该功能矫治器已被广泛描述和评估（Pancherz et al.，2008）（图5-9）。根据现有证据，固定功能矫治器能够在短期内有效改善安氏Ⅱ类错𬌗畸形，但主要作用于牙槽骨而不是颌骨（Zymperdikas et al.，2016）。即便目前关于Herbst矫治器研究的证据不足，但对于不同的患者而言，佩戴Herbst矫治器具有良好的牙-骨稳定性，并且没有临床相关的变化（Bock et al.，2016）。

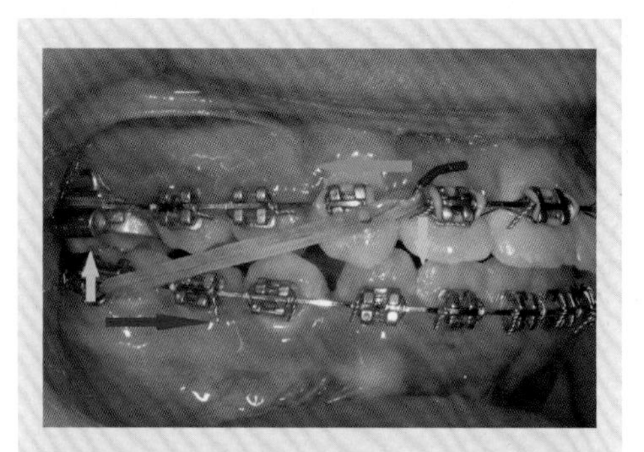

图5-8　矫正安氏Ⅱ类错𬌗畸形的Ⅱ类弹性牵引

其目的是通过远中移动上颌牙齿（绿色箭头）以及近中移动相应的下颌牙齿（红色箭头）来形成安氏Ⅰ类错𬌗关系。Ⅱ类弹性牵引的分力同时也产生打开咬合的效果（黄色箭头）。

对于后牙段近中漂移导致上颌前牙唇倾且颌骨关系正常的患者，拔除两颗上颌前磨牙并佩戴全口固定矫治器能够改善深覆盖，并建立稳定的安氏Ⅰ类错𬌗畸形尖牙关系和安氏Ⅱ类错𬌗畸形磨牙关系（图5-10）。

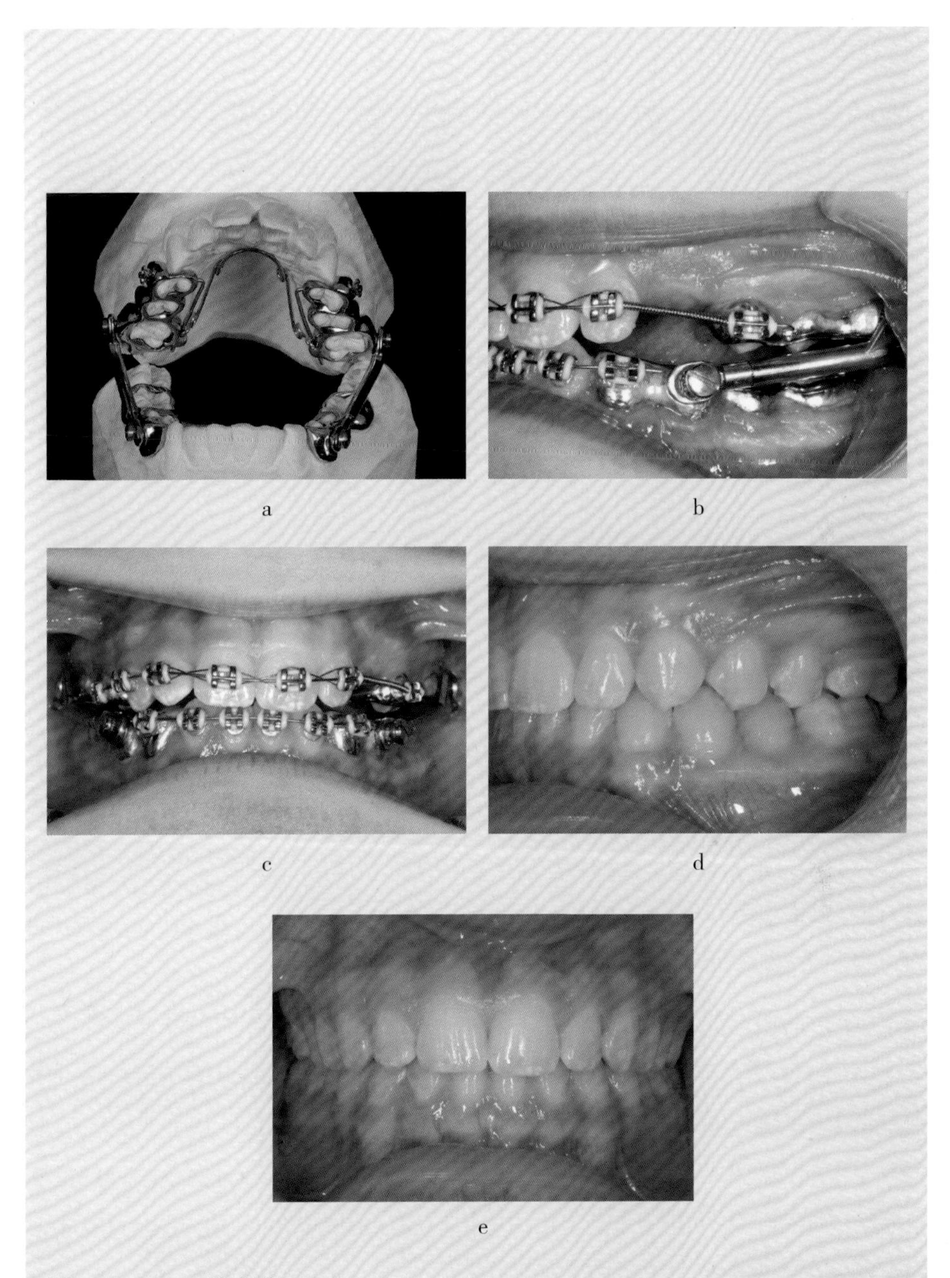

图5-9 Herbst矫治器

a. Herbst矫治器与牙铸型模型；b，c. Herbst矫治器会使下颌前移，上下切牙接近切缘与切缘接触的位置；d，e. 治疗后形成稳定的安氏Ⅰ类错殆畸形咬合关系。

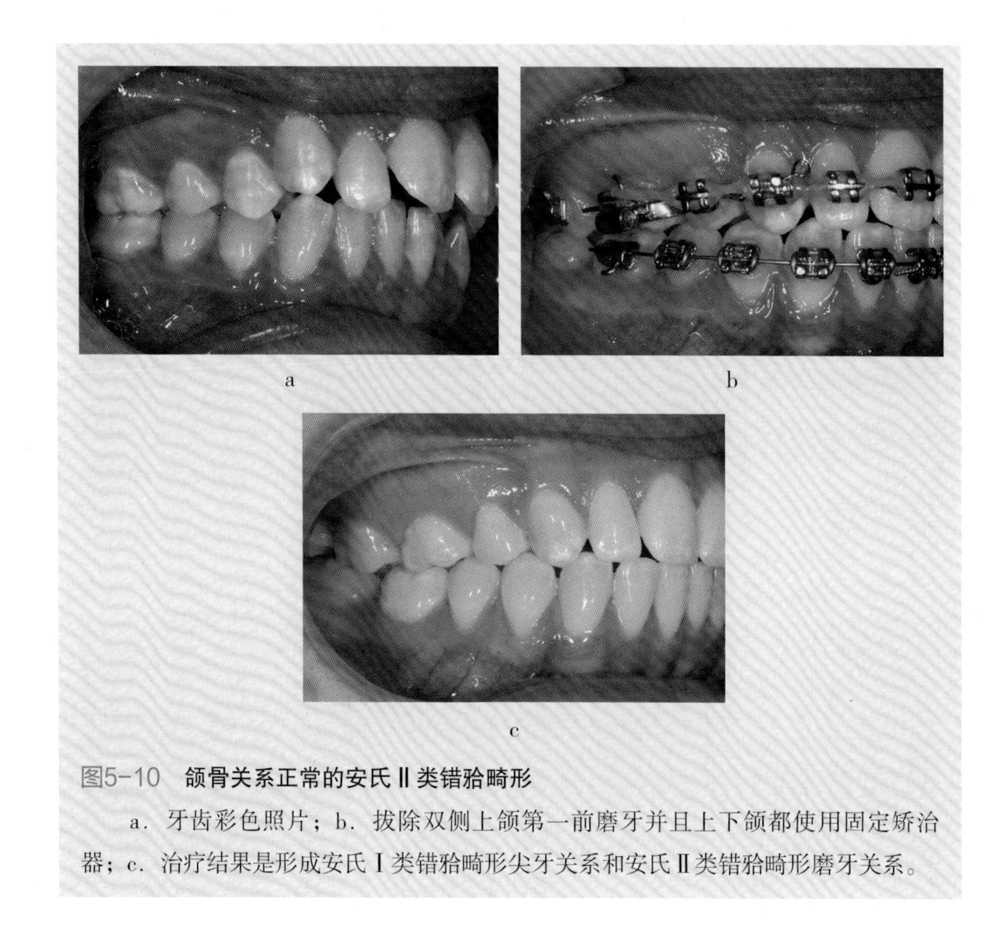

图5-10 颌骨关系正常的安氏Ⅱ类错𬌗畸形

a. 牙齿彩色照片；b. 拔除双侧上颌第一前磨牙并且上下颌都使用固定矫治器；c. 治疗结果是形成安氏Ⅰ类错𬌗畸形尖牙关系和安氏Ⅱ类错𬌗畸形磨牙关系。

成人的矫治

对于下颌发育严重不足且下颌后缩的成人，适合采用正畸-正颌联合治疗。最常见的前移下颌骨术是下颌矢状劈开术。对于是否进行手术治疗，医师应充分考虑能否将手术的风险控制在可接受的水平内，且术后应具有显著效果。然而，部分成年患者拒绝接受正畸-正颌联合治疗，可考虑以安氏Ⅱ类错𬌗畸形的非手术治疗代替，该治疗方法是通过矫正牙性畸形来掩饰骨性不足。矫正方法是拔除双侧上颌前磨牙，以提供内收上颌前牙的间隙，从而内收上颌前牙列达到正常覆盖并改善微笑美观度的效果。虽然非手术治疗是一种妥协的治疗方案，但是也可以获得良好的咬合功能，达到侧貌美观、患者满意的治疗效果。

● 安氏Ⅱ类2分类错𬌗畸形

安氏Ⅱ类2分类错𬌗畸形的治疗开始时间一般在混合牙列期和恒牙列期。由于该类错𬌗畸形常常伴随上颌正中切牙的过度舌倾，且经常有至少一个侧切牙唇倾和深覆𬌗，因此治疗通常分三个阶段进行。第一阶段，先矫治切牙的唇倾，即将安氏Ⅱ类2分类错𬌗畸形转化为安氏Ⅱ类1分类错𬌗畸形。唇倾切牙可以采用活动矫治器加入腭侧推簧进行矫治，或者佩戴固定矫治器使切牙直立。第二阶段，佩戴活动或者固定的功能矫治器，来促进下颌前移并打开咬合。第三阶段，佩戴托槽的固定矫治器并配合Ⅱ类弹性牵引，以达到合适的安氏Ⅰ类错𬌗畸形咬合关系并排齐牙列。

在严重骨性安氏Ⅱ类2分类错𬌗畸形的成年病例中，治疗先从唇倾上颌切牙开始，之后治疗方法类似于严重的安氏Ⅱ类1分类错𬌗畸形，即正畸-正颌联合治疗。

■ 安氏Ⅲ类错𬌗畸形的治疗

根据所研究儿童的种族、年龄，并将切缘与切缘接触的案例包含其中，安氏Ⅲ类错𬌗畸形的发生率为2.2%~12%。亚洲人群中报告的安氏Ⅲ类错𬌗畸形发生率较高（Ngan et al.，1997），这包括牙性和骨性。安氏Ⅲ类错𬌗畸形的病因可能是牙性问题，也可能是骨性问题，还可能是下颌闭口路径中的干扰引发下颌功能性前移。最后一种情况被称为假性安氏Ⅲ类错𬌗畸形或者前牙功能性反𬌗，其实质为骨性安氏Ⅰ类错𬌗畸形（Thilander et al.，1973）。骨性安氏Ⅲ类错𬌗畸形在头影测量中ANB角为负值。导致骨性安氏Ⅲ类错𬌗畸形的常见原因包括上颌骨发育不足、下颌骨发育过度或者两者皆有。此外，骨性安氏Ⅲ类错𬌗畸形常常伴有上颌骨裂以及阿佩尔综合征和克鲁宗综合征等。

● 牙性安氏Ⅲ类错𬌗畸形

混合牙列期的治疗

牙性安氏Ⅲ类错𬌗畸形，即假性安氏Ⅲ类错𬌗畸形或前牙功能性反𬌗，有多种治疗方法。在混合牙列期一般佩戴活动矫治器，该矫治器由塑料腭板、可唇倾上颌切牙的推簧和扩弓器组成，塑料腭板可以覆盖双侧后牙咬合面也可以不覆盖（图5-11）。此外，塑料腭板上还可以附加下颌切牙的唇

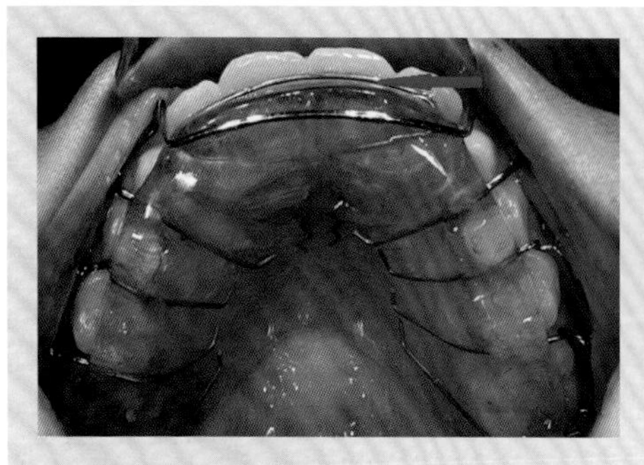

a

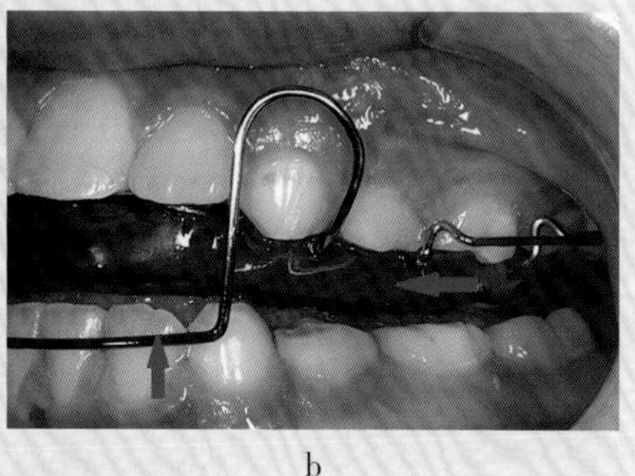

b

图5-11 用于矫正假性安氏Ⅲ类错殆畸形的活动矫治器

a. 其带有使上颌切牙前倾的推簧（蓝色箭头）；b. 覆盖在双侧上颌后牙咬合面的塑料腭板（红色箭头）可避免反殆切牙出现垂直方向的锁结，使用唇弓使下颌切牙内收（蓝色箭头）。

弓，以便内收下颌切牙，并且阻止患者下颌在治疗期间前移。

除了活动矫治器，还可以使用固定矫治器（图5-12），它由不同数目的不同材料、尺寸的托槽和弓丝组成，有时还配有带环并可弯曲。在固定矫治器的基础上，还发展出另一种矫治器，称为2×4矫治器，即在上颌第一恒磨牙上安置带环，在上颌四个切牙上粘接托槽。通常使用弹性弓丝进行排齐，并且利用金属弓丝的弯曲唇倾上颌切牙（Rabie et al.，1999）。

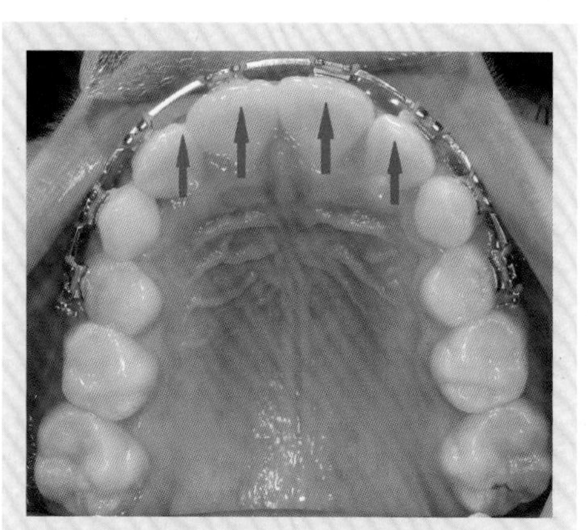

图5-12 在假性安氏Ⅲ类错殆畸形病例中使用固定矫治器唇倾上颌切牙（红色箭头）

在比较了固定矫治器和活动矫治器对于治疗早期假性安氏Ⅲ类错殆畸形效果的一系列研究（Wiedel，2015）后得出的结论是，活动矫治器和固定矫治器均具有很高的成功率，均表现出良好的长期稳定性且被患者广泛接受。然而，由于活动矫治器价格更加昂贵，固定矫治器成为纠正混合牙列中假性安氏Ⅲ类错殆畸形的首选方法。

青少年的早期矫治方案

在恒牙列中，可以使用固定矫治器配合Ⅲ类弹性牵引。通常，弹性牵引放置在上颌磨牙和下颌前牙之间，从而使上颌骨向前移动和下颌骨远中移动（图5-13）。如果伴有显著的拥挤，可以选择拔除下颌第一前磨牙和上颌第二前磨牙，但是这类掩饰治疗仅限于轻度安氏Ⅲ类错殆畸形患者。

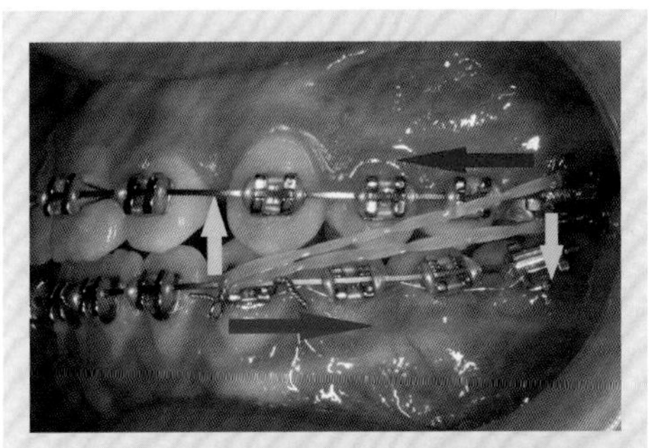

图5-13 **治疗安氏Ⅲ类错殆畸形的Ⅲ类弹性牵引**

其目标在于使上颌牙齿（红色箭头）近中移动以及相应的下颌牙齿（蓝色箭头）远中移动，从而形成安氏Ⅰ类错殆畸形咬合关系。Ⅲ类弹性牵引的分力也可以达到打开咬合的效果（黄色箭头）。

● 骨性安氏Ⅲ类错殆畸形

混合牙列期的治疗

对于下颌前突的骨性安氏Ⅲ类错殆畸形患者，治疗目标为抑制下颌前向生长或用矫形力使下颌骨向后移动。此外，在上颌发育不足的骨性安氏Ⅲ类错殆畸形病例中，矫形力可以作用于上颌骨缝从而促进上颌骨向前生长移动。

目前，有不同类型的口外牵引来抑制混合牙列期的下颌向前生长和/或促进上颌向前生长。如果患者为上颌后缩，则可以在混合牙列中使用前牵引面罩，也称为反向头帽（Delaire，1997）。反向头帽可以联合矫治器通过弹性牵引上颌向前移动；同时，额垫和颏兜分别置于前额和下巴，对下颌骨施加反向拉力（图5-14）。前牵引面罩通常与扩弓相结合。对骨性安氏Ⅲ类错殆畸形患

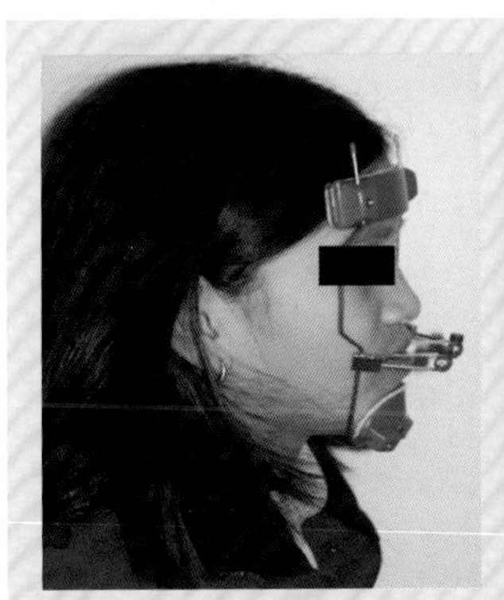

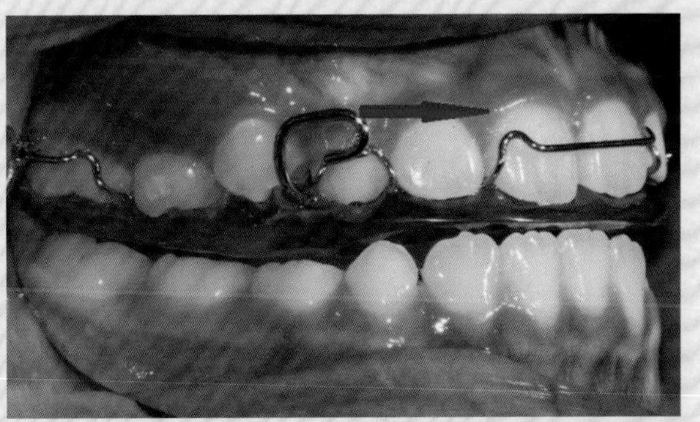

图5-14 **将反向头帽弹性固定于上颌活动矫治器，使颌骨和牙齿向近中方向移动（红色箭头）**

者采用前牵引面罩和未治疗对照组进行多中心随机对照试验，结果显示70%的受试者成功达到安氏Ⅰ类错殆畸形咬合关系（Mandall et al.，2010）。

青春期早期的治疗

骨支抗微型板已被用于上颌发育不足的安氏Ⅲ类错殆畸形的治疗（De Clerck et al.，2011）。该治疗方法是用3个单皮质螺钉将双侧上颌微型板固定在颧牙槽嵴下，用2个螺钉将双侧下颌微型板固定在侧切牙和尖牙之间。上颌骨和下颌骨的微型板之间的Ⅲ类弹性牵引对上颌骨施加前伸力，对下颌骨施加后退力。

成人的治疗

在成人严重骨性安氏Ⅲ类错殆畸形病例中，推荐的治疗方法主要是上颌骨和/或下颌骨的双颌固定矫治联合正颌外科手术。最常见的上颌骨正颌外科手术是前移上颌骨的Le Fort Ⅰ型截骨术，而下颌骨正颌外科手术为后移下颌骨的下颌骨切开术，如矢状切开术或升支切开术。

● 治疗预后

影响安氏Ⅲ类错殆畸形治疗的因素包括矫治器佩戴的年龄、错殆畸形的严重程度和遗传。此外，如果患者的切牙为切缘与切缘接触的咬合关系，则可以改善正畸矫正的预后。不利于单独进行正畸治疗的因素包括下颌发育过度伴随ANB角负值较大、高角面型、小颅底角和下颌切牙舌倾（Thilander，1965）。

骨性安氏Ⅲ类错殆畸形治疗的长期稳定性可能难以预测，特别是对于接受早期治疗的患者。在多数情况下，早期治疗具有一定的成功率，并且可以达到正常的咬合关系。然而，应谨记，上颌骨停止生长后下颌骨仍然继续生长，这意味着已经纠正的安氏Ⅲ类错殆畸形具有复发的风险。

■ 深覆殆的治疗

深覆殆的发生率为8%～11%，常常伴随安氏Ⅱ类错殆畸形发生。

深覆殆的治疗主要有压低切牙、升高后牙或者联合两种方法，对于存在严重深覆殆导致下颌切牙咬至上颚黏膜组织的患者，治疗尤为重要。

鉴别深覆殆是牙性还是骨性十分重要。牙性深覆殆一般是因为切牙的过度萌出、后牙萌出高度不足或者磨牙拔除后缺少磨牙支持。骨性深覆殆则表现为低角面型（下颌平面相对于颅底角度较小，图5-5），这说明下颌有向前、向上旋转的趋势，从而导致前面部高度不足。

● 混合牙列期的治疗

治疗混合牙列期深覆殆的方法是使用功能矫治器，特别是伴有安氏Ⅱ类错殆畸形的深覆殆患者。功能矫治器使前磨牙和磨牙能够垂直向上萌出，而切牙以垂直或唇倾的角度固定（图5-7b，c）。

● 青少年早期的治疗

对于青春期早期的深覆殆患者，必须使用多托槽的矫治器来压低切牙和/或伸长前磨牙和磨牙。通常建议将第二磨牙纳入矫治系统，并在弓丝上弯制反向施佩曲线，最大限度地实现打开咬合的效果。

如果深覆殆非常严重，可以通过固定在上颌的平面导板来打开咬合。下颌的切牙和尖牙咬在平面导板处，使上颌和下颌磨牙之间形成3～4 mm的间隙（图5-15），通过前磨牙和磨牙的过度萌出可以实现打开咬合的效果（Bondemark et al.，1994）。

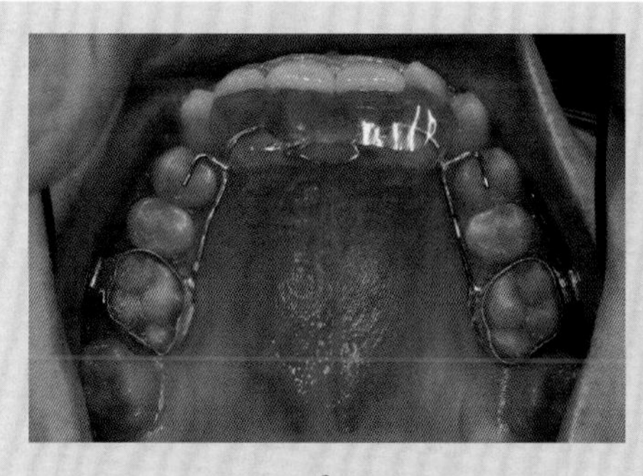

a

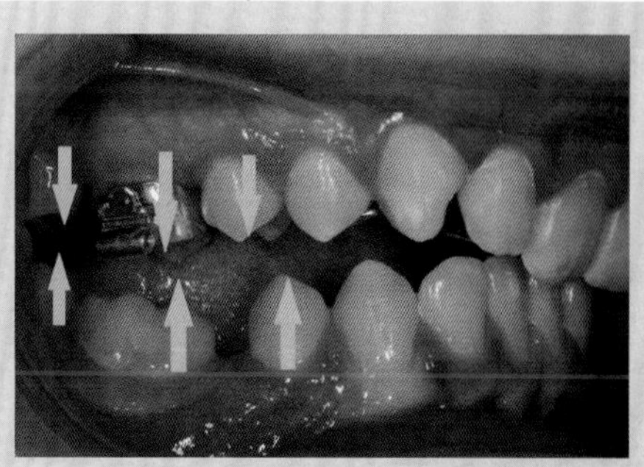

b

图5-15　非常严重的深覆殆病例

a. 上颌第一磨牙带环粘接固定式平面导板；b. 在咬合时，下颌切牙与咬合平面导板接触，而上颌与下颌前磨牙及磨牙间则存在3～4 mm的间隙，使侧方牙列可以垂直向生长（黄色箭头），从而打开咬合。

■ 开船的治疗

据报道，在乳牙列中，3岁儿童前牙开骀的发生率在50%左右。然而，随着吮吸习惯的消失，大部分的开骀可以自行纠正，因此在学龄儿童和青少年中开骀的发生率一般为4%。

开骀从形态学上可以分为牙性和骨性。牙性开骀通常是因为上颌或者下颌前牙萌出高度不足，以及下颌牙槽骨垂直方向上发育不足。

骨性开骀一般明显表现为下颌平面角偏高（高角面型），这意味着下颌有向下、向后的旋转趋势并伴有前面部高度增加（图5-6）。在骨性开骀患者中，治疗结果的稳定性主要取决于患者的生长潜力。因此，一般在生长发育停止后再开始治疗。

骨性开骀主要是由遗传因素导致，但环境因素也可导致，其中包括不良的吮吸习惯、吐舌和由于气道狭窄导致的呼吸不畅。气道狭窄可能是由于腺样体和扁桃体过大或者过敏引起的黏膜肿胀。此外，由头部前伸导致的肌肉功能改变以及长时间的鼻呼吸不畅会加重骨性开骀的进展。

● 乳牙列和混合牙列的治疗

开骀的治疗通常基于功能因素和美观因素。在乳牙列和早期混合牙列中，治疗重点是戒掉不良的吮吸习惯。如果吮吸习惯在6～7岁时终止，则开骀极可能自行纠正。如果这个年龄并没有终止吮吸习惯，而孩子能够接受并配合治疗，则可以用舌弓或带舌刺的塑料舌板来进行治疗。舌刺可防止儿童吮吸手指，并防止舌头在吞咽过程中被迫进入上颌和下颌切牙之间（图5-16）。虽然舌板有时因为体积过大造成不适，但大多数儿童都能很好地使用。如果矫治器有助于戒除吮吸习惯，建议持续治疗半年以防止习惯复发。吮吸习惯在治疗后未能戒除的情况罕见，建议咨询儿童心理学家来评估这些习惯是否由心理障碍引起。

当怀疑开骀主要是由呼吸道狭窄造成时，应咨询耳鼻喉专科医师，考虑是否有明显的腺样体或扁桃体肿大，如果存在这类情况，建议进行腺样体切

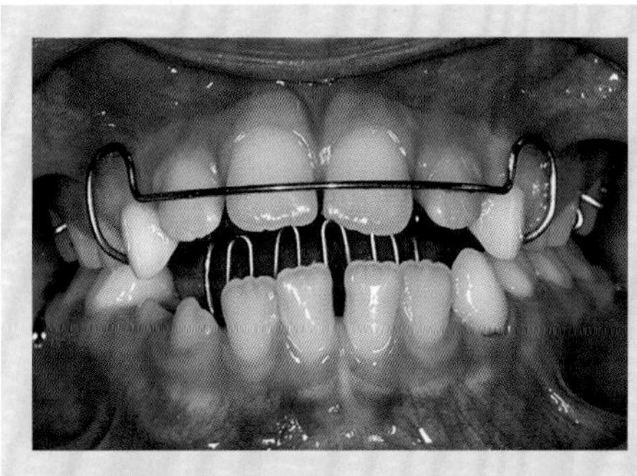
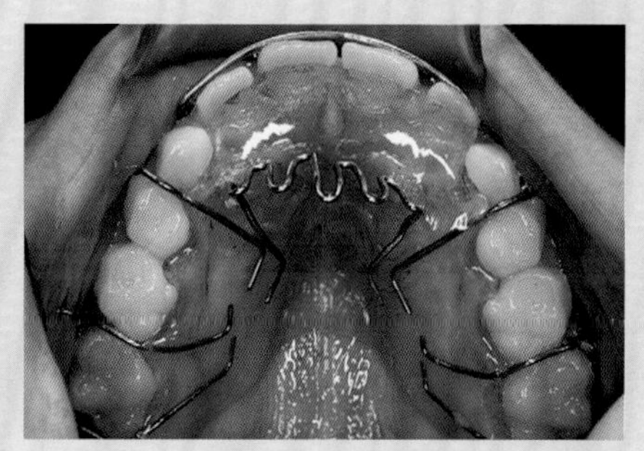

图5-16 **带有垂直舌刺的活动矫治器**

除术或扁桃体切除术，以缓解呼吸道狭窄的症状。

青春期早期的治疗

在青春期早期，可以通过佩戴后牙殆垫来内收前磨牙和磨牙，从而治疗牙槽骨性开殆。另一种治疗方式是采用横腭杆焊接到双侧第一磨牙的带环上，横腭杆和腭部黏膜之间应该有6～8 mm的间隙，在吞咽时依靠舌头的力量内收磨牙（图5-17）。如果将高位头帽与横腭杆相结合，这种内收作用将进一步增强。因为在头帽及矫治器的多重作用下，牙列逐渐排齐，同时在颌间产生轻微的垂直向弹力，使切牙伸长，并可选择性使用多曲弓丝。如上所述，我们需要谨记采用传统的正畸方法来内收磨牙和前磨牙是非常困难的事情。因此，植入

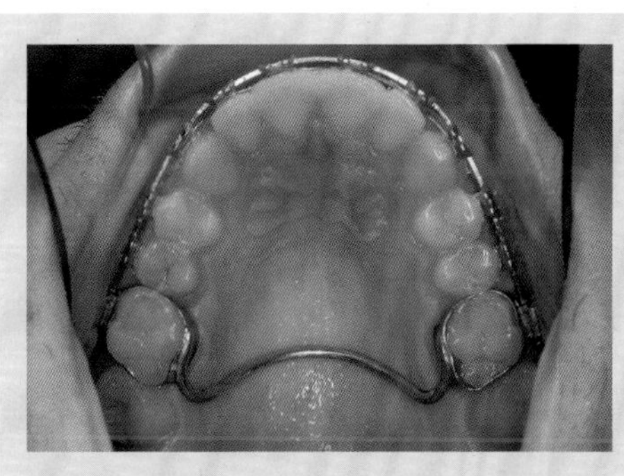
a

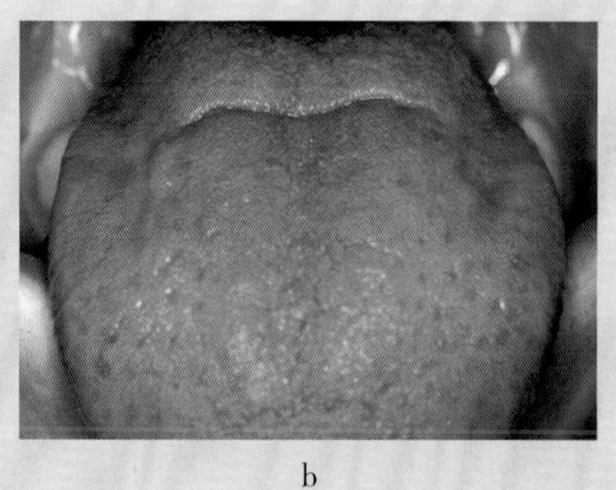
b

图5-17 **横腭杆**

a. 焊接在第一磨牙带环上的横腭杆；b. 由于横腭杆距腭黏膜6～8 mm，舌头会施加压力于横腭杆上，并且这个压力可以使上颌第一磨牙内收。横腭杆加在舌头上的压力表现为舌头上有明显的横腭杆压痕。

微种植板或者微种植钉，并以此作为骨性支抗来内收前磨牙和磨牙的方法十分有效（Hart et al.，2015）。

● 成人的治疗

在成人中，无论采用何种治疗方法来矫正骨性开𬌗，治疗结果的稳定预后主要取决于持续生长发育。总之，对于高角和长面型的骨性开𬌗患者，等待生长发育完成后再开始治疗非常重要。针对这类病例，患者应接受正畸-正颌联合治疗。

■ 后牙反𬌗的治疗

根据报道，后牙反𬌗发生率为8.5%～17%，在不同的研究中其发生率的差异可归结于受试者年龄、人口、样本量和定义缺乏统一性。大多数后牙反𬌗为单侧的，一般有三种类型。

1. 颌骨之间的宽度不调。
2. 牙槽骨的宽度不调。
3. 下颌受到侧方诱导，导致下颌中线偏斜至反𬌗（图2-9）。

双侧反𬌗由上颌骨横向发育不足导致（骨性反𬌗），与下颌骨的侧方诱导无关。

单侧后牙反𬌗可以自行纠正（Thilander et al.，1984），但是在3～7岁的儿童中，这种自行纠正的概率与新形成的错𬌗畸形概率是相似的（Dimberg et al.，2013）。早期阻止吮吸习惯可以使舌头位置和肌肉活动正常化，有利于患者自行纠正。此外，上下颌骨中的尖牙宽度与磨牙宽度的差异及佩戴扩弓器的治疗效果对于自我纠正十分重要。上颌狭窄的反𬌗侧以及下颌较宽的反𬌗侧，其自我纠正的可能性更低（Thilander et al.，2002）。

● 乳牙列的治疗

中度横向不足的病例可以通过磨除乳牙的干扰尖进行治疗（Thilander et al.，1984）。调磨的主要目的是消除早接触导致的下颌骨偏斜。为了保证调磨治疗的成功，尖牙区的上颌弓应至少比下颌弓宽3 mm。如果上颌弓较狭窄，应在混合牙列期通过佩戴正畸矫治器进行上颌骨扩弓。

● 混合牙列的治疗

扩弓

上颌快速扩张（rapid maxillary expansion，RME）矫治器可以在2～3周内快速实现上颌扩弓治疗。对于RME，矫形力可以扩宽腭中缝。

扩弓也可以缓慢地进行（3～14个月），例如使用Quad Helix扩弓矫治器或者螺旋扩弓器。扩弓速度的差异反映了施加力的频率、施加力的大小、治疗的持续时间以及牙槽骨与骨骼对施加力的效应的差异。

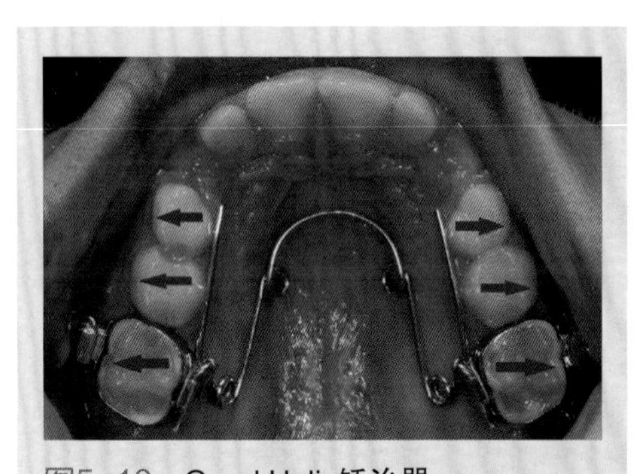

图5-18　Quad Helix矫治器

戴入Quad Helix矫治器，舌弓的4个圈受压，从而在牙齿上形成扩大的力（蓝色箭头）。

慢速扩弓

Quad Helix是一种固定矫治器，包括粘接在上颌第一磨牙上的不锈钢带环和连接双侧牙齿腭侧的不锈钢弓丝（图5-18）。一旦戴入，矫治器不依赖于患者的依从性。扩张的弓丝（戴入前通常为10 mm）在牙齿上施加侧向力，导致上颌牙弓的牙槽骨在横向上扩宽。如有必要，可在6周后对矫治器再次加力。

此外，也可以佩戴上颌活动矫治器，将带有中央螺旋扩弓器的腭板用不锈钢卡环固定在上颌第一乳磨牙及上颌第一恒磨牙上（图5-19）。螺丝每周旋转1～2次（0.2～0.4 mm），可扩宽腭板并对腭板两侧的牙齿施加力量，因

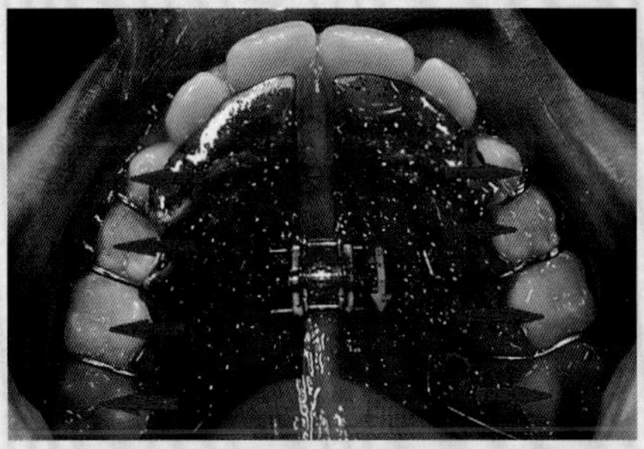

图5-19　卡环固定在上颌第一恒磨牙和第一乳磨牙的塑料基托活动矫治器

每周将腭板中央的螺丝旋转1～2次（0.2～0.4 mm），从而在牙齿上形成横向的扩弓力量（红色箭头）。

此大多数伴有牙槽骨的扩张作用。除了进食和刷牙以外，应当全天佩戴矫治器，因此高度依赖于患者的配合。

Quad Helix矫治器相较于螺旋扩弓器在有效性和治疗成本上更具有优势，因此在矫正混合牙列的单侧后牙反殆中，它是首选的治疗方法（Petrén et al.，2013）。然而，如果能够成功使用螺旋扩弓器治疗，与Quad Helix矫治器治疗相比，其长期稳定性基本一致（Bjerklin，2000；Petrén et al.，2011）。

当单个磨牙或前磨牙处于反殆时，可以使用交互牵引（图5-20）。交互牵引提供了一种交互力，如上颌磨牙或前磨牙受到颊向的力量，则下颌磨牙或前磨牙受到舌向的力量。交互牵引治疗的预后取决于患者的配合以及在矫正后是否产生了牢固的尖窝锁结。

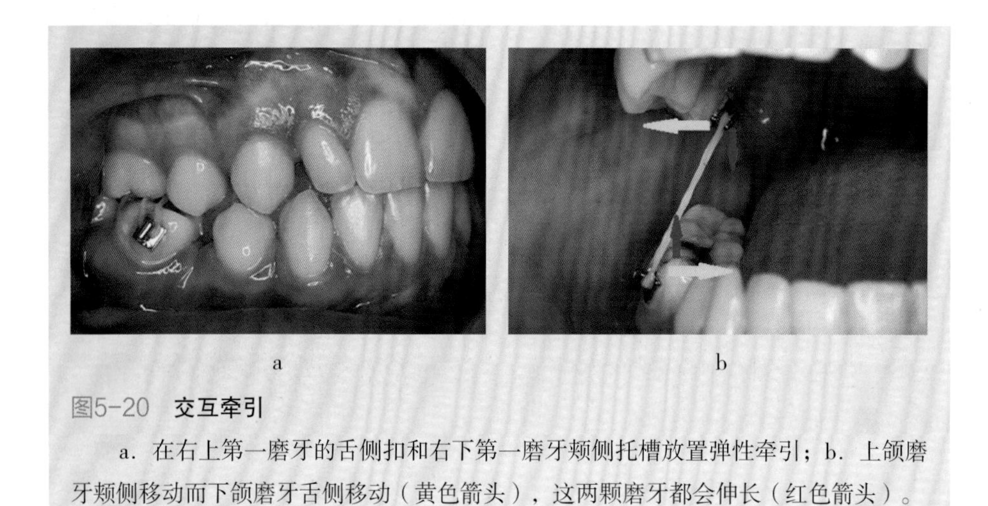

图5-20 **交互牵引**

a. 在右上第一磨牙的舌侧扣和右下第一磨牙颊侧托槽放置弹性牵引；b. 上颌磨牙颊侧移动而下颌磨牙舌侧移动（黄色箭头），这两颗磨牙都会伸长（红色箭头）。

快速扩弓

当进行快速扩弓治疗时，矫形力会打开上颌腭中缝（图5-21），但也会产生牙槽嵴扩张效应。腭中缝扩张程度为螺旋扩弓器开大量的20%～50%（Bazargani et al.，2013）。RME同时会导致鼻腔的尺寸增大（Ballanti et al.，2010），并且有一定的证据表明对生长期的儿童进行快速扩弓治疗能够在短期内改善其鼻部的呼吸（Baratieri et al.，2011）。

快速扩弓一般采用固定矫治器。Haas矫治器和Hyrax矫治器是最常见的快速扩弓器，其主要区别在于Haas矫治器以牙齿支持和腭部黏膜支持作为支抗（图5-22），而Hyrax矫治器仅仅依靠牙齿支持作为支抗，包括粘

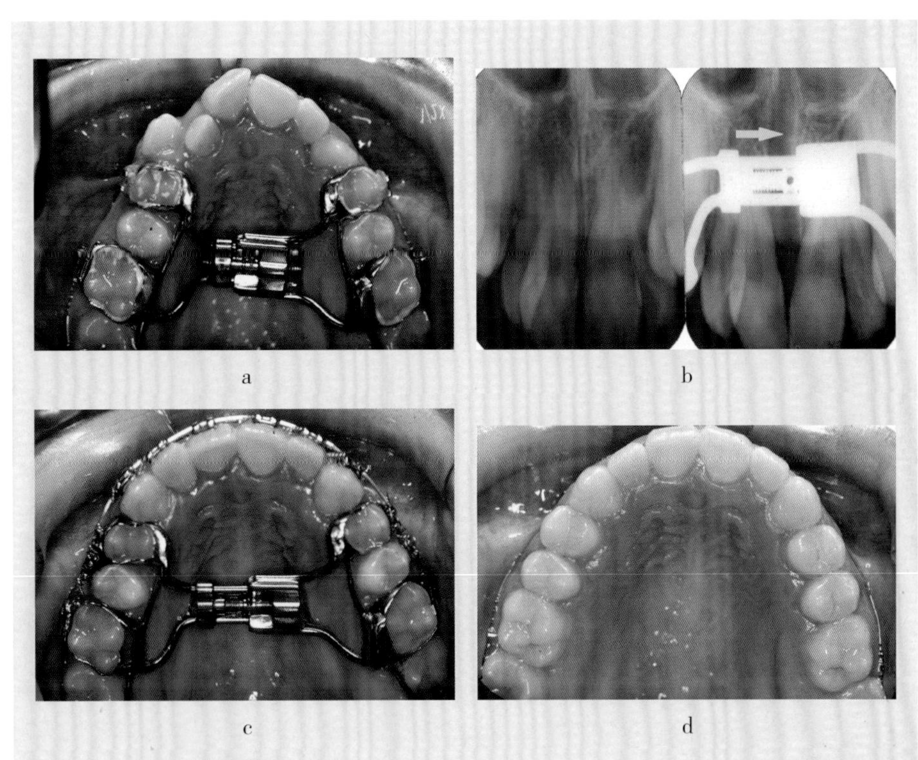

图5-21 RME矫治器

a. 粘接在上颌第一磨牙和前磨牙的快速扩弓矫治器，每天旋转1~2次中央螺丝，使腭板宽度相应地扩大0.2~0.4 mm；b. RME前后口内上颌切牙X线片显示腭中缝有明显的增宽（黄色箭头）；c. 扩弓后，使用多托槽固定矫治器排齐牙齿；d. 治疗1.5年后的效果。

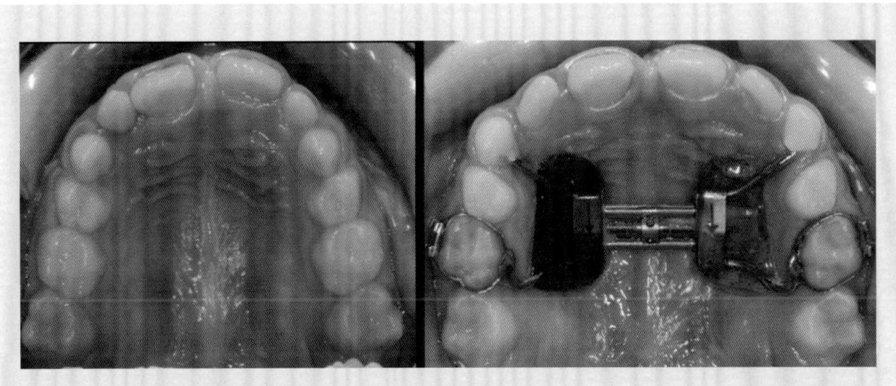

图5-22 用于早期混合牙列改良的Haas矫治器

要注意矫治器仅将上颌乳尖牙和上颌第二乳磨牙作为支抗。图片由意大利医生Marco Rosa授权。

接在上颌第一磨牙和前磨牙的不锈钢带环及带有螺旋扩弓装置的不锈钢弓丝（图5-21）。每天通过螺丝加力1～2次，通常每次扩开0.2 mm，两种矫治器均可有效矫正上颌横向发育不足（Weissheimer et al.，2011）。此外，骨性临时支抗装置（temporary anchorage devices，TAD）也可以与扩弓器联合作用。我们也可以将微螺钉（miniscrew）植入腭中缝的两侧，代替牙齿作为支抗（Ludwig et al.，2013）。

快速扩弓也可以成功矫治恒牙未建殆的单侧或双侧后牙反殆（Cozzani et al.，2007）。使用改良的Haas矫治器快速扩弓，矫治器的支抗在上颌的乳磨牙和乳尖牙上（图5-22），恒磨牙没有受力；然而，恒磨牙之间的磨牙宽度会随之增加，并且在治疗结束后两年依然保持稳定（Cozzani et al.，2007）。

对于严重的上颌骨发育不足或者没有生长潜力的患者，单纯的正畸治疗无法成功矫正，需要用正畸-正颌联合治疗方法进行纠正，如手术辅助的快速上颌扩张（SARME），现在已有多种SARME治疗手段。大多数情况下，Hyrax矫治器在手术前粘固在上颌第一磨牙和前磨牙上，并从梨状嵴到翼颌连接处进行双侧截骨术。手术后直接将螺旋扩弓器扩宽约2 mm，然后每天转动1～2次螺旋扩弓器直至达到所需的宽度。

■ 锁殆的治疗

包括单个牙在内的锁殆发生率为1%～2%，锁殆一般发生在单个牙上，但偶尔也会发生在整个后牙段。锁殆可以发生在单侧或双侧，并且与下颌骨的侧方诱导有关。

锁殆的治疗应尽早开始，以重建前磨牙和磨牙的咬合接触，同时避免功能性咬合干扰，如侧方干扰。如果牵涉单个牙齿且移位牙齿不存在空间不足问题，则建议在上颌牙齿颊侧和下颌牙齿舌侧之间使用交互牵引。

对于侧方牙列完全锁殆或者双侧锁殆都十分明显的病例，则必须使用固定矫治器使上颌牙列横向收缩而下颌牙列横向扩张，同时打开咬合（图5-23）。上颌横向收缩和下颌横向扩张可辅以颌间弹性牵引。

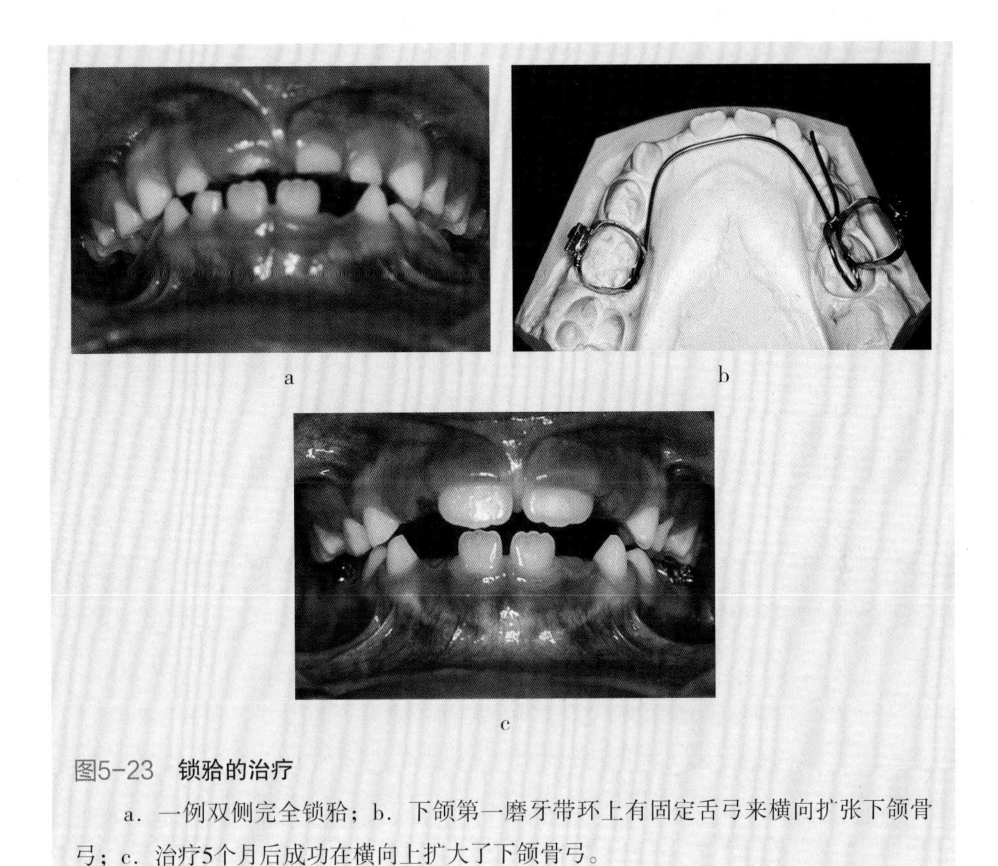

图5-23 锁殆的治疗

a. 一例双侧完全锁殆；b. 下颌第一磨牙带环上有固定舌弓来横向扩张下颌骨弓；c. 治疗5个月后成功在横向上扩大了下颌骨弓。

结论

在进行颌间正畸治疗之前，首先进行头影测量分析十分重要，这样可以准确鉴别骨性和牙槽性的畸形，并为后续诊断提供依据。

我们可以在混合牙列期或早期恒牙列期成功治疗安氏Ⅱ类错殆畸形、深覆殆、后牙反殆和锁殆。

为了获得良好的治疗效果，建议在生长发育停止后开始治疗骨性开殆及安氏Ⅲ类错殆畸形。此外，牙性安氏Ⅲ类错殆畸形（假性安氏Ⅲ类错殆畸形）可在混合牙列期进行治疗。如果吮吸习惯在6～7岁时停止，由吮吸习惯引起的开殆可以自行纠正。

参考文献

[1] ANDRÉSEN V, HÄUPL K, PETRIK L. *Funktionskieferorthopädie* [M]. Munich: Johann Ambrosius Barth, 1957.

[2] BALLANTI F, LIONE R, BACCETTI T, et al. Treatment and post treatmentskeletal effects of rapid maxillary expansion investigated with low-dose computedtomography in growing subjects [J]. Am J Orthod Dentofacial Orthop, 2010, 138: 311-317.

[3] BARATIERI C, ALVES M JR, DE SOUZA M M, et al. Does rapid maxillary expansion have long-term effects on airway dimensions and breathing? [J]. Am J Orthod Dentofacial Orthop, 2011, 140: 146-156.

[4] BASS N. Dentofacial orthopaedics in the correction of Class II malocclusion [J]. Br J Orthod, 1982, 9: 3-31.

[5] BAZARGANI F, FELDMANN I, BONDEMARK L. Three-dimensional analysis of effects of rapid maxillary expansion on facialsuturesandbones [J]. Angle Orthod, 2013, 83: 1074-1082.

[6] BJERKLIN K. Follow-up control of patients with unilateral posterior cross-bite treated with expansion plates or the quad-helixappliance [J]. J Orofac Orthop, 2000, 61: 112-124.

[7] BJÖRK A. Facial growth in man, studied with the aid of metallic implants [J]. Acta Odont Scand, 1955, 13: 9-34.

[8] BOCK N C, VON BREMEN J, RUF S. Stability of Class II fixed functional appliance therapy—a systematic review and meta-analysis [J]. Eur J Orthod, 2016, 38: 129-139.

[9] BONDEMARK L, KUROL J, BERNHOLD M. Repelling magnets versus superelastic nickel titanium coils in simultaneous distal movement of maxillary first and second molars [J]. Angle Orthod, 1994, 64: 189-198.

[10] CLARK W. Design and management of Twin Blocks: reflections after 30 years of clinical use [J]. J Orthod, 2010, 37: 209-216.

[11] COZZANI M, GUIDUCCI A, MIRENGHI S, et al. Arch width changes with

a rapid maxillary expansion appliance anchored to the primary teeth [J]. Angle Orthod, 2007, 77: 296–302.

[12] DE CLERCK H, SWENNEN G R. Success rate of miniplate anchorage for bone anchored maxillary protraction [J]. Angle Orthod, 2011, 81: 1010–1013.

[13] DELAIRE J. Maxillary development revisited: relevance to the orthopaedic treatment of class III malocclusions [J]. Eur J Orthod, 1997: 289–311.

[14] DE OLIVEIRA C M, SHEIHAM A. The relationship between normative orthodontic treatment need and oral health-related quality of life [J]. Community Dent Oral Epidemiol, 2003, 31: 426–436.

[15] DIMBERG L, LENNARTSSON B, SÖDERFELDT B, et al. Malocclusions in children at 3 and 7 years of age: a longitudinal study [J]. Eur J Orthod, 2013, 35: 131–137.

[16] FREEMAN D C, MCNAMARA J A JR, BACCETTI T, et al. Long-term treatment effects of the FR-2 appliance of Fränkel [J]. Am J Orthod Dentofacial Orthop, 2009, 135: 570. e1–6.

[17] HART T R, COUSLEY R R, FISHMAN L S, et al. Dentoskeletal changes following mini–implant molar intrusion in anterior open bite patients [J]. Angle Orthod, 2015, 85: 941–948.

[18] HEINIG N, GÖZ G. Clinical application and effects of the Forsus spring: a study of a new Herbst hybrid [J]. J Orofac Orthop, 2001, 62: 436–450.

[19] LUDWIG B, BAUMGAERTEL S, ZORKUN B, et al. Application of a new viscoelasticfinite element method modeland analysis of miniscrew-supported hybrid hyrax treatment [J]. Am J Orthod Dentofacial Orthop, 2013, 143: 426–435.

[20] MANDALL N, DIBIASE A, LITTLEWOOD S, et al. Is early Class III protraction facemask treatment effective? A multicentre, randomized, controlled trial: 15-month follow-up [J]. J Orthod, 2010, 37: 149–161.

[21] NGAN P, HU A M, FIELDS H W JR. Treatment of Class III problems begins with differential diagnosis of anterior crossbites [J]. Pediat Dent, 1997, 19: 386–395.

[22] PANCHERZ H, RUF S. The Herbst appliance–research-based clinical

management [M] // H Pancherz，S Ruf. The Herbst Appliance research-based clinical management. Berlin：Quintessence Publishing Co Ltd，2008.

[23] PETRÉN S，BJERKLIN K，BONDEMARK L. Stability of unilateral posterior crossbite correction in the mixed dentition：a randomized clinical trial with a 3-year follow-up [J]. Am J Orthod Dentofacial Orthop，2011，139：73–81.

[24] PETRÉN S，BJERKLIN K，MARKÉ L Å，et al. Early correction of posterior crossbite—a cost-minimization analysis [J]. Eur J Orthod，2013，35：14–21.

[25] RABIE A B，GU Y. Management of preudo Class III malocclusion in southern Chinese children [J]. Br Dent J，1999，186：183–187.

[26] TEUSCHER U. Class II treatment. Guidelines for class II treatment with the activator-headgear combination [J]. Schweiz Monatsschr Zahnmed，1987，97：614–617.

[27] THILANDER B. Chin-cup treatment for Angle Class III malocclusion. A longitudinal study [J]. Trans Eur Orthod Soc，1965：429–442.

[28] THILANDER B，MYRBERG N. The prevalence of malocclusion in Swedish schoolchildren [J]. Scand J Dent Res，1973，81：12–21.

[29] THILANDER B，WAHLUND S，LENNARTSSON B. The effect of early interceptive treatment in children with posterior cross-bite [J]. Eur J Orthod，1984，6：25–34.

[30] THILANDER B，LENNARTSSON B. A study of children with unilateral posterior crossbite，treated and untreated，in the deciduous dentition-occlusal and skeletal characteristics of significance in predicting the long-term outcome [J]. J Orofac Orthop，2002，65：371–383.

[31] THILANDER B，PERSSON M，ADOLFSSON U. Roentgen-cephalometric standards for a Swedish population. A longitudinal study between the ages of 5 and 31 years [J]. Eur J Orthod，2005，27：370–389.

[32] THIRUVENKATACHARI B，HARRISON J E，WORTHINGTON H V，et al. Early orthodontic treatment for children with prominent upper front teeth reduces more the incidence of trauma than providing one course of treatment when the child is in early adolescence [J/OL]. Cochrane Database Syst Rev11：Art. No.：CD003452，2013. doi：10.1002/14651858.CD003452.

pub3.

[33] VAN BEEK H. Overjet correction by a combined headgear and activator [J]. Eur J Orthod, 1982, 4: 279–290.

[34] VARGERVIK K, HARVOLD E P. Response to activator treatment in Class II malocclusions [J]. Am J Orthod, 1985, 88: 242–251.

[35] WEISSHEIMER A, DE MENEZES L M, MEZOMO M, et al. Immediate effects of rapid maxillary expansion with Haas-type and Hyrax-type expanders: a randomized clinical trial [J]. Am J Orthod Dentofacial Orthop, 2011, 140: 366–376.

[36] WIEDEL A P. Fixed or removable appliance for early orthodontic treatment of functional anterior crossbite [J]. Swed Dent J, 2015, Suppl 238: 10–72. (Thesis)

[37] ZYMPERDIKAS V F, KORETSI V, PAPAGEORGIOU S N, et al. Treatment effects of fixed functional appliances in patients with Class II malocclusion: a systematic review and meta-analysis [J]. Eur J Orthod, 2016, 38: 113–126.

（译者：刘畅　于洋　陈建明）

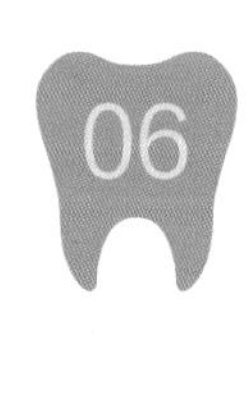

第六章

牙列拥挤

KRISTER BJERKLIN, LARS BONDEMARK

主题

◎ 引言

◎ 模型分析

◎ 正畸矫治器

◎ 矫治策略

◎ 结论

目的

◎ 掌握利用模型分析测量牙弓的长度、宽度及评估牙列形态、牙列拥挤程度以及牙槽基骨形态

◎ 理解乳牙列期、混合牙列期和恒牙列期牙列拥挤的治疗策略

◎ 了解扩弓治疗牙列拥挤的时机及方法

◎ 了解拔牙治疗牙列拥挤的时机及方法

◎ 了解邻面去釉治疗牙列拥挤的时机及评估方法

■ 引言

牙列拥挤是最常见的错殆畸形之一，发生率约为25%。牙列拥挤常常表现为全牙列的拥挤，也可以局限于前牙区或后牙区，亦可发生于新近萌出的牙位，例如，上颌尖牙向颊侧移位或第二前磨牙向舌侧移位。此外，乳磨牙的过早丧失和因此产生的磨牙的近中移动将导致前磨牙和尖牙区的拥挤。下颌的牙列拥挤相较于上颌更为常见，并且常伴有深覆殆。美观因素通常是寻求治疗的原因，另有证据表明未治疗的前牙拥挤会影响口腔健康，并对生活质量产生负面影响。

通常认为轻度的牙列拥挤是一种正常情况，尤其是在下颌切牙区域，几乎所有人都有轻度拥挤，且拥挤度随着年龄的增长而增加。

在制订牙列拥挤的治疗计划时，需要考虑以下因素：

- 牙列拥挤的严重程度。
- 牙弓的形态，包括根尖基骨形态。
- 能否通过扩弓或者减少牙量获得相应的间隙。
- 骨面型。
- 面部剩余生长潜力。
- 唇形态和唇闭合程度。
- 遗传因素（过小的牙弓和与之相对过大的牙齿）。

■ 模型分析

为了更准确地评估牙列拥挤的程度、牙弓外形和牙槽基骨的形态，建议建立上下颌的研究模型并对其进行分析。在研究模型上，可以使用游标卡尺轻松地测量牙弓长度、牙弓宽度、牙弓拥挤度、深覆盖、深覆殆以及牙齿的扭转（图6-1）。模型分析还应包括测量牙槽基骨的大小，牙弓形态，颌骨的矢状向、垂直向和横向关系以及上下颌骨的中线关系。

总而言之，牙列拥挤与牙齿的大小及其支持骨骨量充足程度密切相关。牙槽基骨是指与牙齿根尖平齐的牙槽骨。当颌骨的牙槽突过小而没有足够的空间容纳牙根时，则为牙槽基骨过小，这通常导致切牙唇倾和前牙拥挤（图6-2a）。反之为牙槽基骨过大（图6-2b），即颌骨的牙槽突过大导致牙齿直立且牙齿之间存在间隙（Lundström，1923）。

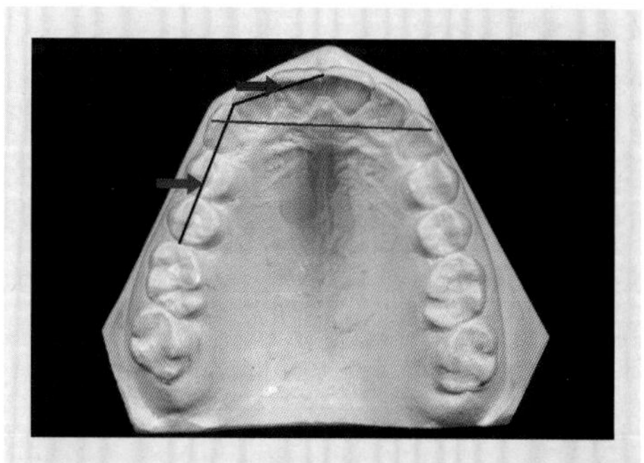

图6-1　测量牙弓长度、前牙列长度、尖牙间宽度

牙弓长度是从第一恒磨牙的近中面至侧切牙远中面的距离（蓝色箭头所指的黑线）；前牙列长度是指尖牙近中面至牙弓中线的距离（红色箭头所指的黑线）；尖牙间宽度是指尖牙牙尖之间的宽度（红线）。

前牙拥挤可以使用Little不规则指数进行评估，即双侧尖牙间的牙齿接触点之间的距离（Little，1975）。

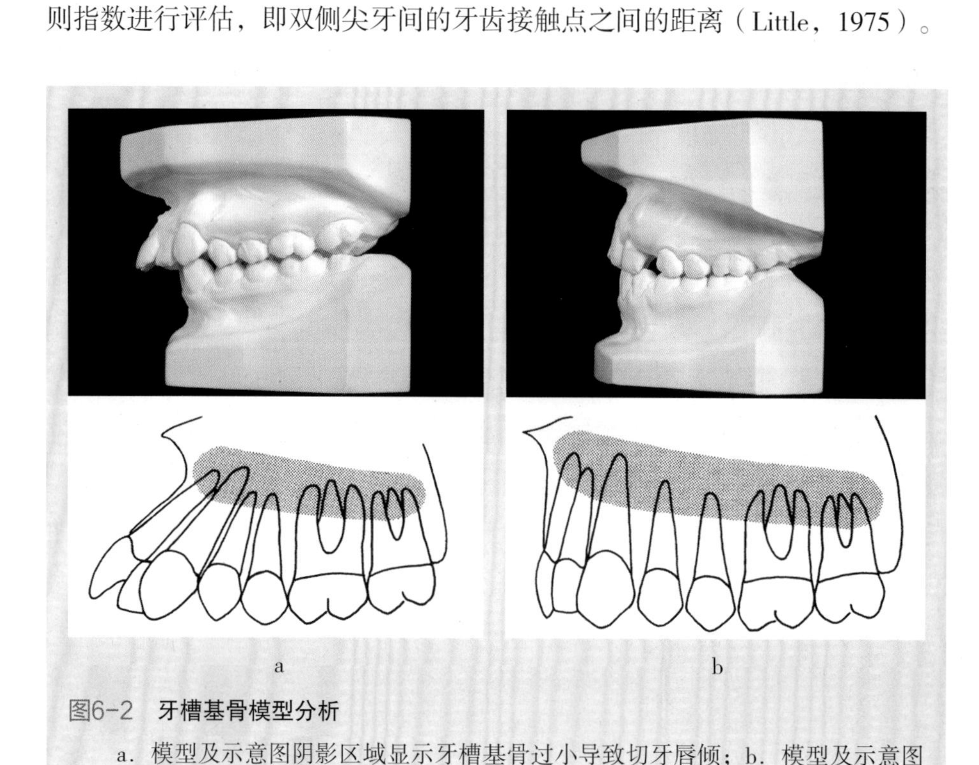

图6-2　牙槽基骨模型分析

a．模型及示意图阴影区域显示牙槽基骨过小导致切牙唇倾；b．模型及示意图阴影区域显示牙槽基骨过大导致牙直立。

必须强调的是，在为牙列拥挤病例制订治疗计划时，除了考虑牙齿拥挤度、牙弓形态和牙槽基骨等因素以外，还要考虑面部侧貌、面部颌骨分型、唇形态和唇闭合情况以及剩余生长潜力。

■ 正畸矫治器

在恒牙列中，拔牙矫治和非拔牙矫治都需要使用固定矫治器，即在牙齿唇侧或舌侧粘接托槽以实现牙齿去旋转、牙根平行，并实现稳定的安氏Ⅰ类错殆畸形的咬合关系。

目前，市面上有许多固定矫治系统以及不同的支抗系统。在20世纪末研发的临时支抗装置（TAD）包括微螺钉种植支抗和固定支抗板。此外，还需要使用Ⅱ类或Ⅲ类颌间牵引来获得稳定的咬合关系和良好的美学效果。在其他教材中已对不同系统的矫治器进行了详细描述，例如由Bennett和McLaughlin开发的固定矫治技术（2014）。

如今还可以使用类似隐适美这样的活动矫治器，即佩戴一系列很薄的矫治器。隐形矫治器实际上是个性化制造的，并且每隔2～3周就需要更换。隐适美的治疗一般需要1～2年，主要用于成人或停止生长的患者。

■ 矫治策略

● 乳牙列——混合牙列

我们很少治疗乳牙列的拥挤。在混合牙列中，由于切牙萌出而出现的轻微前牙拥挤（2～3 mm，图6-3）可以自行纠正，不需要治疗。由于颌骨正常生长及恒切牙前倾萌出产生的牙弓长度增加以及尖牙间宽度增加，能够让牙列拥挤自行纠正。

当前牙存在中度拥挤（3～4 mm，图6-4）且侧切牙向腭侧旋转萌出

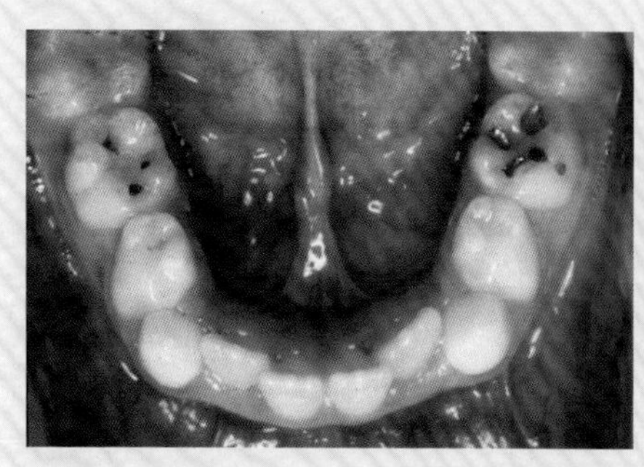
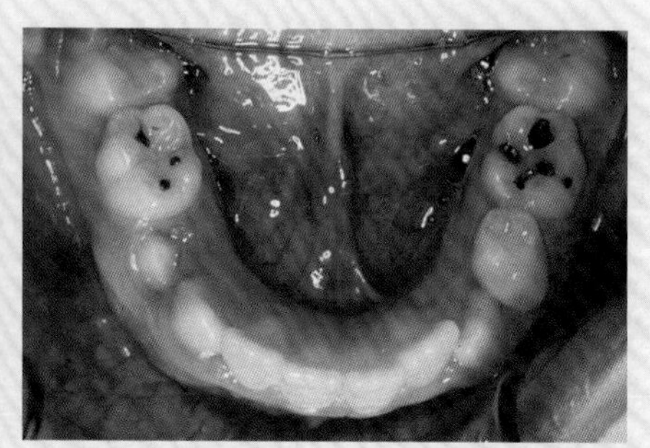

图6-3　**混合牙列中存在轻微的下颌前牙拥挤**

右图显示随着恒牙列的萌出，大部分牙列拥挤可以自行纠正。

而明显增加前牙反骀概率时，可以通过对乳尖牙的近中面进行邻面去釉以提供间隙来排齐侧切牙。此时拥挤就向远中转移，随后可以适当对第二乳磨牙进行邻面去釉，以引导前磨牙萌出到正确的位置。

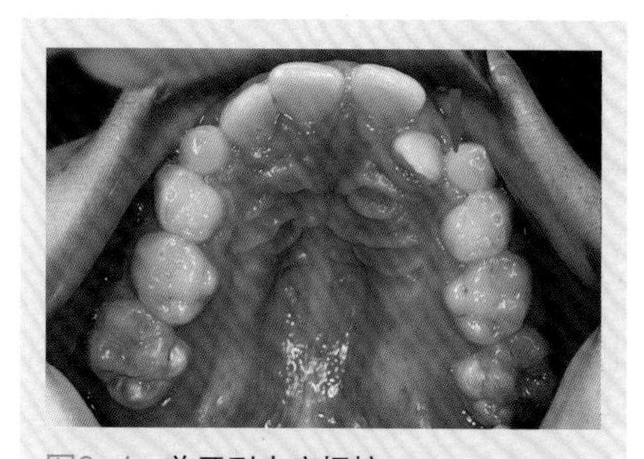

图6-4　**前牙列中度拥挤**

建议左乳尖牙近中面去釉（蓝色箭头）以获得侧切牙萌出的额外间隙从而实现自动排齐。

由于第二乳磨牙的牙冠比其继承前磨牙要宽（Leeway间隙），所以这个间隙也可以用于矫正拥挤。下颌的剩余间隙一般为2～3 mm，上颌一般为1～2 mm。

我们可以在混合牙列中预测前磨牙和恒尖牙的间隙。所有预测方法都存在误差。一般来说，在上颌切牙近远中宽度范围正常和位置正确的儿童中，第一恒磨牙近中面到同侧侧切牙远中面的距离在上颌一般为22 mm，在下颌一般为21 mm。这种假设基于前磨牙近远中平均宽度为7 mm，上颌尖牙为8 mm，下颌尖牙为7 mm。

牙列拥挤程度超过8 mm时为严重的牙列拥挤（图6-5），有证据表明拔除乳尖牙可以使切牙正常萌出或减少前牙拥挤。此类病例在大多数情况下，适合采取最终拔除前磨牙的序列拔牙治疗方法，特别对有安氏I类错骀畸形而覆骀正常并且为I类骨面型的病例。Kjellgren于1948年发表了一篇关于将序列拔牙作为牙矫正治疗方法的文章。随后也有很多关于此课题的研究文章发表（Dale

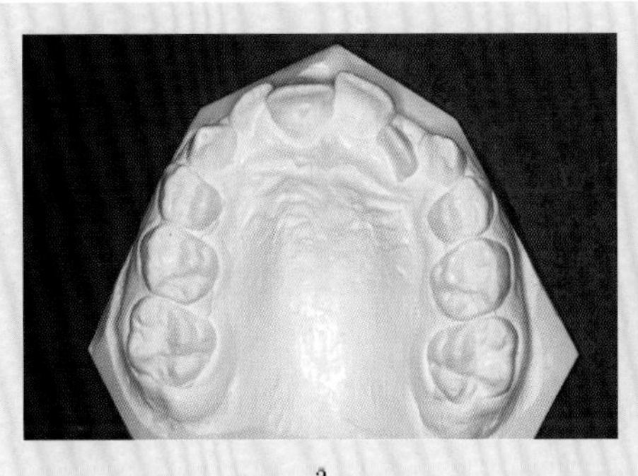
a

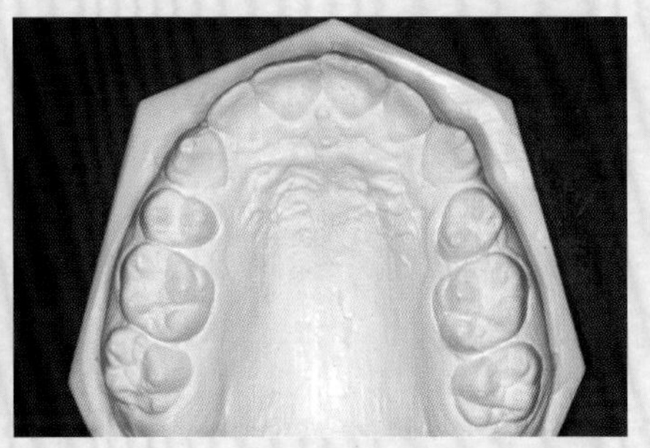
b

图6-5　**严重的牙列拥挤**

a. 一名10岁女孩的上颌牙弓表现为切牙拥挤；b. 几年后拔除了乳尖牙和第一前磨牙，切牙自行调整并且只短期佩戴了固定矫治器以纠正左侧前磨牙和关闭细微的间隙。

et al., 2012）。在序列拔牙治疗中，重要的是在恒尖牙萌出之前拔除下颌第一前磨牙以避免切牙的进一步拥挤。这也表明拔除下颌第一乳磨牙会加快第一前磨牙的萌出。值得注意的是，部分患者需要在最后的治疗阶段佩戴固定矫治器进行正畸治疗，以达到较满意的牙齿排列和咬合关系。

● 恒牙列

在恒牙列中，原则上可以通过扩弓或者减少牙量获得相应的间隙来解决牙列拥挤的问题。然而，不论是采用扩弓还是减少牙量都涉及固定矫治技术。

扩弓获取间隙

通常扩弓主要通过矢状向上的扩展实现，即通过切牙唇倾和/或后牙远中移动（图6-6）。横向扩弓也可以增加颌骨内空间（图6-7）。为了保证扩弓治疗的成功，总体牙列拥挤的程度不应超过6～7 mm，并且牙槽基骨形态应正常且不能太小。大多数患者可通过上下颌佩戴固定矫治器进行扩弓，但也可使用隐适美矫治器进行矫治（图6-8）。

上颌磨牙远中移动是上颌矢状向扩展的首选治疗方法，特别是已出现磨牙向近中移动的情况。磨牙远中移也可以联合使用如头帽这类口外矫治器以及各种口内矫治器。事实证明在磨牙远中向移动中佩戴口内矫治器比口外矫

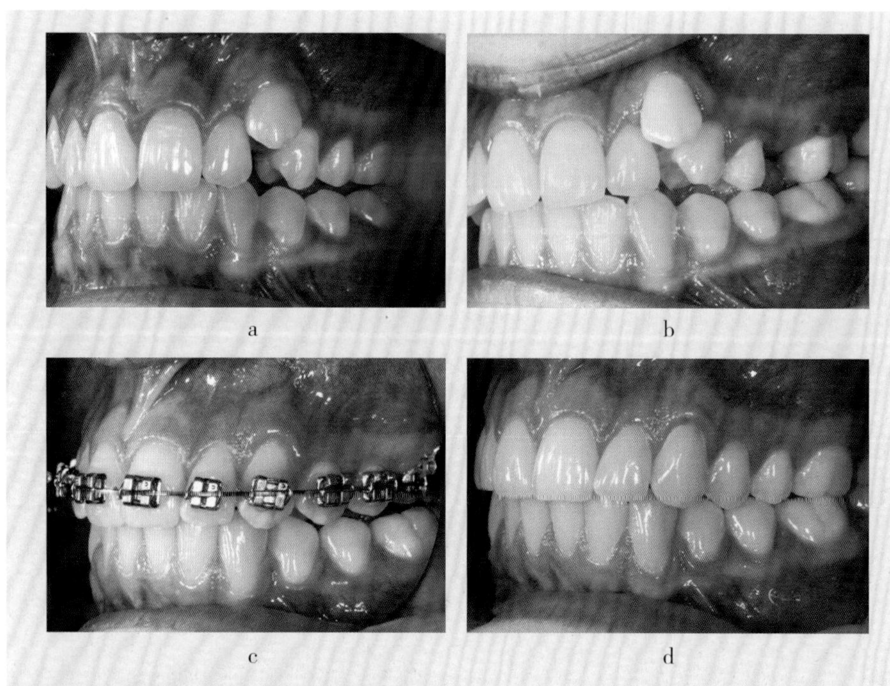

图6-6 **通过矢状向上的扩展实现扩弓**

a. 由于上颌左侧前磨牙与磨牙向近中移动，形成安氏Ⅱ类错𬌗畸形伴上颌左侧尖牙拥挤；b. 6个月内向远中移动磨牙4 mm；c. 紧接着采用多托槽固定矫治器；d. 1年后的治疗结果。

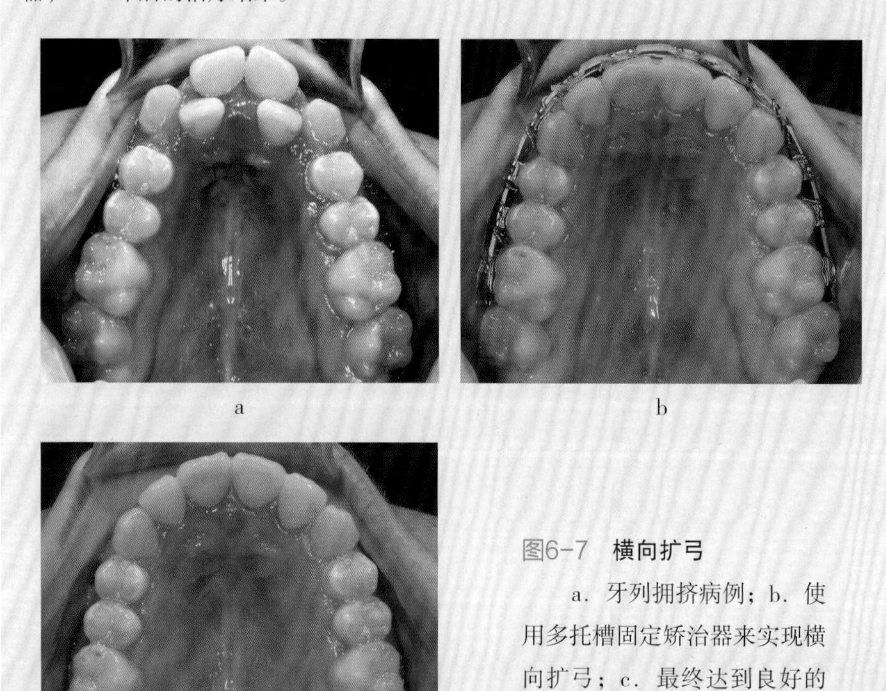

图6-7 **横向扩弓**

a. 牙列拥挤病例；b. 使用多托槽固定矫治器来实现横向扩弓；c. 最终达到良好的牙齿排列效果。

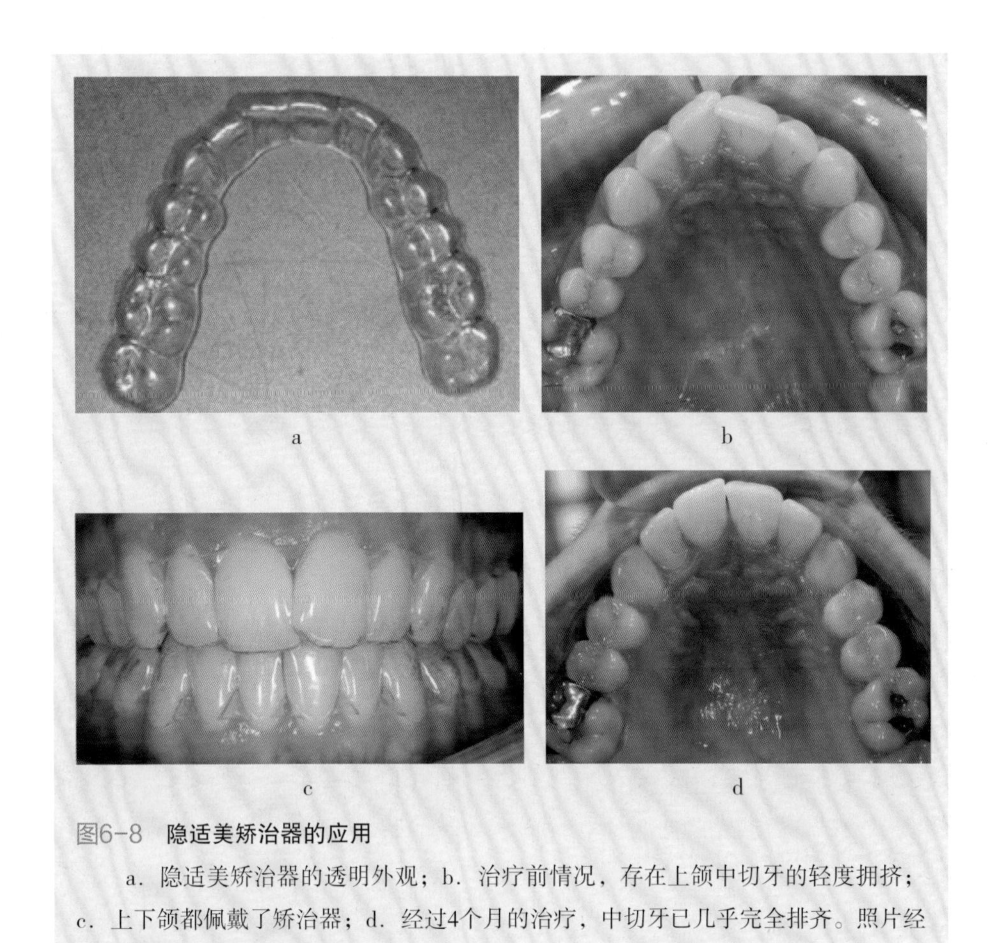

图6-8 **隐适美矫治器的应用**

a．隐适美矫治器的透明外观；b．治疗前情况，存在上颌中切牙的轻度拥挤；c．上下颌都佩戴了矫治器；d．经过4个月的治疗，中切牙已几乎完全排齐。照片经Thor Henrikson医生的许可。

治器效果更好（Bondemark et al.，2005）。磨牙远中移动可以获得2～3 mm的间隙；此外，去除第一磨牙的旋转还可以获得1～2 mm的间隙。

现已有多款非常规推磨牙向远中移动的口内矫治器，而近年来，将临时支抗装置作为支抗系统和固定矫治器进行联合应用（图6-9）也出现在临床。其他磨牙远中移动系统还包括弹性橡皮圈的加力单位、前磨牙或乳磨牙组成的支抗系统、Nance弓支抗系统。

在下颌轻度牙列拥挤和深覆𬌗时，可以使用多托槽固定矫治器来整平Spee曲线，同时通过切牙唇倾打开咬合。但因为切牙过度唇倾会有较高的复发倾向，所以唇倾下颌切牙时需谨慎。

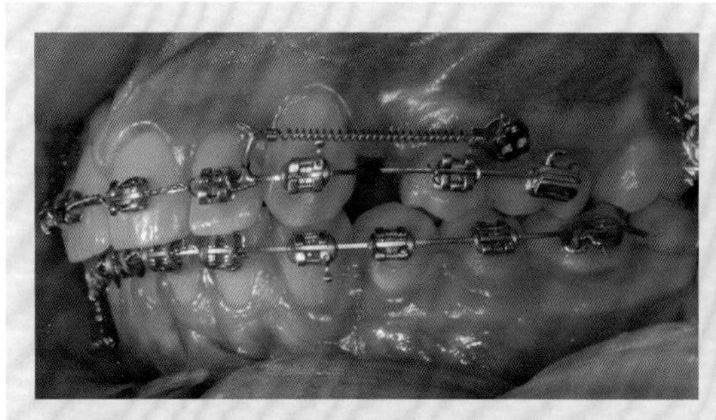

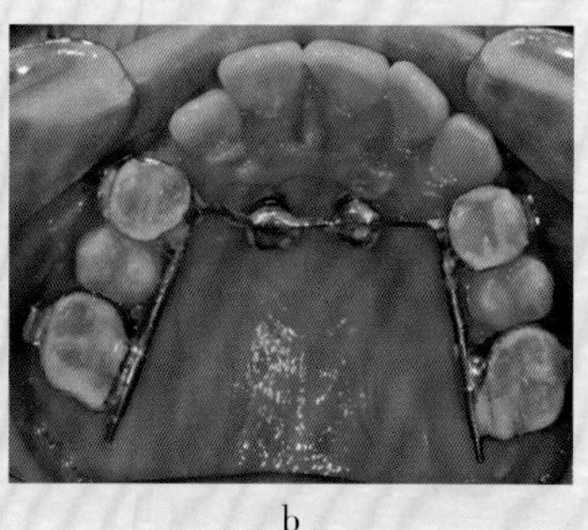

a　　　　　　　　　　　　　　b

图6-9　**临时支抗装置和固定矫治器联合应用**

a. 关闭间隙时采用1颗微螺钉（临时支抗装置）植入上颌第二前磨牙和第一磨牙牙根之间加强支抗；b. 在远中移动磨牙过程中的腭部植入两个临时支抗装置（微螺钉）提供支抗。

减少牙量

减少牙量包括通过拔牙或者邻面去釉来减小牙齿近远中宽度。

拔牙矫治　当选择拔除牙齿来解决牙列拥挤问题时，一般需要上下颌都佩戴多托槽固定矫治器进行治疗，而活动矫治器，例如隐适美矫治器，则不适合作为治疗选择方案。原则上，牙齿应该在牙槽突内排列和移动，从而达到良好的咬合关系和邻接关系（图6-10）。确保拔牙间隙是专门用来解除牙列拥挤，并确保拔牙后牙列排齐十分重要。所以，我们必须避免不必要的牙齿移动和支抗丢失。支抗设计涉及如何将不同的力分配到不同的相关牙上并达到最好的治疗效果。当然，不同病例在治疗中对支抗的需求也不一样。

大多数病例常选择拔除第一前磨牙，因为它常邻近拥挤的牙齿，并且拔除后能达到较好的治疗效果。但有时拔除其他牙齿可能更有利，例如严重龋坏、大面积充填物、创伤、矿化不良或者因尖牙萌出导致牙根吸收的牙齿亦可考虑拔除。在这种情况下可以选择拔除第一前磨牙以外的牙齿。

当尖牙萌出导致侧切牙的牙根吸收或当侧切牙为过小牙时，适合拔除侧切牙。

一般很少拔除尖牙，但如果尖牙萌出或阻生的位置远离其正常位置时，也可以选择拔除。

如果第一磨牙严重缺损，或有严重的磨牙切牙矿化不良（molar incisor hypomineralization，MIH）时则可以拔除。此外，牙列拥挤伴有开𬌗的病例更适合拔除第一磨牙或第二磨牙。

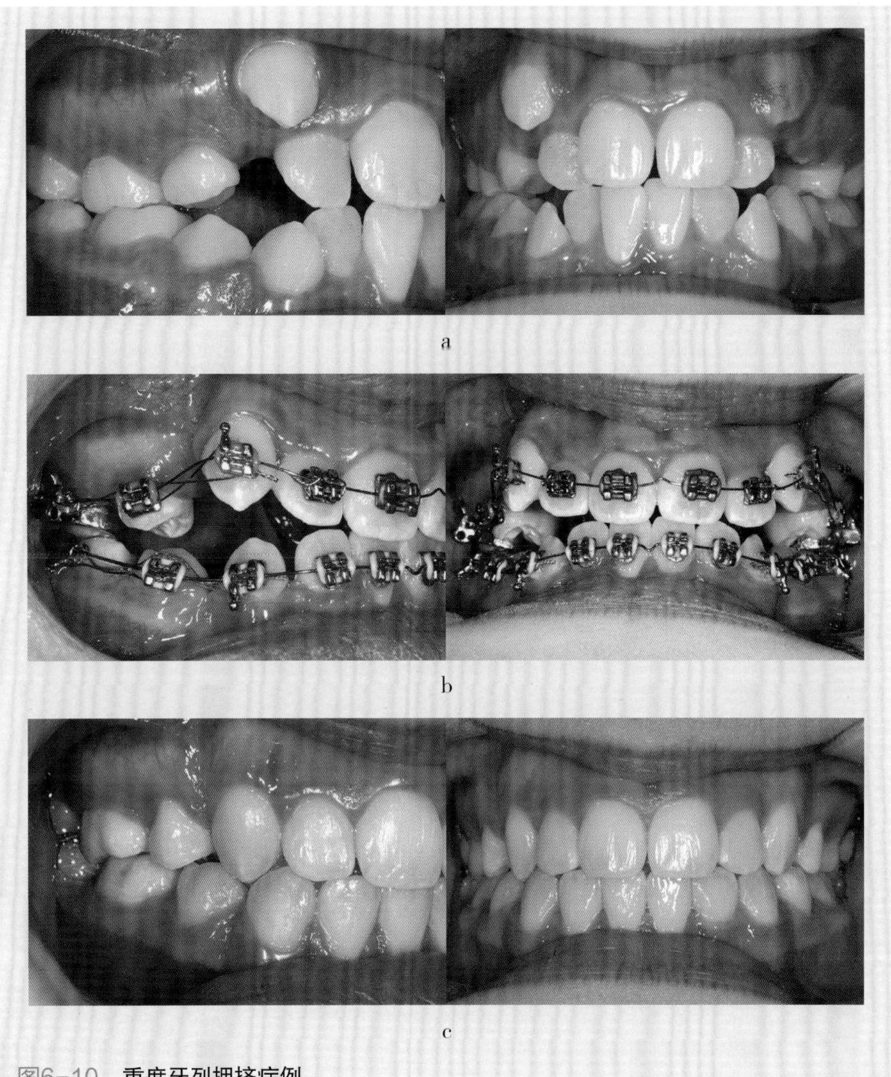

图6-10 **重度牙列拥挤病例**

a. 治疗前；b. 该例患者拔除上下颌双侧第一前磨牙后，使用双颌固定托槽矫治器；c. 治疗的最终结果。

只有在非常特殊的情况下，即下颌切牙严重拥挤或有明显的牙龈退缩时，才建议拔除一颗或者多颗下颌切牙，特别是唇倾的切牙。

牙齿邻面去釉　轻度牙列拥挤或有明显的牙齿形态异常时可以通过减小牙齿近远中宽度来解除牙列拥挤。釉质去除量取决于牙冠形态。通常每侧釉质可以去除0.1 ~ 0.2 mm，因此，如果评估6颗牙齿（4颗切牙和2颗尖牙）的去釉量，则可以提供1.2 ~ 2.4 mm的间隙。邻面去釉也可以与矢状向或横向扩弓联合应用。通过扩弓和去釉解决了牙列拥挤问题，同时牙齿之间的接触面积增加，它们的接触趋于稳定。

釉质去除可以使用气动涡轮机配合金刚砂盘或金属-金刚砂磨砂条，然后用抛光盘、抛光条和抛光膏进行抛光处理（图6-11）。为了提高邻面去釉的可控性，在操作之前可以先将邻面分离。

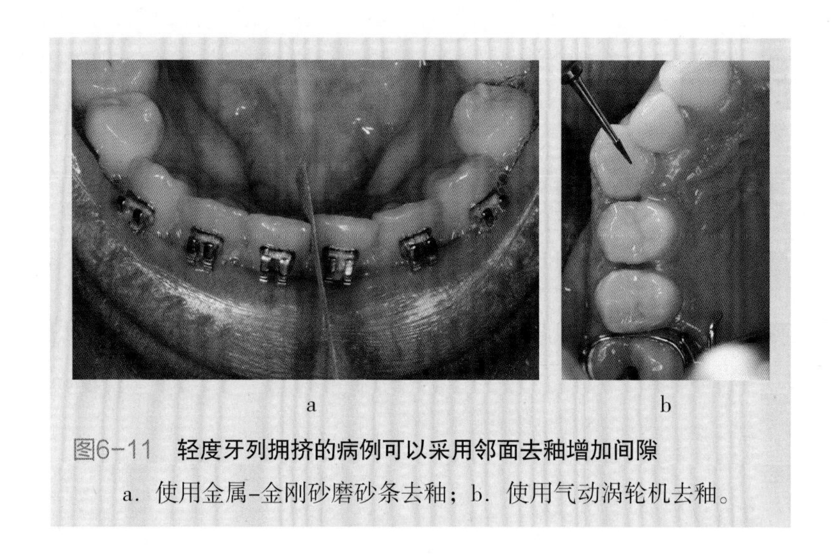

a b

图6-11　轻度牙列拥挤的病例可以采用邻面去釉增加间隙

a. 使用金属-金刚砂磨砂条去釉；b. 使用气动涡轮机去釉。

● 成年患者

成人牙列拥挤的治疗方法要比儿童患者多。一部分患者只要求对影响美观的前牙区域进行矫正，而有些患者则要求进行全牙列的固定正畸矫治。

此外，对于不愿进行完整正畸治疗的成年患者也必须对其全牙列进行仔细检查，明确知道哪些治疗可以满足患者的要求。改善美观是牙列拥挤的成年患者寻求治疗的主要原因，但咬合关系稳定和咀嚼舒适也是他们寻求正畸治疗的原因。相较于儿童和青少年，更多的成年人希望佩戴“隐形”的正畸矫治器，例如舌侧矫治器或隐适美矫治器。

■ 结论

通过建立上下颌的研究模型并对其进行分析，可以评估牙列拥挤度、牙弓形态和颌骨的牙槽基骨情况。制订治疗计划时，除了对牙列拥挤度、牙弓形态和牙槽基骨情况进行分析外，还需要考虑面部侧貌、面部骨分型、唇形和唇闭合情况以及剩余生长潜力。

混合牙列中如果存在严重的牙列拥挤，特别是在覆殆正常的安氏Ⅰ类错殆畸形及有明显的骨性Ⅰ类关系时，建议采取序列拔牙治疗。

在恒牙列中，可通过扩弓、拔牙或邻面去釉等方式获得间隙来解除牙列拥挤。无论是扩弓还是减少牙量，其最常见的治疗方法都涉及托槽固定矫治技术。

参考文献

[1] BENNETT J C，MCLAUGHLIN R P. Fundamentals of orthodontic treatment mechanics [M]. Hong Kong：Le Grande Publishing，2014.

[2] BONDEMARK L，KARLSSON I. Extra oral vs intral oral appliance for distal movement of maxillary first molars：a randomized controlled trial [J]. Angle Orthod，2005，75：699-706.

[3] DALE J G，DALE H C. Intercep-tive guidance of occlusion，with emphasis on diagnosis [M]//TM GRABER，RL VANARSDALL，KWL. Vig In Orthodontics：Current Principles and Techniques. 5th ed . Philadelphia：Elsevier Mosby，2012，423.

[4] KJELLGREN B. Serial extraction as a corrective procedure in dental orthopedic therapy [J]. Acta OdontolScand，1948，8（1）：17-43.

[5] LITTLE R M. The irregularity index. A quantitative score of mandibular anterior alignment [J]. Am J Orthod，1975，68：554-563.

[6] LUNDSTRÖM A. Malocclusions of the teeth regarded as a problem in connection with the apical base [J]. Int J Orthod，1925，11（9）：1109-1133.

（译者：王剑锋　魏志斌　张斌）

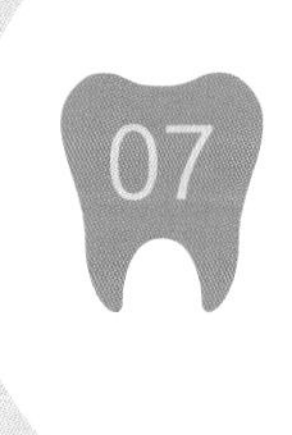

第七章

牙列间隙

BIRGIT THILANDER, KRISTER BJERKLIN

主题

◎ 引言

◎ 正中间隙

◎ 上颌切牙缺失

◎ 牙周炎患者的牙齿病理性移位

◎ 后牙区的间隙

◎ 部分无牙䝱

◎ 广泛牙列间隙

目的

◎ 掌握正中间隙的治疗原则

◎ 掌握上颌切牙缺失的治疗方法

◎ 理解牙周病患者在正畸治疗中存在的问题

◎ 理解多学科合作在部分无牙䝱患者治疗中的重要性

■ 引言

牙弓中的间隙常发生于上颌前牙区，可以分为广泛存在间隙或局部散在间隙，如正中间隙、外伤性中切牙缺失或先天性侧切牙缺失。而在年长个体中观察到的间隙多是由牙周炎引起的牙齿病理性移位。最后，部分无牙颌成年个体需要在义齿修复前进行功能层面的正畸治疗。所以，对存在牙列间隙的患者来说，正畸治疗时不但要考虑美学因素，而且要为修复体提供最佳的𬌗稳定性。

■ 正中间隙

上颌正中间隙在混合牙列早期很常见，被认为是中切牙萌出的正常特征。大多数情况下，该间隙会逐渐减小，特别是在侧切牙和尖牙的萌出过程中。在恒牙列中，瑞典人群的正中间隙发生率约为4%（Thilander et al., 1973）。

唇系带肥厚（粗大和/或附着于牙龈缘）被认为是牙列间隙的病因或持续性牙列间隙的结果（图7-1）。它本身并不妨碍正中间隙自然闭合，但切除后可加快关闭过程，特别是对“正中间隙”而言。在侧切牙萌出前应进行系带切开术，从而为侧切牙在牙弓中创造足够的空间。然而，对于中切牙“平行”或间隙广泛存在的情况以及在青少年中，间隙自然闭合的概率很低（图7-1）。这些病例就需要用矫治器矫治。

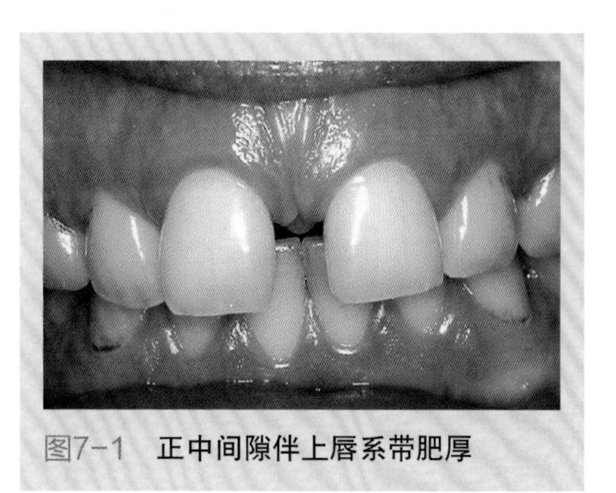

图7-1　正中间隙伴上唇系带肥厚

在正畸关闭间隙之前，需要通过X线片确认中切牙间不存在任何阻碍

（如正中多生牙、牙瘤），如果存在上述情况，则应将其去除。上颌正中间隙的关闭较易通过固定矫治器实现，同时可以确保牙根充分平行和正确的切牙转矩。通常应避免活动矫治器导致的牙齿倾斜，否则可能会造成牙根偏移，从而导致间隙复发。

为了不影响美观，成人患者经常要求关闭前牙间隙。其治疗原则一般与青少年相同，但成人患者可以选择折中的治疗方案。在覆盖允许的范围内通过切牙腭向移动较易关闭正中间隙（图7-2）。如果无法减小覆盖范围，则必须将牙齿移动到理想的分离位置，并用瓷贴面或复合树脂关闭牙间隙。关闭牙间隙需要牙齿整体移动以避免倾斜，需要使用固定矫治器，同时控制牙冠和牙根的位置。由于间隙有复发的风险，患者必须长期佩戴保持器，在某些情况下甚至需要永久佩戴保持器。

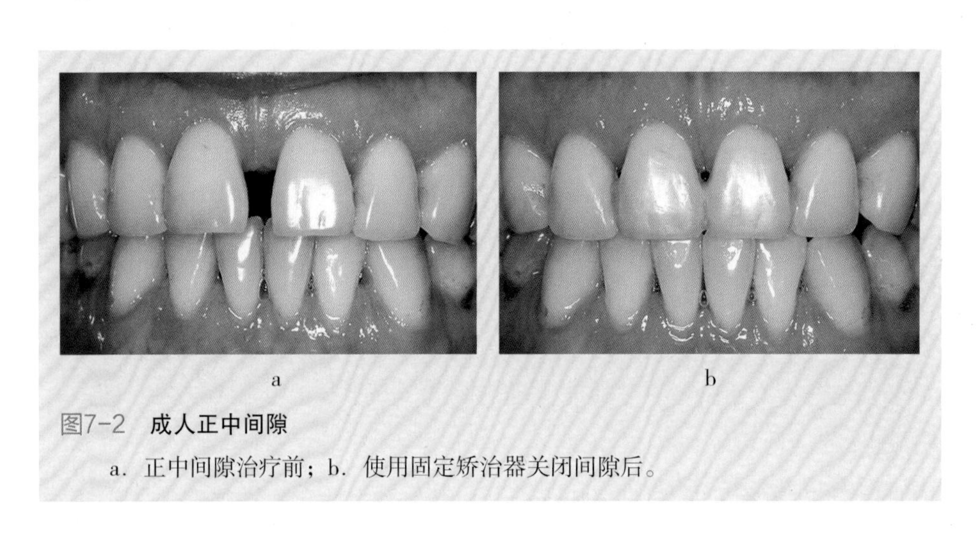

图7-2　成人正中间隙

a．正中间隙治疗前；b．使用固定矫治器关闭间隙后。

■ 上颌切牙缺失

由外伤或先天性原因导致的牙齿缺失通常发生在上颌前牙区。美观是患者真正的诉求。治疗方案包括通过正畸关闭间隙、自体牙移植或义齿修复（黏结桥体或固定桥体，种植体支持式牙冠）。所有的方案都有其优缺点，在患者年轻时就应该做出合适的选择。对于具体的病例往往需要取舍利弊，才能制订出一个周全的治疗计划，从而需要多学科小组进行讨论。随后应该将总体治疗计划中每一步的治疗程序充分告知患者及其家属。

中切牙

上颌中切牙的缺失通常是由外伤引起的。一些教科书（Andreasen，1992）描述了创伤后应立即采取的措施，而本章的重点是正畸相关问题。

一项比格犬的实验研究证明了移动牙齿通过腭中缝关闭间隙是不可行的（Follin et al.，1984）。因此，该缝隙应该从两侧关闭从而形成三颗前牙。当用侧切牙代替中切牙时，纠正牙长轴倾斜度和近远中位置就十分重要。在切牙大小相同且牙长轴倾斜度已纠正的前提下，有些患者可能会接受上述方法。

在年轻患者中，将牙根发育达3/4（Slagsvold et al.，1978）的前磨牙自体移植到前牙区已经显示出良好的远期效果（Czochrowska et al.，2002；Kvint et al.，2010）（图7-3）。对年轻患者而言，采用单颗牙种植体支持式牙冠进行修复是另一种替代方法，而且保持了邻牙的完整性。但在某些情况下固定义齿修复也是成人患者的选择之一。粘接式修复体可发挥间隙保持器的作用，亦是牙齿尚在发育的患者等待最终治疗方案的最佳选择。

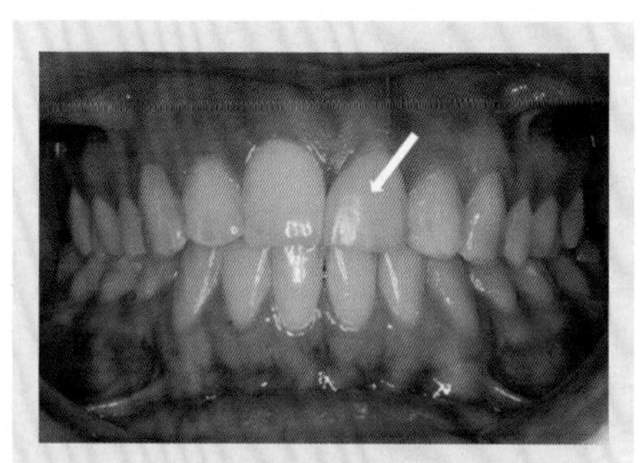

图7-3　**利用前磨牙替换13年前因外伤缺失的上颌左侧中切牙**

白色箭头指向已修复的前磨牙。

侧切牙

上颌侧切牙先天缺失的概率为1%～2%，其治疗方案与中切牙相同。自体移植1颗前磨牙到该区域不失为年轻患者的一种治疗手段。但前磨牙的牙冠宽度比侧切牙的宽度大1～2 mm，所以前磨牙移植并不是一种理想的方法。与此同时，正畸关闭或正畸扩大缺牙间隙以进行义齿修复是两种治疗选择。患者需要在混合牙列早期作出治疗决定。在某些个体中，当尖牙有近中萌出趋势时，可以将尖牙引导到与中切牙接触的位置（图7-4）。

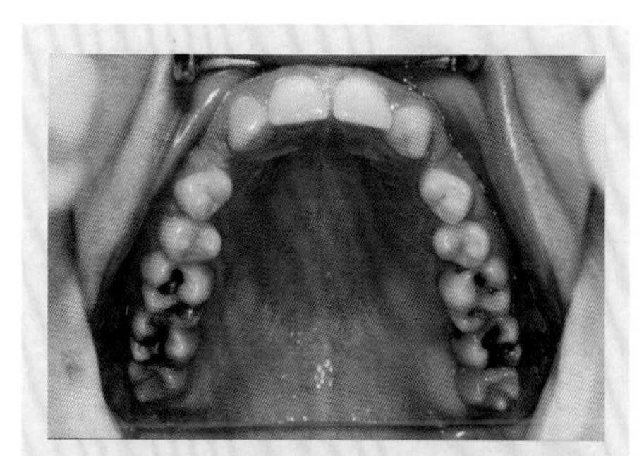

图7-4　**上颌侧切牙缺失，上颌尖牙近中萌出并与中切牙接触**

从牙周的角度来看，采用正畸手段使尖牙替代缺失的侧切牙以关闭间隙是最佳选择。但鉴于牙齿美学方面的问题，有人反对这种治疗方法。例如，因为尖牙近远中径和颊舌径比侧切牙宽，所以移动后牙齿的外形可能变得很突兀，需要重塑其形态。并且尖牙的颜色较切牙更加暗黄，这种颜色差异是接受正畸关闭牙间隙的患者不满意治疗结果的主要原因（Robertsson et al., 2000）。重塑牙齿外形和漂白是弥补这些问题的方法。因此，对于需要关闭间隙的成人患者而言，必须考虑多重因素从而选择折中的治疗方案。

由于种植体支持式冠修复具有很强的骨整合能力，而且不伤及邻近的牙齿，故常推荐为最佳治疗方案（图7-5）。我们常采用正畸治疗以获得足够的种植体空间，特别是由于种植体的尺寸导致根尖部空间不足时。亦有人建议采用过矫正来解决此问题，但这会引起牙齿倾斜从而导致根尖区域的空间减小。

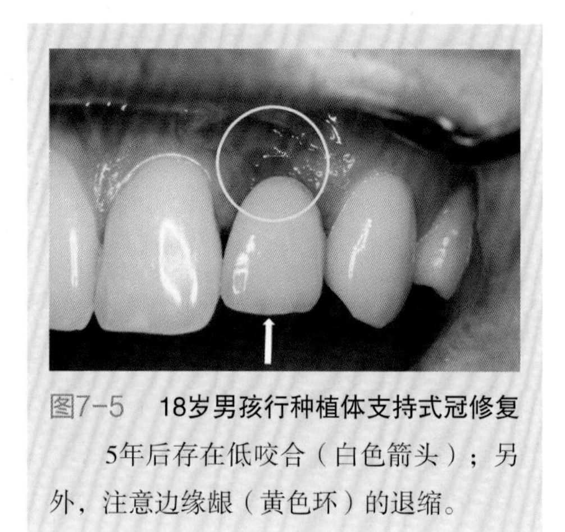

图7-5　**18岁男孩行种植体支持式冠修复**　5年后存在低咬合（白色箭头）；另外，注意边缘龈（黄色环）的退缩。

众所周知，为了避免种植体支持式牙冠咬合过低，在恒牙列完全萌出和颅面部发育完成前不应植入种植体（Thilander et al., 1994）。然而，一项10年的追踪研究（Thilander et al., 2001）显示，生长发育结束（通过身高和头影测量评估）和牙齿发育完成都不能保证避免咬合过低。在整个观察期间，垂直距离平均增加了0.98 mm（个别变化为0.1 ~ 2.2 mm），这可理解为相邻牙齿的连续萌出。这些发现与关于牙槽骨发育的纵向研究一致（Iseri et al., 1996；Thilander, 2009）。在过去的几年中出现了关于低位种植体支持式牙冠的报道，甚至有老年人种植病例，并且推测其与一类颅面形态有关。但在另一项种植体长期研究中（Andersson et al., 2013），通过观察轻度低位牙，发现低位程度与面部外形间没有明确的关系。所以，我们必须认识到缓慢的生理性咬合变化需要多年的时间。

了解种植体有关的牙周并发症也很重要。长期缺乏牙龈乳头的充盈会对美观造成影响。一项长达10年的随访研究（Thilander et al., 2001）观察到种植体根尖区软组织边缘黏膜变色（图7-6）。这说明种植体唇侧的边缘支持骨丧失，而且黏膜退缩也进一步证实了这一点。他们同时观察到邻牙边缘骨水平也有所降低。种植体与相邻牙牙面间距离越短，边缘骨水平下降越多。所以，鉴于种植体具有较高的骨整合能力，虽然种植义齿被认为是上颌切牙缺失的最佳治疗方案，但由于存在美观和牙周并发症的问题，很难确定它在个别情况下是否仍为最佳的方案。

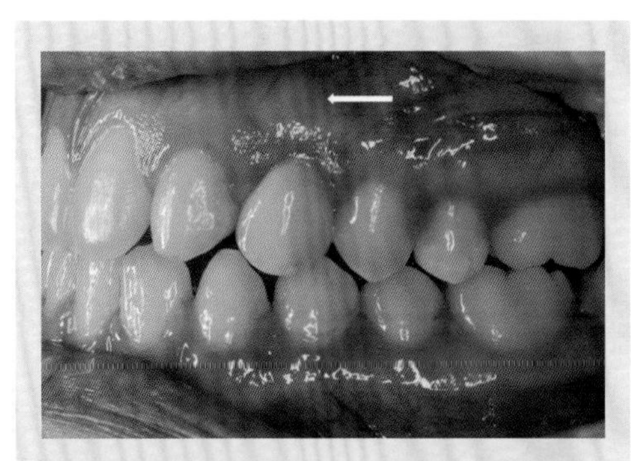

图7-6 **利用左侧上颌尖牙替代缺失侧切牙**

尖牙旁边是两年前植入的种植体支持式牙冠（尖牙外形），但种植体区域存在黏膜变色（白色箭头）。

患者通常拒绝佩戴修复单侧或双侧侧切牙缺失的活动义齿。固定式全冠修复体需要磨除牙体组织，这增加了损伤年轻患者牙髓的风险。在这种情况下，树脂粘接修复体不失为另一种选择。这些修复体的成功与否与粘接力强弱直接相关，其报道的保留率差别很大（van Dalen et al.，2004）。但无论选择何种修复形式，修复前的正畸治疗都是必要的，它可以使侧切牙获得足够的空间和直立邻牙。

■ 牙周炎患者的牙齿病理性移位

病理性牙齿移位可涉及单个或一组牙齿，从而形成正中间隙或广泛间隙，且常伴发骨下袋和/或上颌切牙唇倾。对这些患者的整体治疗通常包括正畸重排牙齿，以重建满意的殆关系和美观的外形。在消除菌斑等滞留因子和深龈袋等的牙周治疗后方可开始正畸治疗。

动物实验中的临床表现和放射学结果表明，牙周炎患者可以顺利地进行正畸治疗，但需遵循以下程序：

- 正畸矫治器必须设计恰当以良好地控制菌斑。

- 必须根据牙齿的骨性支持程度选择合适的牙支抗。
- 当牙槽骨支持力减小时，应使用轻力。
- 为避免发生不良反应，应进行全面的临床和放射学评估。
- 适当调𬌗，避免𬌗干扰。
- 应在每次牙科检查时进行口腔卫生检查，包括牙周袋探诊。

后牙区的间隙

对于部分因先天性缺失或拔牙而导致牙列部分缺失的患者，出于功能方面考虑，应进行正畸治疗。

前磨牙先天缺失

前磨牙先天缺失的发生率为2%~3%，其中以下颌第二前磨牙的缺失概率最大。需要注意的是，前磨牙缺失可以在9~10岁被首次检查出来。

通过正畸引导萌出牙齿进入稳定的𬌗关系来关闭间隙是儿童的极佳选择，尤其是对于具有高关闭潜力的上颌骨。然而，这种替代方法在青少年和年轻人中较为复杂，因为上下颌牙尖交错，常常需要对颌牙弓进行补偿性治疗。

在牙弓重度拥挤的情况下可以拔除下颌第二乳磨牙，利用此空间来缓解拥挤或内收前牙，或两者都可。如果能在第二恒磨牙萌出前或在11岁甚至更早时候拔除下颌第二乳磨牙，则往往可以自我调整使间隙关闭。

为了避免牙齿倾斜，正畸必须使用轻力来使牙齿整体移动，从而避免损伤牙齿间的牙龈。关闭间隙耗时较长，也可以考虑将牙种植治疗作为备选项。

自体移植上颌第三磨牙是替代缺失的下颌第二前磨牙的方法之一。上颌第三磨牙的宽度通常等于下颌第二乳磨牙（图7-7）。移植的最佳时机是当上颌第三磨牙的根部发育为其长度的3/4时。

一项为期10年的随访研究（Thilander et al.，2001）显示，在未成年和成年患者中种植体支持式牙冠是替换缺失前磨牙的良好选择。根据研究（Sarnipas et al.，1980；Iseri et al.，1996）发现，尽管由于临近磨牙的持续萌出导致磨牙邻间存在台阶（在0.2～2.1 mm之间变化），该区域所有种植体支持式牙冠仍具有良好的咬合关系。取代缺失下颌前磨牙的种植体不仅在近远中向，并且在颊舌向上都需要充足的骨量。早期拔除乳磨牙伴随先天性恒牙缺失者将形成沙漏状的牙槽骨缺损。若不进行骨增量手术，则可能会影响种植体的植入。

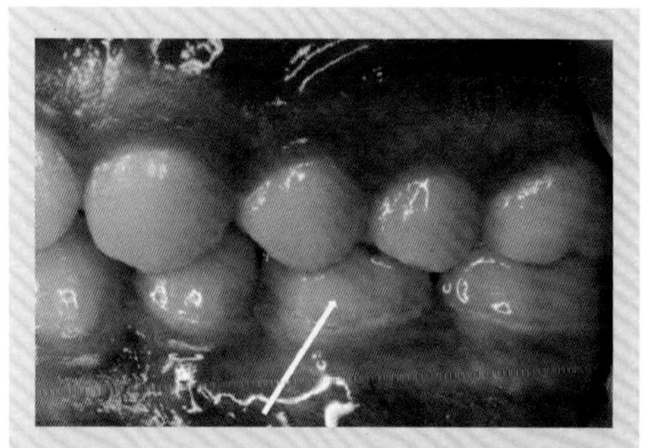

图7-7　将上颌第三磨牙（白色箭头）移植到缺失的下颌第二前磨牙处

■ 部分无牙𬌗

在成人患者中常见的磨牙倾斜和牙槽骨高度降低大多是由早年拔牙所致。将牙齿推向或进入无牙区可获得最佳的咬合稳定性和咀嚼舒适性，从而改善美观和功能。正畸医师应该和负责修复过程的全科牙医共同分析讨论出一个全面的治疗方案。在提供口腔修复方案时，需将正畸方面的内容也一并考虑在内，例如个别解剖区域内牙齿的移动。为患者提供最佳治疗方案的同时，也要考虑其经济负担问题。并将整体治疗过程中每一步的时间详细地告知患者。

■ 广泛牙列间隙

广泛牙列间隙是在个别正常𬌗中双侧前磨牙之间的牙齿间散在分布的间隙。较小的牙冠和宽大的基骨是引起这种异常的原因。关闭间隙或重新排列牙齿以进行义齿修复是常见的治疗方案。两者都需要在较长的治疗时间内佩戴固定矫治器，并且有很大的复发风险。所以，长期或永久的保持是必要的。

参考文献

[1] ANDERSSON B, BERGENBLOCK S, FÜRST B, et al. Long-term function of single- implant restorations: A 17 to 19 year follow-up study on implant infra-position related to the shape of the face and patient's satisfaction [J]. Clin Implant Dent Relat Res, 2013, 15: 471–480.

[2] ANDREASEN J. Atlas of replantation and autotransplantation of teeth [M]. Switzerland: Medioglobe, 1992.

[3] CZOCHROWSKA E, STENVIK A, BJERCKE B, et al. Outcome of tooth trans- plantation: survival and success rates 17–41 years post–treatment [J]. Am J Orthod Dentofacial Orthop, 2002, 121: 110–119.

[4] FOLLIN M, ERICSSON I, THILANDER B. Orthodontic tooth movement of maxillary incisors through midpalatal suture area: an experimental study in dogs [J]. Eur J Orthod, 1984, 6: 237–246.

[5] ISERI H, SOLOW B. Continued eruption of maxillary incisors and first molars in girls from 9 to 25 years, studied by the implant method [J]. Eur J Orthod, 1996, 18: 245–256.

[6] KVINT S, LINDSTEN R, MAGNUSSON A, et al. Autotransplantation of teeth in 215 patients: a follow-up study [J]. Angle Orthod, 2010, 80: 446–451.

[7] ROBERTSSON S, MOHLIN B. The congenitally missing upper incisor. Aretrospective study of orthodontic space closure versus restorative treatment [J]. Eur J Orthod, 2000, 22: 697–710.

[8] SARNÄS K–V, SOLOW B. Early adult changes in the skeletal and soft-tissue profile [J]. Eur J Orthod, 1980, 2: 1–12.

[9] SLAGSVOLD O, BJERCKE B. Appli-cability of autotransplantation in cases of missing upper anterior teeth [J]. Am J Orthod, 1978, 74: 410–421.

[10] THILANDER B, MYRBERG N. The prevalence of malocclusion in Swedish schoolchildren [J]. Scand J Dent Res, 1973, 81: 12–21.

[11] THILANDER B, ÖDMAN J, GRÖNDAHL K, et al. Osseointegrated

implants in adolescents. An alternative in replacing missing teeth? [J]. Eur J Orthod, 1994, 16: 84–95.

[12] THILANDER B, ÖDMAN J, LEKHOLM U. Orthodontic aspects of the use of oral implants in adolescents: a 10-year follow-up study [J]. Eur J Orthod, 2001, 23: 715–731.

[13] THILANDER B. Dentoalveolar development in subjects with normal occlusion. A longitudinal study between the ages of 5 and 31 years [J]. Eur J Orthod, 2009, 31: 109–120.

[14] VAN DALEN A, FEILZER A, KLEVERAAN C. A literature review of two-unit cantilevered FPDs [J]. Int J Prosthodont, 2004, 17: 281–284.

（译者：王剑锋　魏志斌　张斌）

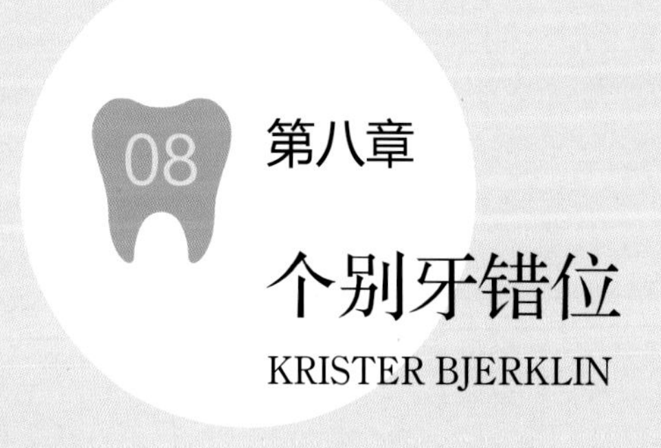

第八章 个别牙错位

KRISTER BJERKLIN

主题

◎ 引言

◎ 乳磨牙低位咬合

◎ 上颌第一恒磨牙异位萌出

◎ 上颌阻生尖牙

◎ 多生牙

◎ 结论

目的

◎ 了解如何处理乳磨牙低位咬合

◎ 了解如何处理上颌第一恒磨牙异位萌出

◎ 能够在适当的时间诊断和处理上颌尖牙阻生

◎ 了解上颌尖牙阻生对邻牙牙根吸收的影响

■ 引言

牙齿发育异常不仅包括位置或萌出路径的异常，还包括牙齿的结构、形态和数量的异常。有人认为，这种发育异常都是由发育中的牙齿结构受到干扰而引起的遗传发育上的微小异常症状（Pfeiffer，1974；Hoffmeister，1977）。

萌出障碍，如上颌尖牙阻生等萌出障碍与上颌第一恒磨牙异位萌出、乳磨牙咬合过低、锥形或先天缺失的上颌侧切牙和下颌第二前磨牙发育不全有关（Bjerklin et al.，1992；Baccetti，2000；Binner Bector et al.，2005；Al-Nimri et al.，2011）。这意味着，在6～7岁时诊断出的上颌第一恒磨牙异位萌出，可能成为随后相继出现牙齿异常的标志。

根据这些牙齿和发育异常之间的联系，可以预测，与一般人群相比，具有一种牙齿发育异常症状的儿童，其相关牙齿发生异常的频率将会增加。

■ 乳磨牙低位咬合

低位咬合用来描述单颗或多颗牙齿位于聆平面以下1 mm至牙龈或牙槽骨不等的位置。牙齿正常萌出后，一些牙齿表现为低位咬合和牙齿固连（图8-1）。

乳磨牙低位咬合可在3～4岁的儿童中发现，但最常见于8～9岁的儿童。在8～9岁这个年龄组中，大约有14%的儿童有一个或多个低位咬合的乳磨牙。在下颌骨的发生率是上颌骨的两倍，其中对下颌第二乳磨牙的影响最大。这种牙齿发育异常存在遗传因素，若一个儿童患有牙齿低位咬合，则在他的兄弟姐妹中这种畸形的发病率相较于其他人群更高（Kurol，1981）。

如果乳磨牙低位咬合，通过正畸治疗很难甚至不可能将它们移动到正常的咬合状态。而恒磨牙下沉，即使在很严重的情况下，也是有可能通过正畸治疗将磨牙移动到正常咬合的（图8-2）。根据牙齿低位咬合的严重程度，邻近恒牙的倾斜有可能导致恒前磨牙空间的丧失。

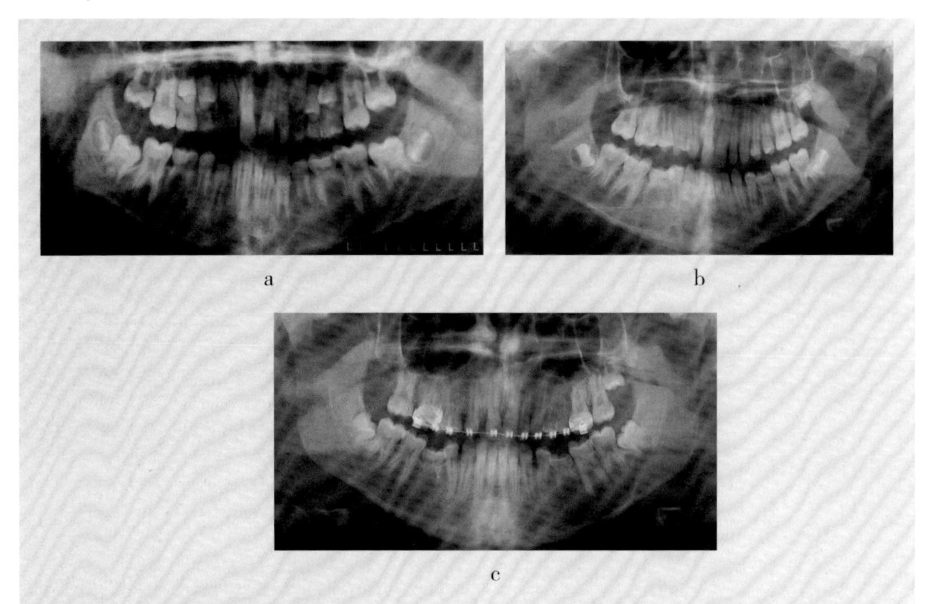

图8-1 **乳磨牙低位咬合**

a. 在11.6岁时，下颌双侧第二乳磨牙与对颌牙有咬合接触，而其继承恒牙第二前磨牙先天缺失；b. 2年后，下颌双侧第二乳磨牙呈明显低位咬合状态；c. 在16岁时，下颌双侧第二乳磨牙低位咬合状态加剧，且第一前磨牙已出现远中倾斜。

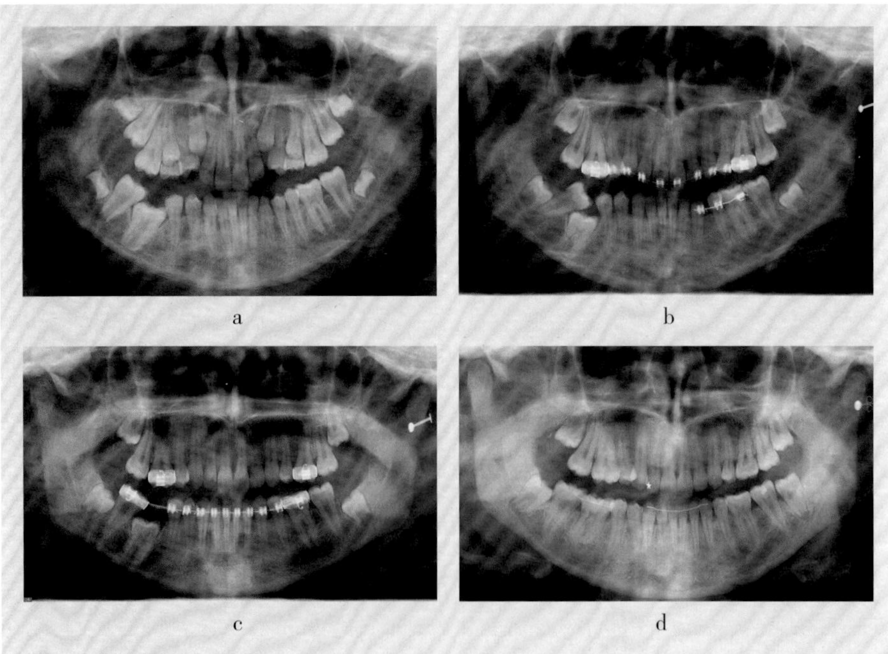

图8-2 **恒磨牙低位咬合**

a. 12岁，下颌第一恒磨牙严重低位咬合；b. 进一步倾斜的相邻牙齿；c. 低位咬合的磨牙的间隙扩展和手术暴露；d. 正畸牵引后，磨牙萌出建立咬合。

在大多数情况下，有牙胚的乳磨牙下沉是持续进展的。低位咬合的乳磨牙脱落通常会延迟约6个月（KuroL et al.，1984）。然而，相比于对侧正常位置的同名牙，延迟也可以达到1年或2年。

乳磨牙的牙齿固连与其继承恒牙牙胚缺失存在相关性。叩诊（例如使用金属口镜的手柄进行敲击）是一种诊断牙齿固连的手段，固连的牙齿在敲击时通常为实性叩诊音，这与叩诊悬挂于正常牙周韧带（periodontal ligament，PDL）中的牙齿时听到的声音不同。

在继承恒牙缺失的情况下，治疗计划需要在9～10岁开始。在这一年龄段伴有严重低位咬合的人群，其低位咬合的症状可能会更加严重。拔除乳磨牙通常是最好的解决方案。随后必须采用正畸治疗来关闭间隙、纠正倾斜的邻牙，也可以采用义齿修复治疗或上颌第三磨牙移植替代的方案。

如果乳磨牙在12～14岁时仍未出现任何严重的下沉或者牙根吸收，表明其预后良好，有长期保留的可能。

■ 上颌第一恒磨牙异位萌出

“异位萌出”是指牙齿萌出路径的异常，它导致牙齿从异常的位置萌出，通常影响上颌第一恒磨牙和上颌尖牙。根据曲面体层片、根尖片或殆翼片可作出诊断（图8-3）。

上颌第一恒磨牙异位萌出的患者在6～7岁时表现为局部萌出障碍。磨牙朝近中方向萌出，导致位置锁结，根尖朝向第二恒磨牙远中隆突（图8-3）。

异位萌出分为可逆和不可逆两种类型。可逆的异位萌出会自我纠正。恒磨牙自行释放并萌出形成咬合。第二乳磨牙仍保留于口腔中，其中的远中根会有不同程度的吸收。

不可逆类型的异位萌出意味着恒磨牙在乳磨牙的上方和远中保持锁定的位置，直到乳磨牙自行脱落或进行相关的治疗。一般很难在7岁时确定是可逆的还是不可逆的，几年后也不一定能完全弄清楚。

尽管有各种因素在文献中被提及，但始终没有明确其病因。但是，遗传因素似乎是重要的。已经有研究表明，存在这种异常情况的儿童，其兄弟姐

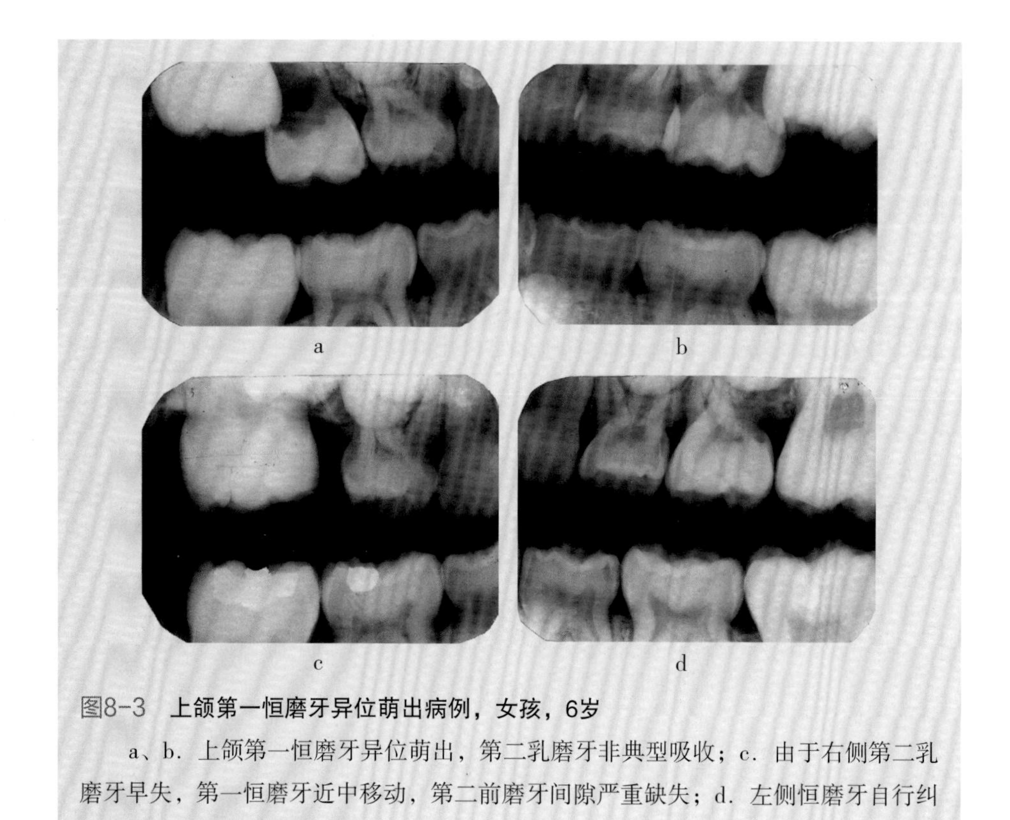

图8-3 **上颌第一恒磨牙异位萌出病例，女孩，6岁**

a、b. 上颌第一恒磨牙异位萌出，第二乳磨牙非典型吸收；c. 由于右侧第二乳磨牙早失，第一恒磨牙近中移动，第二前磨牙间隙严重缺失；d. 左侧恒磨牙自行纠正，表现为可逆性异位萌出。

妹中，上颌第一恒磨牙异位萌出的概率远高于其他人群。一项研究表明，兄弟姐妹间的患病率为20%，而其他人群为4.3%（Kurol et al.，1982a）。其可逆和不可逆类型的患病率都高于一般人群。

● 治疗建议

对于患有上颌第一恒磨牙异位萌出的儿童，建议先等待并评估恒磨牙是否会自发纠正。如果异位萌出是不可逆的，并且没有自发矫正，仍然建议推迟治疗直到第二前磨牙开始萌出，因为要尽可能长时间地保留乳磨牙以维持间隙。即使是严重吸收的第二乳磨牙也通常能保持到正常的脱落时间（图8-4，Kurol et al.，1982b；Kurol et al.，1981）。最重要的是提醒孩子和父母通过正确的刷牙方法来保持恒磨牙咬合区域的清洁。

如果第二乳磨牙缺失，可引起恒磨牙的近中移动、倾斜和扭转。这可能会导致其继承前磨牙萌出空间不足（Mucedero et al.，2015）。因此，根据牙齿的拥挤程度，有些病例可能需要拔除恒牙以获得空间。但是，对于非拔牙

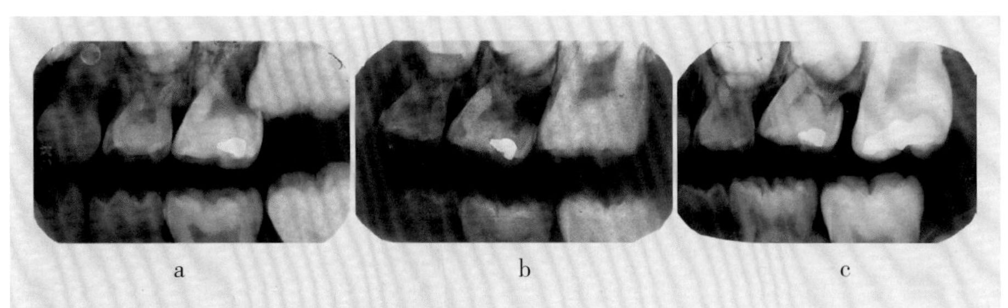

图8-4 **上颌第一恒磨牙异位萌出病例，女孩，7岁**

a．上颌左侧第一恒磨牙异位萌出，锁结于第二乳磨牙的远中吸收区；b．1年后，第一恒磨牙自行纠正，第二乳磨牙吸收增加；c．9.5岁时，硬组织得到修复。对92例第二乳磨牙的随访研究发现，15颗牙齿显示了乳牙结构的硬组织修复，在X线片和组织学上均可见到（Kurol et al.，1982a）。

病例，可以使用间隙保持器来保持第二前磨牙的萌出空间。在这些情况下，建议使用局部间隙保持器以避免影响颌骨的生长。例如，可以在第一恒磨牙上放置丝圈间隙保持器以维持间隙（图8-5）。

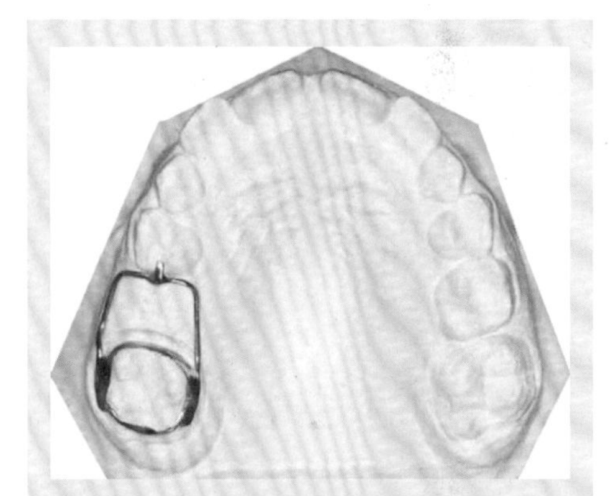

图8-5 **为了避免影响颌骨的生长，应使用局部间隙保持器进行间隙维持直到第二前磨牙萌出**

通常，在计划矫正异位萌出的磨牙时，需要将其规划为整体正畸治疗中的一部分。

去除相邻上颌第二乳磨牙的远中邻面釉质和牙本质，或拔除上颌第二乳磨牙来纠正上颌第一恒磨牙异位萌出的处理，将进一步导致上颌第一恒磨牙的近中移位和第一恒磨牙倾斜，并形成严重的近中倾斜和扭转的不良咬合关系。

■ 上颌阻生尖牙

阻生牙几乎总是处于异常位置上。除了第三磨牙以外，上颌尖牙是阻生发生率最高的牙。上颌阻生尖牙的发生率为2%～3%（Dachi et al.，1961；

Thilander et al., 1973），其中约50%会导致侧切牙牙根吸收。在50%～60%的病例中，牙根吸收会达到牙髓（图8-6）。

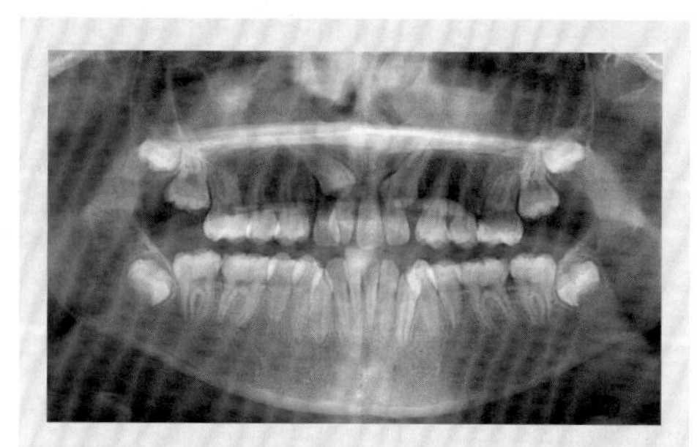

图8-6 **上颌双侧尖牙均阻生，3颗上颌切牙牙根吸收**

上颌尖牙阻生是一个常见的临床问题。阻生或异位萌出的确切原因仍不清楚。随着"萌出路径"理论的出现，萌出空间不足被认为是阻生的诱发因素，尤其是唇侧阻生。

上颌第一恒磨牙与上颌尖牙在牙列中保持正确的位置，是牙列的重要组成部分。因解剖结构和其在牙弓中的位置，二者对于牙弓行使良好的咬合功能具有重要作用。其中，正确的位置也是美观的必要条件。

上颌尖牙的正常萌出路径是牙冠腭侧偏近中。它从上颌骨高处开始萌出，并向咬合平面移动，逐渐直立，直到接近侧切牙牙根的远中。之后，它移动到一个更垂直的位置，最后萌出时有轻微的近中倾斜。在萌出结束时，尖牙将中切牙推动到中线。Broadbent（1941）提出上颌尖牙的异位是由其长而曲折的萌出路径所致的理论。恒尖牙的萌出路径是第一恒磨牙的两倍。

● 早期干预

对9～11岁的儿童进行临床评估，可以预防以后会发生的问题，这称为"早期干预"。全科牙医必须检查牙列的发育，并确保尖牙的正常萌出。第一步是触诊乳尖牙，以下可能是尖牙异位萌出或阻生的临床症状：

- 在触诊时，未触及尖牙应有的膨隆区，或左右侧触诊具有显著差异。
- 腭侧膨隆。
- 恒尖牙迟萌或乳尖牙滞留。
- 侧切牙远中倾斜或移位。
- 在口内根尖片见一种宽大的尖牙牙胚。

临床调查中7%～10%的儿童需要补充口内或曲面体层片，这意味着每25名儿童中有2个或3个孩子需要补充口内或曲面体层片。

干预通常需要拔除乳尖牙（图8-7），有些时候需接着进行局部矫治

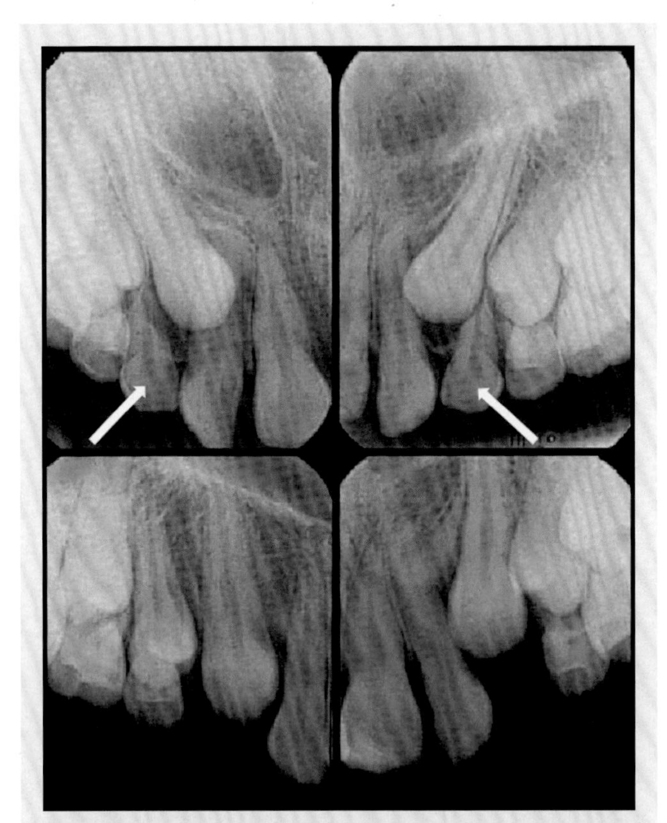

图8-7 拔除乳尖牙后（箭头指向拔除的乳尖牙），形成了有利于平稳萌出的萌出路径

（Ericson et al.，1988；Armi et al.，2011；Baccetti et al.，2011）。恒尖牙的萌出方向应在拔除乳尖牙后的12个月内改善，否则可以判定恒尖牙不会自我纠正。

● 后期管理情况

当发现尖牙发生不可逆阻生时，通常有必要立即开始治疗。这包括11岁或处于混合牙列晚期或恒牙列早期的患者，由于某种原因未尝试干预，或者拔除乳尖牙后6～12个月中萌出方向未得到改善，还包括一个或两个相邻切牙非典型的早期牙根吸收的情况。

这些患者将需要一个整体的正畸治疗计划，因为如果怀疑相邻的中切牙和/或侧切牙的根部严重吸收，那么制订一个整体的正畸治疗计划很重要。这可以在尖牙和切牙牙根部之间创造空间以防止再吸收。在这些病例中，已经吸收切牙的患者长期预后良好（Becker et al.，2005；Bjerklin et al.，2011）。

此外，对需要后期管理的病例应进行复杂的评估，通常涉及断层扫描。计算机断层扫描（CT）提高了上颌阻生尖牙定位的准确性和邻近牙根吸收状态判定的准确性（图8-8），从而为外科和正畸治疗提供更好的治疗计划（Oberoi et al.，2012）。通过口内或曲面体层片，只有大约50%的切牙根部颊腭侧的吸收能被检测出来（Ericson et al.，2000；Walker et al.，2005）。

制订上颌阻生尖牙患者的治疗方案时要考虑的主要问题之一是邻近的侧切牙或中切牙是否存在牙根吸收。利用这些信息，可以选择开始治疗的最佳时机；该组的患者通常需要手术暴露阻生的尖牙和长期复杂的正畸治疗。

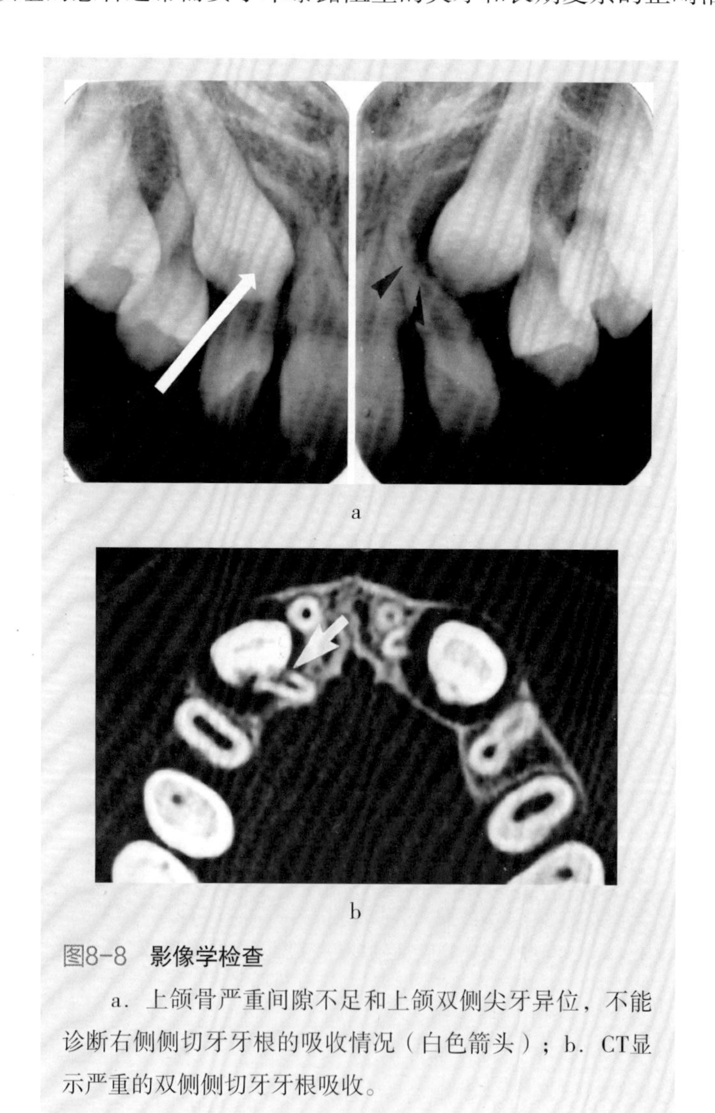

图8-8　影像学检查

a. 上颌骨严重间隙不足和上颌双侧尖牙异位，不能诊断右侧侧切牙牙根的吸收情况（白色箭头）；b. CT显示严重的双侧侧切牙牙根吸收。

● 尖牙牙胚

对于较大的牙胚还没有需要治疗的证据。阻生上颌尖牙的牙胚通常较宽大（Ericson et al.，2001），靠近这些牙胚的解剖结构其宽度和形状受到影响。上颌尖牙的牙胚变宽是尖牙异位或阻生的征兆，尤其当尖牙腭侧移位时。

牙胚经常可见扩展至邻近牙牙根的软松质骨附近，有时在根部周围（图8-9）。

有文献报道，大的上颌阻生尖牙牙胚可引起邻近切牙的牙根吸收，并且存在囊性变性的风险，但是目前没有证据证实这一点。然而，与这一论证相反的结果已被验证（Ericson et al.，2002）。

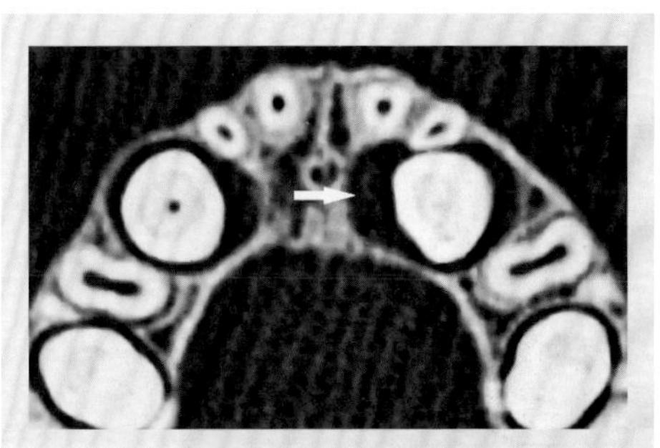

图8-9 **上颌右侧尖牙处于正常萌出和位置**
左侧尖牙在腭侧异位并存在扩大的牙胚（白色箭头）。

● 牙根吸收与尖牙位置的评估

从正畸角度来评估咬合不正，并决定是否需要拔除恒牙。在未经CBCT评估的拔牙病例中，存在保留严重牙根吸收的切牙和拔除健康前磨牙的风险（Bjerklin et al.，2006）。

如果需要拔除牙根吸收的侧切牙，则需要决定是否也拔除另一侧侧切牙以获得对称性。

● 上颌阻生尖牙外科开窗术后的正畸治疗

在开始治疗时，重要的是要清楚相邻牙齿是否存在牙根吸收。当存在牙根吸收或吸收可能性较高时，在开始将尖牙向牙槽嵴方向牵引之前，尖牙必须先移离切牙。这可以通过不同的方法来完成。一种方法是以横腭杆为支抗，在带环上焊接可以弯制牵引钩的直径为0.8 ~ 0.9 mm的钢丝。借助这种装置，牵引的方向很容易用弹力线改变。这种钢丝可以放置在一侧或两侧的带环上，以获得最佳的牵引方向。如果需要将尖牙远中移动，可以直接将曲焊接到横腭杆上，或者在开窗术之后，将弹力线直接放置在尖牙上（图8-10）。

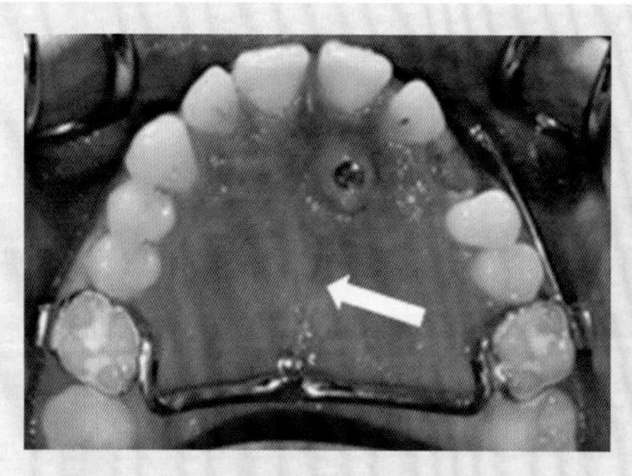
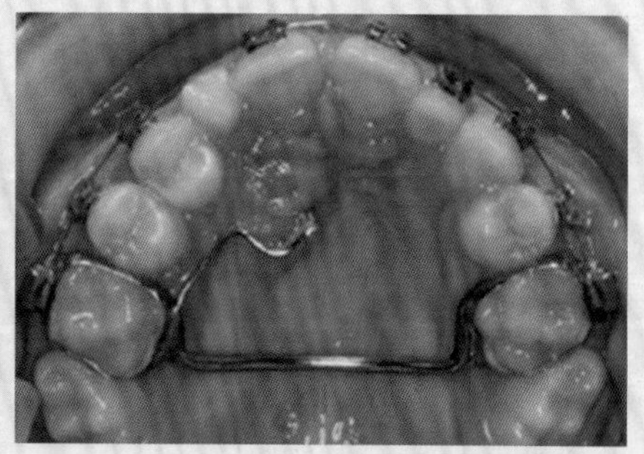

a　　b

图8-10　**上颌左侧中切牙牙根轻度吸收的病例**

a. 开窗术后左侧尖牙进行正畸牵引（白色箭头）；b. 借助于片段弓，在外科开窗术后，尖牙远离切牙根部。

对于一些患者，所有上颌牙齿可以在治疗开始时都进行托槽的粘接。当需要更换力量较大的弓丝时，尖牙可以利用弹性牵引向唇侧移动。这种方法更适合于非拔牙病例以恢复尖牙的空间和尖牙异位不严重的情况。

如果异位的上颌尖牙可以远离已损伤的切牙根部，则吸收过程将会停止。受影响的牙齿将不易受到进一步的损害，并且松动或变色的风险会降到最低。

■ 多生牙

多生牙通常在上颌中切牙之间，并可能导致上颌切牙的迟萌或阻生。

迟萌可能是由于外伤导致乳切牙过早脱落，之后常出现继发的牙龈纤维化，或者是其他原因导致的乳切牙过早脱落。

此外，上颌切牙的迟萌可由牙源性肿瘤如牙瘤和囊肿引起，但这些情况非常罕见。

● 正中多生牙

正中多生牙通常发生于7～9岁年龄段的儿童，它位于腭侧，可呈倒置位——其根位于中切牙根部之间，其牙尖位于中切牙根方。大多数正中多生牙冠部解剖形态为锥形或钉形（图8-11）。当有两个正中多生牙时，牙冠通常朝向不同的方向（图8-12）。

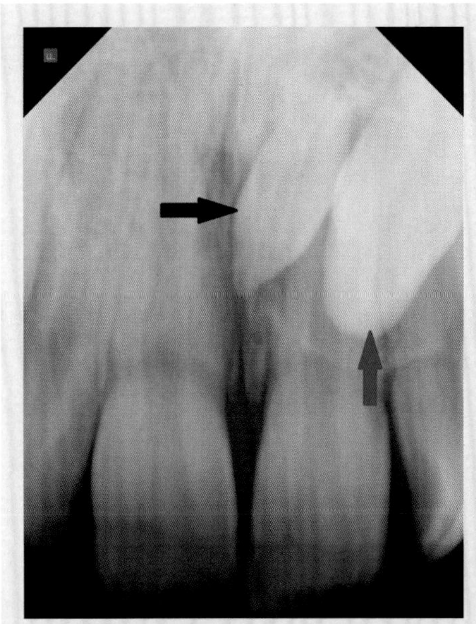

图8-11　一个钉形的正中多生牙（黑色箭头）和一个阻生的尖牙（蓝色箭头）

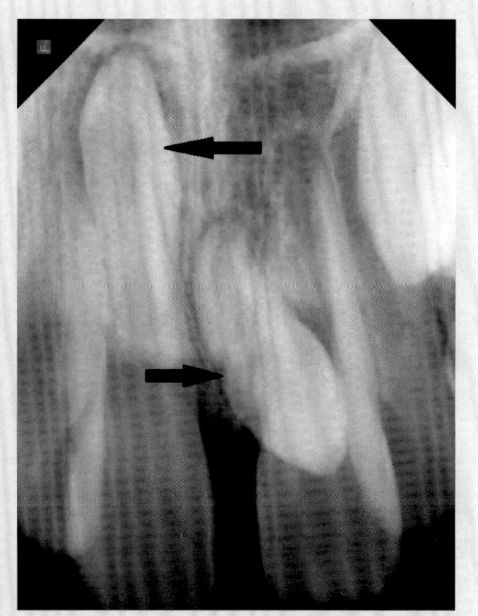

图8-12　存在两颗正中多生牙（黑色箭头）的情况下，两颗牙牙冠常常朝向不同方向

约25%的患者有两颗正中多生牙。

近50%的正中多生牙有吸收，但是由正中多生牙而引起的并发症，如邻牙吸收或囊肿形成很少见（Mensah et al.，2015）。

不妨碍牙齿萌出或咬合建立的正中多生牙，可以在颌骨生长期内保留并每隔两年进行放射学随访，不需要进一步的影像学随访。

如果正中多生牙萌出，通常可以拔除。此外，当腭侧正中多生牙患者正畸治疗涉及间隙的关闭或上颌切牙的唇倾时，可能需要拔除正中多生牙。

■ 结论

与位置正常、无下沉的对侧同名牙相比，存在继承恒牙的下沉乳磨牙的脱落要延迟1～2年。

上颌第一恒磨牙异位萌出具有明显的遗传性，非典型吸收性第二乳磨牙的预后良好。因此，应避免任何类型的治疗，将恒磨牙从第二乳磨牙的吸收部位的腔洞中释放出来是重要的。

约50%的上颌阻生尖牙影响邻近切牙根部的吸收。在9～11岁时，上颌恒尖牙应可在乳尖牙颊侧上方触及，如果触及不到，则应进行放射学检查。

对于腭侧异位的上颌尖牙且没有相邻切牙根部吸收迹象的儿童，第一选择是拔除乳尖牙。在12个月内，萌出方向应明显改善；否则，必须结合正畸治疗将尖牙移动到正确的位置。

不干扰相邻牙萌出或咬合建立的正中多生牙可以保留而不进行治疗。

参考文献

[1] AL-NIMRI K，BSOUL E. Maxillary palatal canine impaction displacement in subjects with congenitally missing maxillary lateral incisors [J]. Am J Orthod Dentofacial Orthop，2011，140：81-86.

[2] ARMI P，COZZA P，BACCETTI T. Effect of RME and headgear treatment on the eruption of palatally displaced canines. A randomized clinical study [J]. Angle Orthod，2011，81：370-374.

[3] BACCETTI T. Tooth anomalies associated with failure of eruption of first and second permanent molars [J]. Am J Orthod Dentofacial Orthop，2000，118：608-610.

[4] BACCETTI T，SIGLER L M，MCNAMARA JR J A. A RCT on treatment of palatally displaced canines with RME and/or a transpalatal arch [J]. Eur J Orthod，2011，33：601-607.

[5] BECKER A，CHAUSHU S. Long-term follow-up of severely resorbed maxillary incisors after resolution of an etiologically associated impacted canine [J]. Am J Orthod Dentofacial Orthop，2005，127：650-654.

[6] BINNER B K，STEINICHE K，KJæR I. Association between ectopic eruption of maxillary canines and first molars [J]. Eur J Orthod，2005，27：186-189.

[7] BJERKLIN K，KUROL J，VALENTINE J. Ectopic eruption of maxillary first permanent molars and association with other tooth and developmental disturbances [J]. Eur J Orthod，1992，14：369-375.

[8] BJERKLIN K, BENNETT J. The long-term survival of lower second primary molars in subjects with agenesis of the premolars [J]. Eur J Orthod, 2000, 22: 245–255.

[9] BJERKLIN K, ERICSON S. How a computerized tomography examination changed the treatment plans of 80 children with retained and ectopically positioned maxillary canines [J]. Angle Orthod, 2006, 76: 43–51.

[10] BJERKLIN K, GUITIROKH C H. Maxillary incisor root resorption induced by ectopic canines. A follow-up study, 13 to 28 years posttreatment [J]. Angle Orthod, 2011, 81 (5): 800–806.

[11] BJERKLIN K, KUROL J. Prevalence of ectopic eruption of the maxillary first permanent molar [J]. Swed Dent J, 1981, 5: 29–34.

[12] BJERKLIN K, KUROL J, VALENTINE J. Ectopic eruption of maxillary first permanent molars and association with other tooth and developmental disturbances [J]. Eur J Orthod, 1992, 14: 369–375.

[13] BJERKLIN K, AL–NAJJAR M, KÅRESTEDT H, et al. Agenesis of mandibular second premolars with retained primary molars. A longitudinal radiographic study of 99 subjects from 12 years of age to adulthood [J]. Eur J Orthod, 2008, 30: 254–261.

[14] BROADBENT B H. Ontogenic development of occlusion [J]. Angle Orthod, 1941, 11: 223–241.

[15] DACHI S F, HOWELL F V. A survey of 3,874 routine full–mouth radiographs [J]. Oral Surg Oral Med Oral Path, 1961, 14: 1165–1169.

[16] ERICSON S, KUROL J. Early treatment of palatally erupting maxillary canines by extraction of the primary canines [J]. Eur J Orthod, 1988, 10: 283–295.

[17] ERICSON S, BJERKLIN K. The dental follicle in normally and ectopically erupting maxillary canines: a computed tomography study [J]. Angle Orthod, 2001, 71: 333–342.

[18] ERICSON S, KUROL J. Resorption of incisors after ectopic eruption of maxillary canines: a CT study [J]. Angle Orthod, 2000, 70: 415–423.

[19] ERICSON S, BJERKLIN K, FALAHAT B. Does the canine dental follicle cause resorption of permanent incisor roots? A computed tomographic study of

erupting maxillary canines [J]. Angle Orthod，2002，72：95–104.
[20] HOFFMEISTER H. Mikrosymptome als Hinweis auf vererbte Unterzahl，Überzahl und Verlagerung von Zähnen [J]. Deutsche Zahnärztliche Zeitung，1977，32：551–561.
[21] KUROL J. Infraocclusion of primary molars：an epidemiologic and familial study [J]. Community Dent Oral Epidemiol，1981，9：94–102.
[22] KUROL J，BJERKLIN K. Ectopic eruption of maxillary first permanent molars：familial tendencics [J]. J Dent Child，1982a，49：35–38.
[23] KUROL J，BJERKLIN K. Resorption of maxillary second primary molars caused by ectopic eruption of the maxillary first permanent molar：a longitudinal and histological study [J]. J Dent Child，1982b，4：273–279.
[24] KUROL J，THILANDER B. Infraocclusion of primary molars and the effect on occlusal development：a longitudinal study [J]. Eur J Orthod，1984，6：277–293.
[25] MENSAH T，GARVALD H，GRINDEFJORD M，et al. Idiopathic resorption of impacted mesiodentes：a radiographic study [J/OL]. Eur Arch Paediatr Dent，2015，doi10. 1007/s40368–014–0162–8.
[26] MUCEDERO M，ROZZI M，CARDONI G，et al. Dentoskeletal features in individuals with ectopic eruption of the permanent maxillary first molar [J]. Korean J Orthod，2015，45：190–196.
[27] OBEROI S，KNEUPPEL S. Three dimensional assessment of impacted canines and root resorption using cone beam computed tomography [J]. Oral Surg Oral Med Oral Pathol Oral Radiol，2012，113：260–267.
[28] PFEIFER G. Systematik und Morphologie der kraniofazialen Anomalien [M]// K Schuchardt. Fortschritte der Kiefer–und Gesichts–Chirurgie Bd. 18th ed. Stuttgardt：Georg Thieme Verlag，1974：1–14.
[29] THILANDER B，MYRBERG N. The prevalence of malocclusion in Swedish school children [J]. Scand J Dent Res，1973，81：12–20.
[30] WALKER L，ENCISO R，MAH J. Three-dimensional localization of maxillary canines with cone-beam computed tomography [J]. Am J Orthod Dentofacial Orthop，2005，128：418–423.

（译者：周杨　张斌　陈建明）

PART 3

第三部分

正畸力和矫形力作用下的组织反应

尽管活动矫治器和固定矫治器的设计不同，但它们都是通过正畸力或矫形力作用于牙齿和邻近结构以及髁突和面部骨缝。

合适的力量易引起最大的细胞反应并使组织稳定，而不合适的力量可能引发不良的组织反应。

保持阶段是正畸治疗的稳定阶段，并对术后正畸效果具有重要影响。

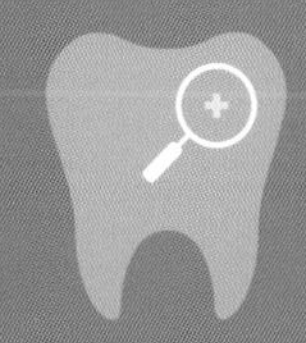

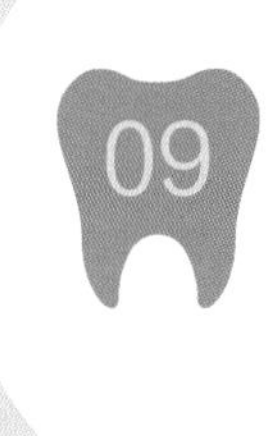

第九章

正畸力作用下的组织反应

BRIGIT THILANDER

主题

◎ 引言
◎ 牙齿支持组织
◎ 生理性牙移动
◎ 正畸性牙移动
◎ 玻璃样变期
◎ 正畸力传递引起的细胞反应
◎ 生物力学原则
◎ 结论

目的

◎ 理解正畸学中生理性牙移动的意义
◎ 理解和描述牙齿移动过程中的玻璃样变期
◎ 理解和描述正畸牙移动过程中压力和张力侧的组织反应
◎ 理解正畸力传递引起的细胞反应
◎ 描述不同种类牙齿移动的组织反应

■ 引言

正畸治疗涉及各种活动矫治器及固定矫治器。虽然矫治器的设计不尽相同，但是均涉及作用于牙齿及邻近组织的力的使用和控制。与在颅面畸形矫正中使用的对骨缝和髁突作用力的效果相反，牙槽系统中可以看到这些力引起的变化，及其导致的牙齿移动（第十章）。最佳的正畸力旨在诱发最显著的细胞反应并建立组织的稳定性，而不合适的正畸力可能引起不良的组织反应（第十一章）。本章节聚焦正畸治疗中牙周组织活跃阶段的组织反应，而保持阶段及其后的组织反应将在第十二章讲解。

■ 牙齿支持组织

牙齿移动是一个复杂的过程，需要牙龈、牙周韧带、根牙骨质和牙槽骨在细胞群体和改建能力上进行差异性的变化。因此，下文将对正常牙周组织简要地进行描述。

● 牙龈

牙龈的主要成分是结缔组织，包括成纤维细胞、胶原纤维、神经和基质。成纤维细胞的主要功能是生成多种类型的纤维，并参与结缔组织基质的合成。胶原纤维由成束的、具有不同方向的胶原纤维组成，可分为环形纤维、牙龈纤维、牙骨膜纤维和越隔纤维，主要功能是维持牙龈附着结构的稳定。

● 牙周韧带

牙周韧带宽约0.25 mm，是一层柔软、富含血管和细胞的结缔组织，包绕牙根并将牙骨质与牙槽骨连接。真正的牙周纤维，即主纤维，随着牙齿的萌出而逐渐形成，并且它们的方向在牙齿萌出期间不断变化。当牙齿达到咬合接触时，牙周韧带便形成方向有序的纤维束（图9-1）：牙槽嵴纤维、水平纤维、斜纤维、根尖纤维和根间纤维。这些纤维束呈微波纹状，可允许牙齿在牙槽窝内移动（生理性移动）。牙周韧带的存在对于正畸治疗中牙齿的移动是必不可少的。

这些纤维嵌入含有结缔组织多糖（糖胺聚糖）的基质中，随年龄而变化。相较于儿童和青少年，组织对正畸力的反应，包括细胞动员和胶原纤维转换，在老年人中更为缓慢。生理条件下，牙周韧带中胶原蛋白的更新速度远高于很多其他组织（如高于牙龈组织两倍）。究其原因，加载于牙周韧带上的正畸力是多方向的，可产生垂直和水平向分力。越隔纤维功能类似于肌腱，可为牙齿提供坚实的锚固。低功能性应力可能导致牙龈中胶原纤维的更新速度较慢。

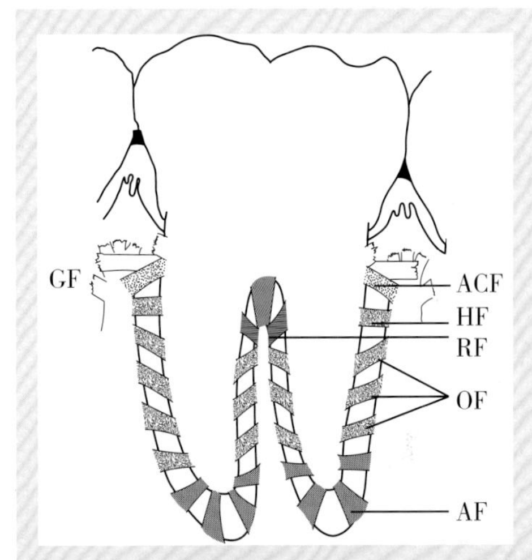

图9-1　牙周韧带纤维

牙槽嵴纤维（ACF）、根尖纤维（AF）、牙龈纤维（GF）、水平纤维（HF）、斜纤维（OF）、根间纤维（RF）。

● 根牙骨质

牙骨质是覆盖牙根表面的特殊组织，不含血管，无神经支配，无改建能力。其特征是可终生不断沉积钙盐。原发性牙骨质形成于牙根发育期间。牙齿萌出后，由于功能性需要，继发性牙骨质形成。与原发性牙骨质不同，继发性牙骨质含有细胞。在原发性牙骨质持续形成的过程中，邻近牙根部牙周韧带的部分主纤维束嵌入牙骨质中并发生矿化（图9-2）。

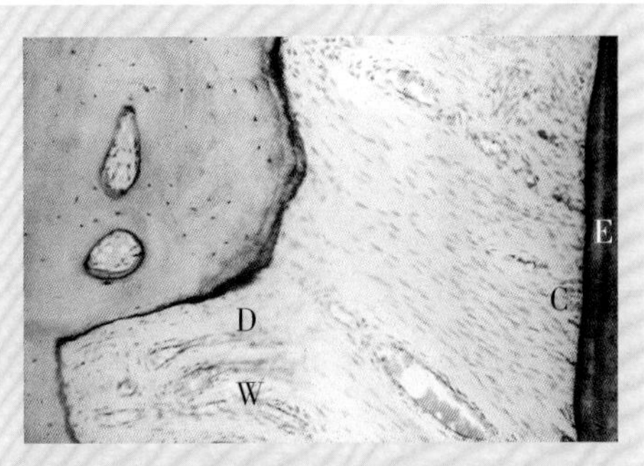

图9-2　一位22岁患者的牙周组织结构

成牙骨质细胞（C）沿着一层厚厚的牙骨质呈链状排列。间隙中毛细血管增宽，该处的骨吸收可发生于牙齿移动（W）的早期。深染的线状牙槽骨表面含有结缔组织多糖（D）并可发现该处骨表面无成骨细胞排列。牙骨质中嵌入的主纤维束（E）。

● 牙槽骨

牙槽突形成并支撑牙槽窝，由致密的外侧皮质骨板和中间不等量的海绵状或松质骨组成。不同部位的皮质骨厚度不同。松质骨含有骨小梁结构，其结构部分由遗传因素决定，部分由牙齿在行使功能时或正畸治疗期间所受的力决定。在正畸治疗计划中，应考虑牙齿移动部位的骨质类型。近远中方向的牙齿移动是牙根在松质骨中的移动，并伴随着松质骨的快速改建，而唇舌向的牙齿移动是牙齿向薄的皮质骨板移动，存在骨缺损的风险。

■ 生理性牙移动

牙齿支持组织的组织反应不仅与正畸治疗相关，而且与牙齿的萌出和咬合建立息息相关。牙及其支持组织具有终生适应功能需求的能力，牙齿可在牙槽突中移动，这种现象称为生理性牙移动。如图9-3所示，当牙齿移动时，会伴随嵴上纤维的移动，意味着牙周膜和牙槽骨的改建。牙齿移动朝向骨吸收方向，沿着骨壁的吸收面可看到与骨吸收相关的破骨细胞，而在逐渐远离的骨壁上可看到成骨细胞（沉积侧）。

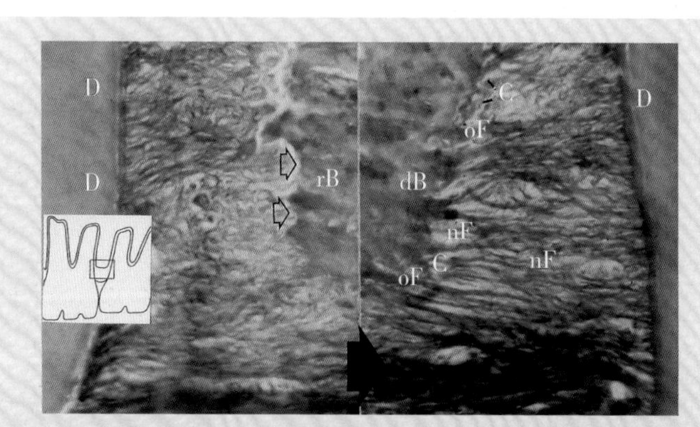

图9-3 大鼠牙间区域沿黑色箭头方向发生的生理性牙移动

吸收性牙槽骨表面（rB，空心箭头）；沉积侧牙槽骨表面（dB）；陈旧纤维（oF）包含在破骨细胞作用的新骨中；在骨表面和牙周膜中的新纤维（nF）；成骨细胞（C）和牙本质（D）。

在没有任何正畸干预的情况下，牙齿位置也会发生相当大的变化。因此，在评估正畸治疗远期效果时，了解生理性牙移动期间牙周组织的改建是非常重要的。

■ 正畸性牙移动

总的来说，生理性牙移动和正畸性牙移动过程中发生的组织反应无显著差异。由于在正畸治疗过程中牙齿移动较快，因此正畸力引起的组织变化更为显著而广泛。牙冠部加力会导致其周围组织的反应，从而引起正畸牙的移动。早在1904年，Carl Sandstedt对犬的研究表明，牙齿移动是“压力侧”吸收和“张力侧”骨沉积的过程（Sandstedt，1904）。他首次描述了受压组织的玻璃样外观，并将其称为“玻璃样变”，并认为其与牙齿移动停止有关。但直到1951年，Kaare Reitan的经典研究“正畸牙移动引起的初始组织反应”才使得牙移动获得广泛关注。他采用犬作为实验模型，也从人获取牙齿，利用组织学手段来阐明重要临床问题。通过电子显微镜，Rygh（1972）延续了Reitan的研究。Rygh解释了为什么正畸牙移动可能会导致牙齿损伤的疑问，即那可能是玻璃样变过程引起的后果。他们是笔者在一些教科书中的共同作者，同时在Elsevier出版社的许可下，本章中也使用了他们独有的一些组织学材料。

虽然我们仍未完全了解牙支持组织结构的反应，然而从临床角度来看，我们已认识到由于玻璃样变的存在，牙齿初始移动后会停止，之后继续移动。

● 牙移动的初始期

在牙冠上施加力可导致牙槽窝内牙齿的移动。最初会使牙周膜变窄，在有限区域内产生压迫，阻碍血液循环和细胞分化（Rygh，1972）。施加正畸力后几小时内，细胞和血管会发生显著变化（Rygh，1973）。这些细胞会经历一系列改变，开始是线粒体和内质网的肿胀，继而发生细胞膜的破裂、溶解。这会造成受压纤维组织间残留孤立的细胞核（核固缩），是玻璃样变的第一个特征。30~40h后，在年轻患者中，沿着牙槽骨壁的前体细胞可分化为破骨细胞和成纤维细胞（Reitan，1951）。

■ 玻璃样变期

在压应力侧，细胞和血管结构的崩解使得组织在光学显微镜下呈玻璃样外观，称为玻璃样变（图9-4）。该现象部分由解剖结构改变引起，部分源于机械因素，在临床正畸治疗中难以避免。玻璃样变的区域是一个无菌坏死区域，其特征表现为三个主要阶段：变性、清除受损组织和建立新的牙周附着。

变性始于承受压应力最高、牙周韧带变窄最显著的部位，也就是牙槽嵴顶。由于破骨前体细胞无法从受压和退化的血管进入玻璃样变区，故该

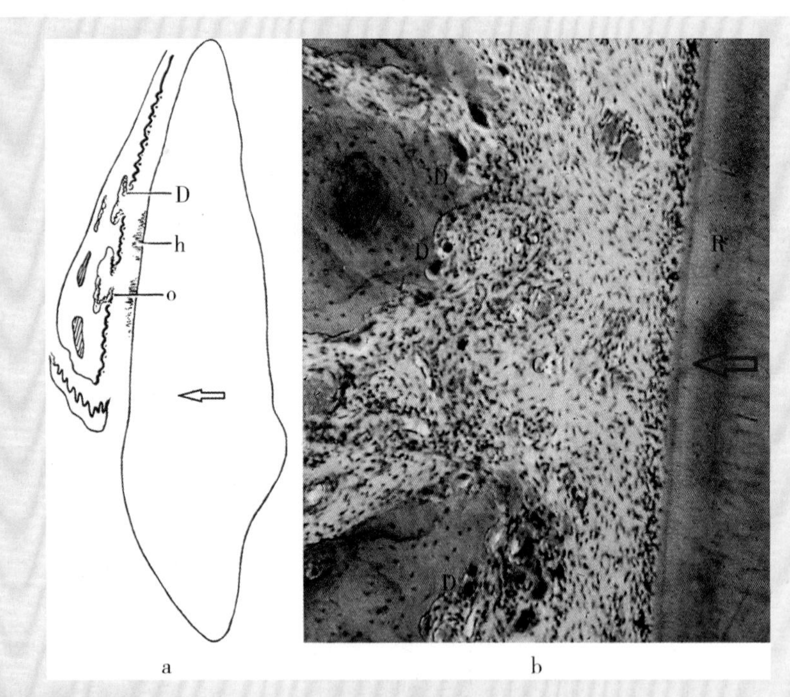

图9-4　玻璃样变

a. 上颌尖牙邻近根尖1/3处骨吸收的位置。该牙齿受力持续移动3周。代偿性类骨质形成于开放的骨髓腔（o），根面黏附残留的玻璃样组织（h）。邻近根尖1/3处出现直接性骨吸收（D）。b. 破骨细胞吸收骨质，沿牙槽骨表面排列（D）并且在相邻的牙周组织中无上皮组织残余，即原始的无细胞区（C）中心。牙根（R）。蓝色箭头表示力和牙齿的移动方向。

区域无可分化成破骨细胞的前体细胞。因此，牙周韧带侧的骨表面无直接骨吸收。相反，牙槽骨髓腔中破骨细胞形成，并吸收骨质（潜行性骨吸收）（图9-5）。初期牙齿移动后，骨吸收停止直到潜行性破骨性骨吸收清除邻近牙槽骨。坏死结构清除后，玻璃样变区重新充满细胞。在年轻患者中，有限的玻璃样变区可持续存在3～4周，而成年人的持续时间则更长。

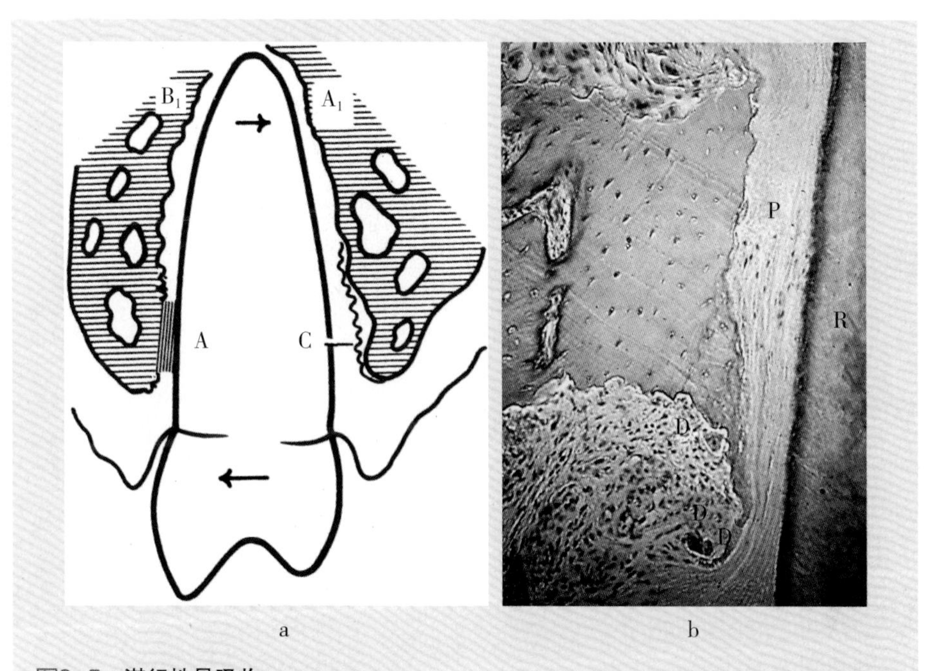

图9-5 潜行性骨吸收

a. 在大多数情况下，牙齿移动始于无细胞区（A）和新的类骨质（C）形成。承受压应力的部位（A_1）和张应力的部位（B_1）。b. 一位12岁患者上颌第一前磨牙的无细胞区。玻璃样变组织中牙根表面（R）和残留的固缩细胞核（P）。破骨细胞导致直接骨吸收（D）。

未受损牙周膜中的细胞和血管可长入并清除玻璃样变受压组织的周边（Rygh，1973）。玻璃样变的组织可被巨噬细胞吞噬并完全清除，组织重建将开始（Brudvik et al.，1994）。

牙根吸收

在去除坏死玻璃样变组织期间，牙根部的类牙骨质层暴露出天然无保护的表面，极容易受到吸收细胞的侵袭，进而对细胞活性产生不良影响（Brudvik et al.，1994）。随后，在玻璃样变区边缘，围绕无细胞牙骨质，牙根发生吸收

（Brudvik et al.，1993，图9-6）。牙根吸收的首要表现（初始阶段）可定义为单核成纤维细胞样细胞开始移除牙骨质表面的前期牙骨质，细胞从坏死组织周围侵入。之后，在主要的玻璃样变区域下方，牙骨质外层开始吸收。在此期间，多核巨噬细胞参与清除大部分坏死的牙周韧带组织块（图9-7）。在停止受力和清除坏死组织后，骨吸收陷窝开始修复（Brudvik et al.，1995，图9-8）。首要表现即为成纤维细胞样细胞合成胶原纤维、新的牙周韧带结构重建。然而，需要进一步的研究来阐明影响活跃的牙根吸收过程转变为修复过程的因素。

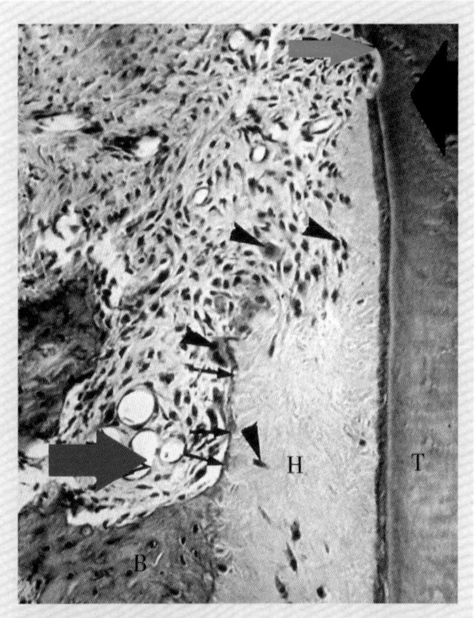

图9-6　牙槽骨（B）和牙根表面（T）之间的玻璃样变区（H）

牙槽骨吸收发生于骨髓腔（蓝色箭头），小箭头表示被吸收骨质和玻璃样变组织之间细小的线状骨。在玻璃样变区周缘可见少量的牙根吸收（绿色箭头）（改编自Brudvik et al.，1993）。

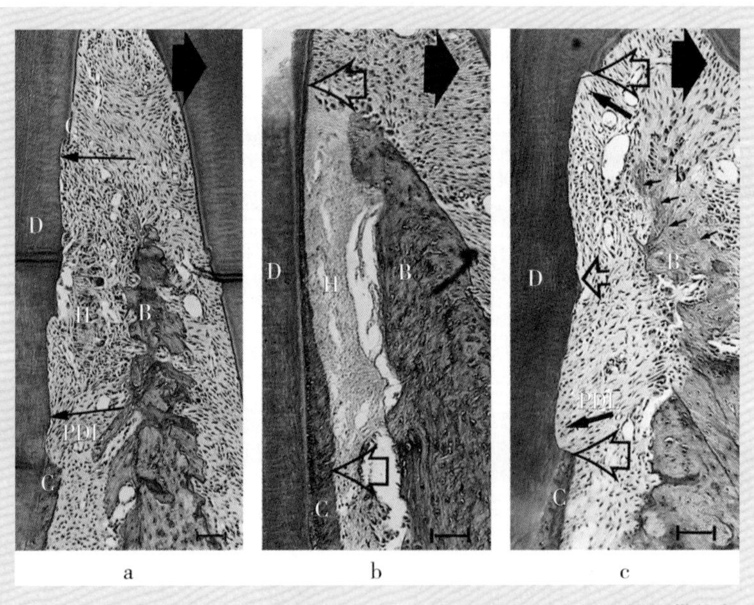

图9-7　牙齿沿黑色粗箭头方向移动21天后，牙根吸收和压力侧牙周韧带修复

牙骨质（C）、牙本质（D）和玻璃样变区（H）。a. 邻近切面显示通过牙骨质沉积（细箭头）来修复骨吸收陷窝周围骨质；b. 受压3天后玻璃样变区（两个空心箭头之间）的长度；c. 牙齿移动21天后牙根吸收的长度（两个空心箭头之间）。注意牙周韧带细胞和纤维在骨吸收陷窝周缘的规则排列（中等箭头）。在骨吸收区的中心部分（小的空心箭头），无纤维与根表面连接的痕迹。小的黑色箭头表示嵴顶区域中旧骨（B）和新骨（b）之间的分界线（改编自Brudvik et al.，1995）。

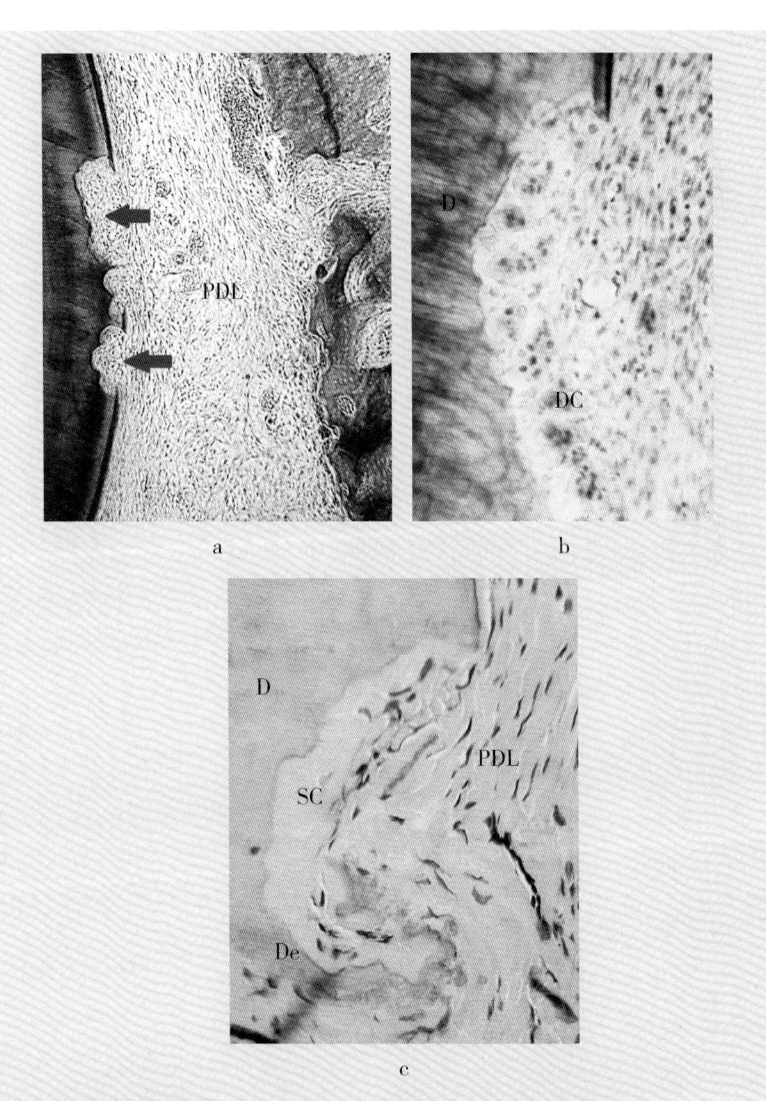

图9-8　**骨吸收陷窝修复**

a. 牙根浅表性吸收（蓝色箭头）；b. 放大倍数后显示的牙根吸收区域，包括牙本质（D）和牙本质细胞（DC）；c. 被修复的骨吸收陷窝带有分界（De），继发性牙骨质（SC）、牙本质（D）和牙周韧带（PDL）。

● 牙移动的第二阶段

在牙移动的第二阶段，牙周韧带间隙较治疗前增宽，同时修复中的组织富含细胞。在压应力侧，只要力保持在一定限度或适度地施加，则破骨细胞性骨吸收会持续进行且主要为直接骨吸收（图9-9）。在适宜力的作用下，牙齿可快速移动。

此阶段的主要特征为牙齿移动的牙槽骨表面（张应力侧）沉积新骨（图9-10）。在年轻患者中，细胞增殖通常在30～40h后发生。张力侧成骨细胞产生"骨前"蛋白基质或类骨质。这种新型类骨质的形成与牙周韧带纤维束的形状和厚度有关。初始的牙周纤维逐渐嵌入类骨质中，并在骨组织深层持续矿化。

张力侧牙周组织表面的骨沉积与吸收过程是同步进行的，而发生在牙槽骨压力侧的吸收，有利于维持支撑骨组织的外形。在骨膜深部富细胞层会发生广泛的组织改建，从而恢复支持性骨组织的厚度。

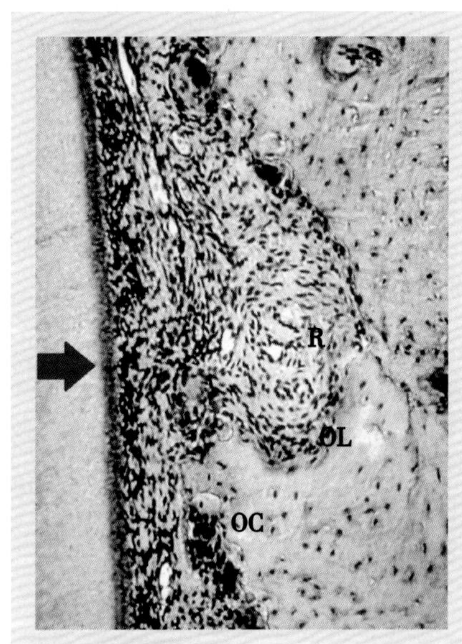

图9-9　一位12岁患者上颌前磨牙压应力侧的表现

蓝色箭头所示为牙齿移动方向。在牙槽骨边缘类骨质层（OL）持续沉积。在该类骨质组织的下方区域中发生了广泛的骨吸收（R）。骨表面衬有破骨细胞（OC）。

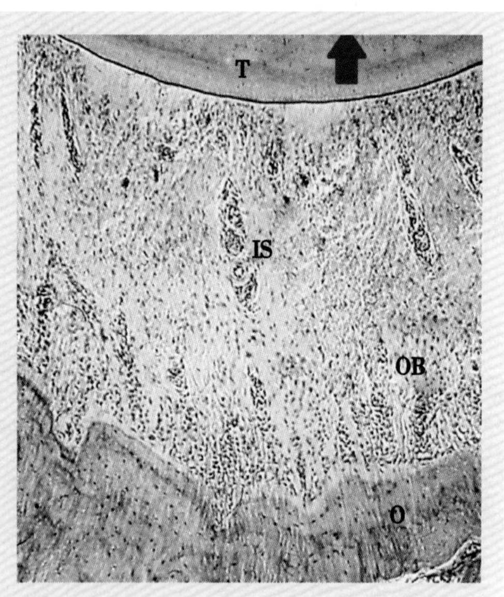

图9-10　加力45 cN，持续36 h，侧切牙张应力侧的表现

蓝色箭头所示为牙齿移动方向。可见新生细胞在接近骨表面和受牵拉的纤维束中增殖、伸展。牙根（T），组织间隙（IS）中纤维束间增殖的成骨细胞（OB）促进类骨质（O）形成。

观察发现，正畸牙齿移动涉及压力侧的多种炎症反应，可理解为正畸力作用下的组织反应。尽管在很多情况下“炎症”和“感染”一词混合使用，但不应将术语中的“炎症”和“感染”一词相混淆。在口腔正畸学中，细胞受力后可短暂引起组织退变，因而炎症过程仅发生在局部环境中。

■ 正畸力传递引起的细胞反应

机械力引发正畸牙移动。然而，正畸力传递引起牙周组织的生物学反应与骨重建过程中骨细胞的机械传感无关（见第三章）。目前公认的观点为无菌性炎症是牙齿移动的始动因素。这与上述组织学研究一致，研究证明坏死/玻璃样变区、血管扩张和白细胞从血管迁移等有炎症性表现的组织变性促使压力侧组织反应和骨吸收。

炎症介质包括细胞因子，例如牙周韧带组织产生白细胞介素（interleukins，IL-1，IL-6）、肿瘤坏死因子（tumour necrosis factors，TNF-α）、神经肽和前列腺素（prostaglandins，PG）（Ransjö et al.，1998；Meikle，2006；Wise et al.，2008）。免疫组织化学染色证实了在正畸力作用下牙周组织中存在促炎介质（Davidovitch et al.，1988）。前列腺素作为组织对机械力应答的介质，其重要作用是在系统或局部使用前列腺素抑制剂时可抑制实验动物正畸牙的移动。

炎症介质与靶细胞上的受体特异性结合，以启动细胞内信号的级联反应、增加第二信使（如cAMP和Ca^{2+}）的含量并激活转录因子，这将会导致细胞分化和功能的改变。此外，随着正畸力和炎症介质水平的增加，压力侧细胞核因子κB受体活化因子配体（RANKL）的受体激活剂上调。RANKL与破骨前体细胞上的受体RANK结合会导致破骨细胞的形成和激活，进而引起骨吸收增加。因此，RANKL/RANK/OPG系统不仅在骨重建和牙齿萌出过程中发挥重要作用，也是正畸牙移动的重要调控因素（Wise et al.，2008）。

张力侧牙槽骨形成和牙周韧带改建的机制目前尚不完全清楚。引起组织应变的机械力将影响细胞与相邻细胞的相互作用，并通过膜蛋白与基质蛋白黏附。尽管其确切的分子机制尚不清楚，但是这将会改变靶细胞的基因表达和细胞活性。张力侧组织的合成代谢和刺激性骨形成类似于在上颌骨缝扩张和骨牵张的临床治疗中骨缝的成骨反应。

虽然正畸牙移动局限于颌骨内，但对骨骼的系统性影响可能与其生物反应有相互作用。总之，骨骼的内分泌和代谢活动具有交互作用（其中颅面骨是一个整体），这可能会影响患有代谢疾病及接受相关药物治疗患者的正畸疗效。

■ 生物力学原则

冠部加力可引起牙齿移动，这取决于力的类型、大小、方向和持续时间。组织的生物学反应在指导如何正确使用所有生物力学原则方面具有根本性意义。

● 正畸力

存在两种不同类型的正畸力：持续力和间歇力。现代固定矫治系统是基于弓丝轻而持续的正畸力。然而，持续力需在施加有限的一段时间后中断。此时，组织不再活跃，需要重新被激活。由于组织可获得充足的重组时间，这种间歇性的持续力在临床口腔正畸中具有一定的优势，并且在重新加力时有利于组织的进一步改变。间歇力在短时间内起作用，主要由活动矫治器产生。

力的大小会对组织产生重要影响。相较于重力，在一定距离内，轻力使牙齿移动得更快，对支持组织的损伤更小（Reitan，1964；Owman-Moll et al.，1996）。施加轻力的目的是在不造成组织过度压迫的情况下增加细胞活性，并为组织的进一步变化做好准备。另外，它可以减轻患者的不适和疼痛。无髓鞘的神经末梢存在于玻璃样变组织中，初期会受到压迫。

就引发组织不良反应而言，相较于力的大小，力的作用时间即治疗时间，是更重要的因素（Reitan，1964；Lindskog et al.，1984；Owman-Moll et al.，1996）。因此，应避免对骨老化患者进行长期治疗。

力的方向将导致不同类型的牙齿移动，通常有倾斜移动、转矩、整体移动、旋转、伸长和压低，从而导致牙周膜的不同部位呈现不同的组织反应。

● 正畸牙移动

倾斜移动

牙齿倾斜意味着有支点存在，会导致牙冠和牙根朝相反的方向移动。压力集聚在牙周韧带局部会导致牙槽嵴以下及根尖区发生玻璃样变（图9-11）。相较于其他方法，持续轻力可在更短时间内实现牙齿更显著地倾斜移动。在大多数年轻的正畸患者中，由适度的倾斜移动引起的骨吸收通常伴随着代偿性的骨形成。其代偿程度在个体中各不相同，主要取决于骨膜中的成骨细胞（Reitan，1967）。

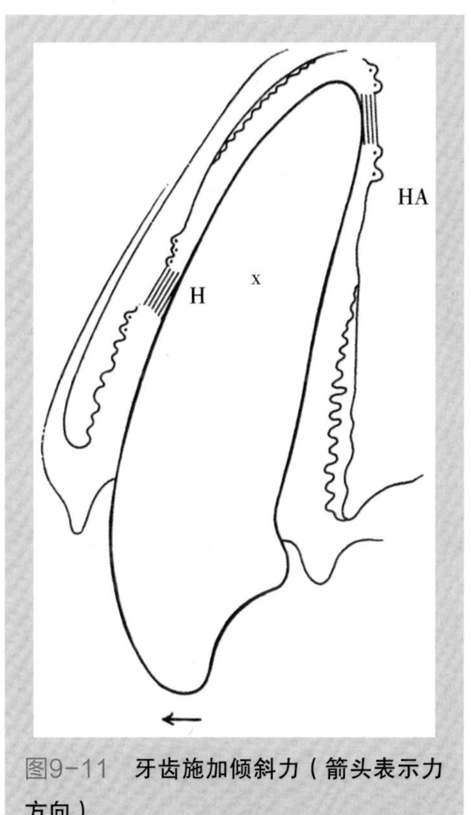

图9-11　**牙齿施加倾斜力（箭头表示力方向）**

两个部位出现玻璃样变区，一个在压应力侧（H），另一个在根尖区（HA）。阻抗中心（x）。

转矩

转矩是根尖的倾斜移动（图9-12）。在初期，压力位于根部中间。随后，根尖表面逐渐开始压迫相邻的牙周纤维，从而出现更宽的压应力区。如果在弓丝中加入较多的转矩，力会增加，并可能导致颊侧骨开窗（图9-13）。

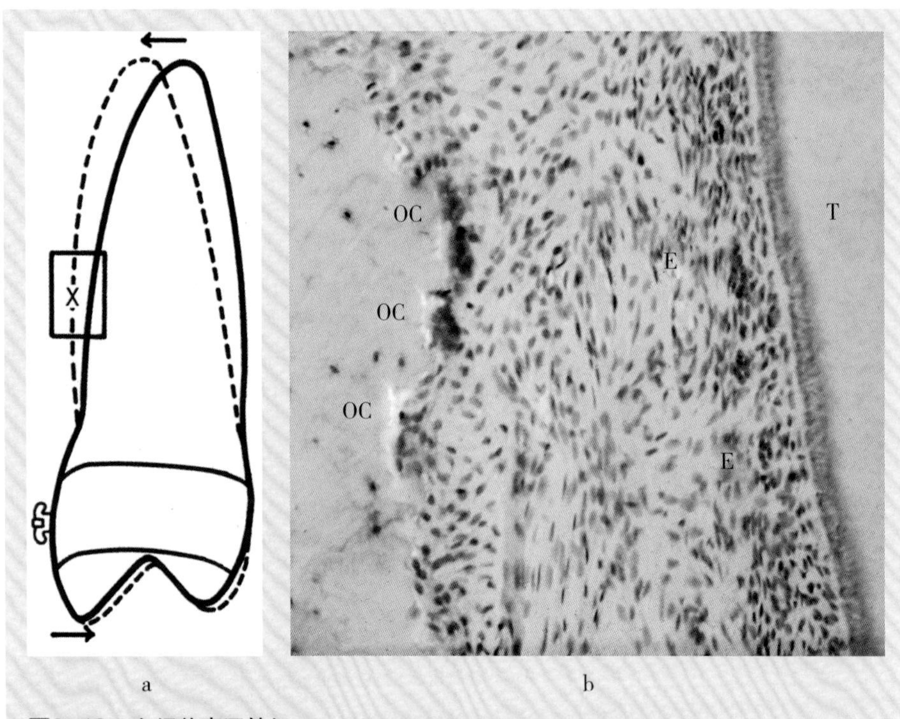

图9-12 上颌前磨牙转矩

a. 箭头表示力和牙齿的移动方向；b. 2周内加力120 cN，促进一位12岁患者根尖区的转矩移动后，其压应力侧的显微照片。牙周膜的上皮剩余表明其未发生玻璃样变。牙根表面（T），沿骨表面贴附的破骨细胞（OC）和上皮剩余（E）。

整体移动

通过建立沿平行线作用的一对力并将力分布在整个牙槽骨表面来实现整体移动。对牙齿施加持续轻力是一种有利的移动方法（Reitan，1967）。在施力初期，可形成一个短暂的小范围压应力区。在此期间无牙齿的整体移动，反而会出现轻微的倾斜移动。这种初期倾斜移动的程度随牙弓尺寸和托槽宽度的变化而变化（图9-14）。玻璃样变持续的时间短，是由于压力侧玻璃样变区两侧的吸收增加，这导致了玻璃样变区的迅速消失。压力侧的这种有利反应是张力侧逐渐受到拉伸的纤维束以及沿着这些纤维形成的新骨层的作用所导致的（图9-14）。

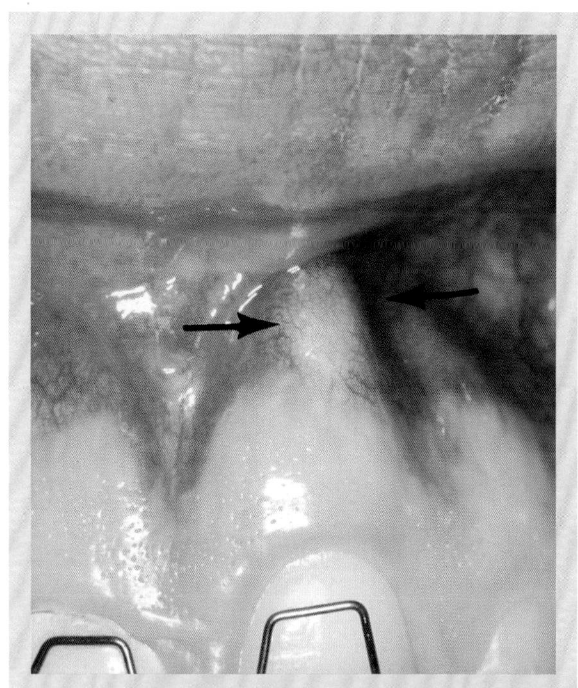

图9-13　**转矩移动导致左侧中切牙和侧切牙根尖骨开窗（箭头）**

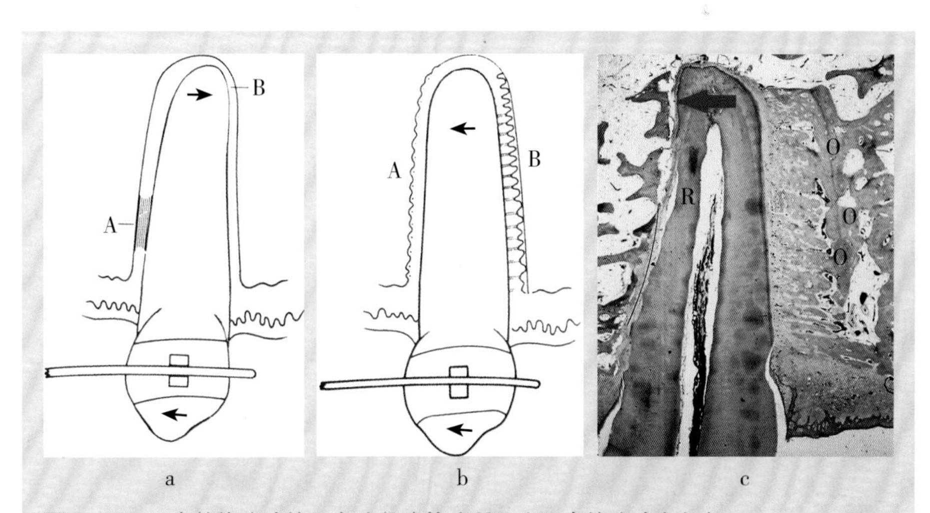

图9-14　**牙齿整体移动的两个阶段（箭头所示为牙齿的移动方向）**

a. 在连续整体移动的初期观察到的结果。由于初期牙齿的倾斜移动，出现玻璃样变组织/区域（A）和轻微受压区（B）。b. 在初期倾斜移动之后，牙齿的逐渐直立导致压力侧（A）的骨吸收、沿着受拉伸纤维束（B）的骨沉积增加。c. 牙齿整体移动。蓝色箭头显示了6个月内犬前磨牙的移动方向。张力侧有成骨细胞（O）形成的新骨层，压力侧（R）出现牙根吸收。

旋转

牙齿旋转产生两个压力侧和两个张力侧（图9-15），并可能导致压力侧组织反应类型的一些变化（Reitan，1967）。在其中一个压力侧观察到带有潜掘式骨吸收的玻璃样变，甚至是牙根吸收，而另一个压力侧会出现直接性骨吸收。这种变异由牙根的解剖结构和力的大小引起。在张力侧，骨小梁沿着受拉伸纤维束形成并呈倾斜排列。在边缘区域，旋转移动通常会导致纤维结构出现较大的移动。游离牙龈组纤维从根表面伸出，呈倾斜排列。因为它们与骨膜结构和整个牙槽纤维系统相连接，所以旋转移动也会导致距旋转牙齿一定距离的纤维组织移位。

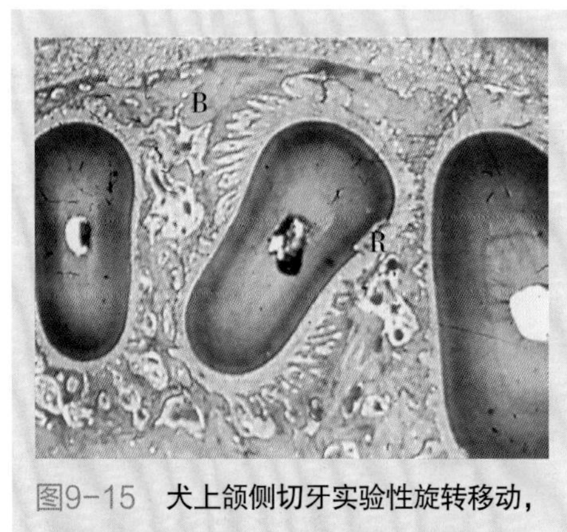

图9-15 **犬上颌侧切牙实验性旋转移动，形成两个压力侧和两个张力侧**

新旧骨层（B）之间有分界线，压力侧出现牙根吸收（R）。

伸长

在理想状态下，伸长在牙周韧带内不产生压力，仅产生张力。由于受拉伸的纤维产生了张力，个体组织的反应均发生了改变，包括牙周纤维束的伸长和新骨骼沉积在牙槽嵴顶（图9-16）。在年轻个体中，相较于牙周韧带中部和根尖1/3处主纤维的拉伸和移动，牙齿的伸长移动会涉及更为持久的嵴上纤维束的拉伸和移动。

压低

与伸长牙齿不同，年轻患者的牙齿压低仅有微小的位置变化，主要是主纤维束的拉伸（图9-16）。压低需要轻力，因为它集中在牙根尖小范围区域，存在根尖吸收的风险。

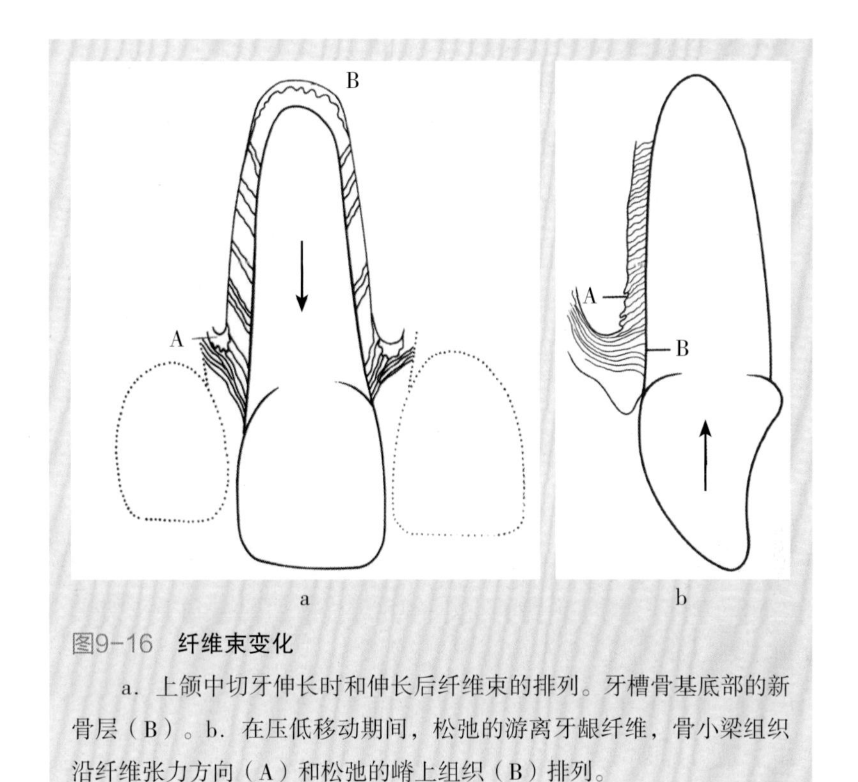

图9-16 **纤维束变化**

a. 上颌中切牙伸长时和伸长后纤维束的排列。牙槽骨基底部的新骨层（B）。b. 在压低移动期间，松弛的游离牙龈纤维，骨小梁组织沿纤维张力方向（A）和松弛的嵴上组织（B）排列。

■ 结论

对牙齿施加正畸力导致牙齿移动，这取决于力的类型、大小、方向和持续时间。然而，正畸力传递到牙周组织产生的生物学反应与骨重建过程中骨细胞的机械传感无关。目前公认的观点为无菌性炎症是牙齿移动的始动因素。在此过程中，理解组织的生物学反应对于合理使用生物力学原则、避免不良组织反应具有根本性意义。

参考文献

[1] BRUDVIK P, RYGH P. The initial phase of orthodontic root resorption

incident to local compression of the periodontal ligament [J]. Eur J Orthod, 1993, 15: 249–263.

[2] BRUDVIK P, RYGH P. Multinucleated cells remove the main hyalinized tissue and start resorption of adjacent root surfaces [J]. Eur J Orthod, 1994, 16: 265–273.

[3] BRUDVIK P, RYGH P. Transition and determinants of orthodontic root resorption-repair sequence [J]. Eur J Orthod, 1995, 17: 177–188.

[4] DAVIDOVITCH Z, NICOLAY O F, NGAN P W, et al. Neurotransmitters, cytokines, and the control of alveolar bone remodeling in orthodontics [J]. Dent Clin North Am, 1988, 32: 411–435.

[5] LINDSKOG S, LILJA E. Scanning electron microscopic study of orthodontically induced injuries to the periodontal membrane [J]. Scand J Dent Res, 1984, 92: 334–343.

[6] MEIKLE M C. The tissue, cellular, and molecular regulation of orthodontic tooth movement: 100 years after Carl Sandstedt [J]. Eur J Orthod, 2006, 28: 221–240.

[7] OWMAN–MOLL P, KUROL J, LUNDGREN D. The effects of a four-fold increased orthodontic force magnitude on tooth movement and root resorption. An intra-individual study in adolescents [J]. Eur J Orthod, 1996, 18: 287–294.

[8] RANSJÖ M, MARKLUND M, PERSSON M, et al. Synergistic interactions of bradykinin, thrombin, interleukin 1 and tumor necrosis factor on prostanoid biosynthesis in human periodontalligament cells [J]. Arch Oral Biol, 1998, 43: 253–260.

[9] REITAN K. The initial tissue reaction incident to orthodontic tooth movement as related to the influence of function. An experimental histological study on animal and human material [J]. Acta Odont Scand, 1951, Suppl 6: 1–240.

[10] REITAN K. Effects of force magnitude and direction of tooth movement on different alveolar types [J]. Angle Orthod, 1964, 34: 244–255.

[11] REITAN K. Clinical and histologic observations on tooth movement during and after orthodontic treatment [J]. Am J Orthod, 1967, 53: 721–745.

[12] RYGH P. Ultrastructural cellular reactions in pressure zones of rat molar periodontium incident to orthodontic tooth movement [J]. Acta Odont Scand, 1972, 30: 575–593.

[13] RYGH P. Ultrastructural changes of the periodontal fibres and their attachment in rat molar periodontium incident to orthodontic tooth movement [J]. Scand J Dent Res, 1973, 81: 467–480.

[14] SANDSTEDT C. Einige beiträge zur theorie der zahnregulierung [J]. Nord Tandl Tidsk, 1904, 5: 236–256.

[15] WISE G E, KING G J. Mechanisms of tooth eruption and tooth movement [J]. J Dent Res, 2008, 87: 414–434.

（译者：周苗　李树祎　刘畅）

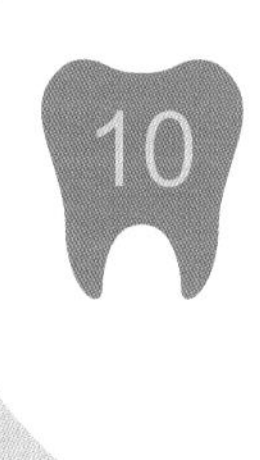

第十章

矫形力作用下的组织反应

BIRGIT THILANDER

主题

◎ 引言

◎ 髁突的反应

◎ 骨缝的反应

◎ 结论

目的

◎ 理解矫形力与正畸力的区别

◎ 对功能矫治器作用于颞下颌关节区的反应进行描述

◎ 理解骨缝对上颌骨扩弓的反应

◎ 理解颞下颌关节对后牙功能性反殆的反应

■ 引言

矫形力主要作用于颞下颌关节。颌间位置及咀嚼肌力变化时，颞下颌关节区都会做出反应，如在安氏Ⅱ类、Ⅲ类错𬌗畸形病例中，不同类型矫治器引导的下颌骨向前（如Andrésen激动器或Herbst矫治器）或向后（如颏兜）。矫形力亦可通过将上颌骨向前牵引或限制上颌前移（如面罩或头帽），或者反𬌗患者的直接扩张上颌骨缝（如上颌快速扩弓）来影响上颌骨缝。因此，矫形力与正畸力不同，正畸力作用于牙齿及其邻近结构，使牙齿在颌骨内移动。

功能矫治器或矫形力能否影响髁突和骨缝的生长是一个学术问题，将在本章中讨论。

■ 髁突的反应

下颌后缩的安氏Ⅱ类错𬌗畸形患者正畸治疗的主要目的是通过功能性下颌前移位来促进或优化髁突的生长；而安氏Ⅲ类错𬌗畸形患者的正畸治疗旨在抑制下颌骨的生长。这些治疗方法的临床实际效果和意义一直存在争议。在大鼠和猴模型上都有髁突对前导力适应性的研究，但罕有在后推力下的研究。在众多实验研究中，髁突软骨对矫形力的反应一直是备受关注的问题。

● 实验研究

在大鼠的下颌前移研究中观察到，厚度增长的增殖区（proliferating zone，PZ）常伴随更活跃的细胞分裂，而在颏兜疗法下的下颌后缩时则观察到，增殖区厚度的减少伴随着细胞量的减少（Petrovic，1972）。在后续的大鼠研究中，Petrovic等人（1975）报道，生长发育期的大鼠在下颌前移位时，能通过刺激增殖区细胞的有丝分裂而促进髁突软骨的额外生长。然而，随后在大鼠身上进行的使用生物化学、组织形态计量学及放射自显影等方法的实验却无法支持这一说法。此外，改变矫治器设计（如开张度、下颌前导牵幅度等）的实验也有相关报道（Ghafari et al.，1986；Tsolakis et al.，1997）。虽然线性测量显示下颌骨长度增加，但无法解释其为髁突软骨生长增加所致。

虽然大鼠实验的结果一直存在争议，但恒河猴中的下颌骨前牵法显示出颞下颌关节区显著的形态变化。Carl Breitner首次给出了令人信服的组织学证据（1940），他证明下颌骨前移位引起了蝶骨窝和髁突的重塑。随后的一些研究证实了他最初的想法，并证明猴的颞下颌关节具有功能适应能力（Baume et al.，1961；Stöckli et al.，1971）。下颌骨的前移位使正常的咬合关系变成安氏Ⅲ类错𬌗，同时甚至伴有面部肌肉的改变（McNamara，1973），尤其是翼外肌活动的增加。同时还观察到神经—肌肉模式的转变和骨骼对实验条件的适应性变化。在组织学中，可见髁突软骨生长的增加，主要在髁突后缘和关节窝部位。然而，大约10周后，重塑过程完成。

髁突软骨的变化只占治疗周期中很短的一段时间，因此在矫形力所能造成的影响中，髁突软骨的改变似乎是次要的。研究表明，将下颌骨髁突移植到非功能性的环境中，增殖区处的祖细胞分化为成骨细胞，而不是在原位分化成软骨细胞（Duterloo，1967）。此处的细胞是多潜能的，可根据所生长的环境分化为软骨或骨。软骨的关节区是骨膜的纤维层和细胞层的延续，由此可适应骨骼力学平衡的变化。因此，下颌骨向前移动后，颞下颌关节区会发生适应性变化，其生长方向也会发生改变（Meikle，2007）。

● 临床应用

在猴动物实验中，安氏Ⅱ类错𬌗畸形的下颌前移所致的颞下颌关节重建与临床实践中是不同的，即使猴的髁突在生长方向上发生了年龄依赖性的变化，仍然可为生长发育期儿童的矫治提供参考（Luder，1987）。临床医生的目标是将一种不正常的生长方式转变为一种正常的生长模式，这与动物实验中所做的恰恰相反（动物实验中是将下颌从正常位置移到异常位置）。此外，在患者身上很难获得一个与动物研究类似的可控的合作环境。而且，头影测量还受到一些标志点（如髁突）的识别和投影误差的影响。线性测量通常以毫米为单位，而不用放大系数（常为5%～14%）。还应注意的是，从正中矢状面的标志点计算出的髁突和颏前点之间的距离，与侧视中的实际距离是不同的。在考虑矫治器的矫形效果时，必须考虑这些因素。治疗期间的个体生长潜力也包括在此效果中。然而，在治疗期间，无法将矫治器的效果与患者的正常生长区分开来，因此很难或不可能给出不同功能矫治器的临床效果准确值。

安氏Ⅲ类错殆畸形患者的下颌后缩在临床研究中主要集中在不同矫治器上，例如Frankel Ⅲ矫治器或颏兜，通常与头帽结合使用。一些头影测量研究表明，年轻个体的颏兜治疗可通过下颌骨的后移以改善Ⅲ类咬合（Thilander，1995；Allen et al.，1993；Deguchi et al.，2002），这是由于颞下颌关节区的重塑，而非下颌骨的生长延迟。

受到矫形力影响的不只有头影测量法下的矢状面（如安氏Ⅱ类、Ⅲ类错殆畸形），还有横向维数。对下颌骨的强力引导会导致咀嚼肌的不对称活动，但作用力在非反殆侧显著减弱（Troelstrup et al.，1970；Ingervall et al.，1975；Ferrario et al.，1999）。颌骨上肌肉的适应性变化随刺激强度和持续时间的不同而变化。通常，拉力增加了神经肌肉的活动，而压力减少了神经肌肉的活动，因此不同形式的力可能改变肌纤维成分的组成。重要的发现是，不只在颌间位，在息止颌位都能记录到不对称的肌肉活动（Ingervall et al.，1975），这表明神经肌肉在适应牙尖交错位（intercuspal relationship，ICP）的过程中，松弛的下颌骨会移动到反殆的一侧（图10-1）。

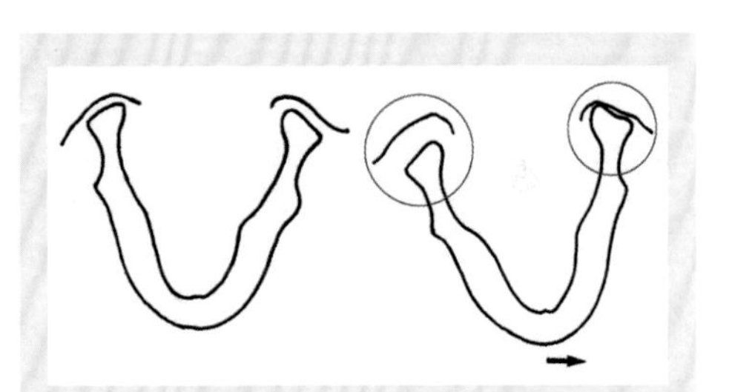

图10-1　左侧，正常咬合时下颌骨髁突在正确的位置；右侧，单侧左后牙反殆导致关节窝中的髁突位置改变

另外，当下颌骨移位到牙尖交错位时，非反殆侧的髁突将向下、向内侧移动，而反殆侧的髁突向上、向外侧移动，导致关节窝内的髁突位置发生变化。而且这种变更的髁/颞关系将影响这些区域的重塑过程（Thilander，1995；Hesse et al.，1997；Nerder et al.，1999；Pinto et al.，2001；Kecik et al.，2007）。因此，生长适应性和神经肌肉方面皆提示应在早期治疗。若任其发展，幼年期的功能性反殆将极有可能在年长后发展成颅骨不对称与错殆（图10-2，Thilander et al.，2012）。

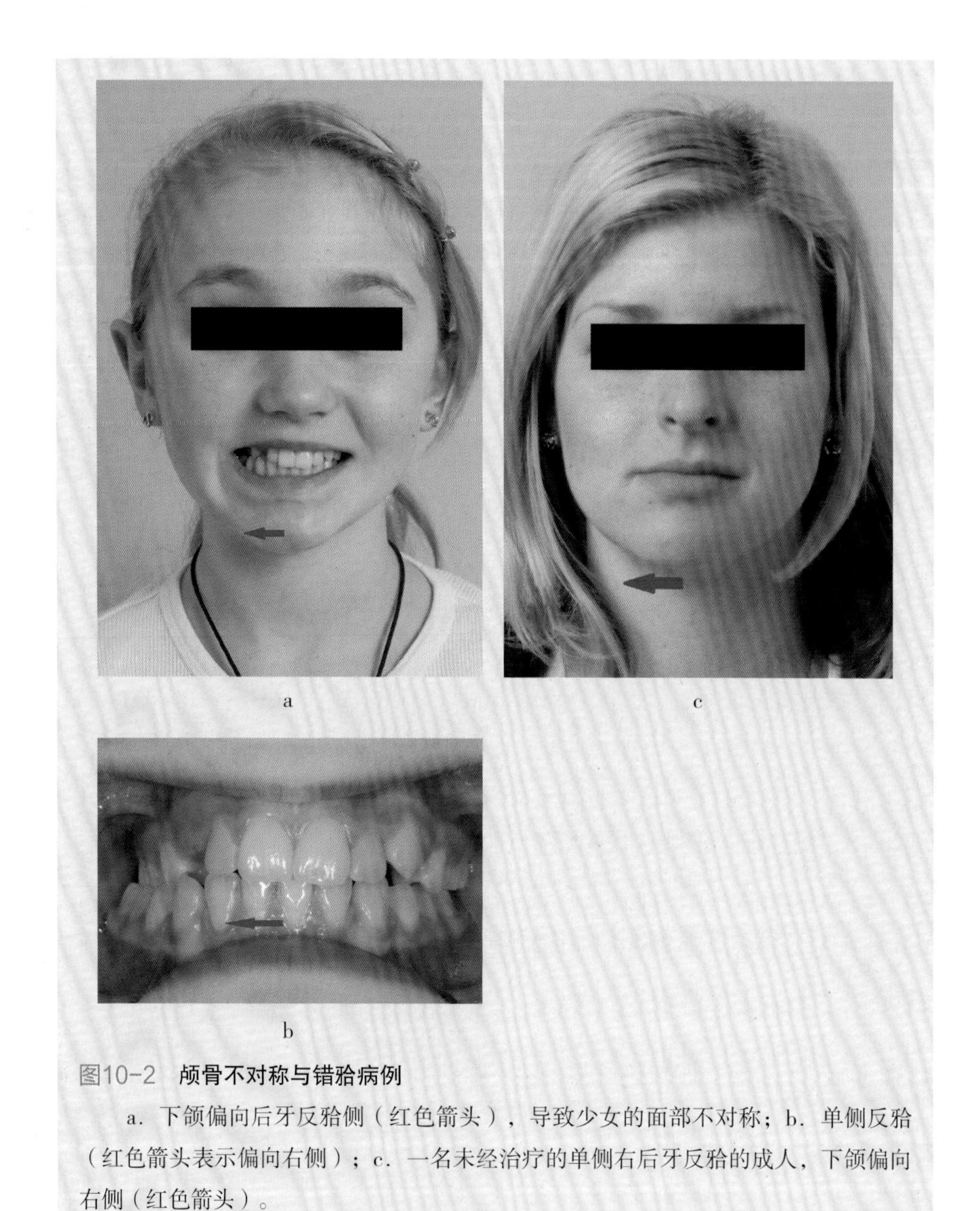

图10-2　颅骨不对称与错殆病例

a. 下颌偏向后牙反殆侧（红色箭头），导致少女的面部不对称；b. 单侧反殆（红色箭头表示偏向右侧）；c. 一名未经治疗的单侧右后牙反殆的成人，下颌偏向右侧（红色箭头）。

■ 骨缝的反应

面部骨缝为相邻骨骼之间提供了一种联合。然而，受机械力的限制，骨的部分仅允许有轻微的移动。组织的结构，特别是其纤维成分，在同一骨缝内随着年龄的增长而变化，如第三章所述。在各种动物实验技术中，都描述了面部骨骼在后、前和横向位置关系的改变。

实验研究

在猴实验中，矫形力可以通过头帽将上颌移动到向前或向后的位置。研究表明，在乳牙列晚期，可加载较大的持续口外力使面部中间复合体在几个月内向后移动到Ⅲ类关系（Bousseau et al., 1977）。然而，这种效应是过渡性的，因为在高位牵引终止后，上颌骨恢复了其向前的生长模式（Tuenge et al., 1974）。用强的口外力前移年轻猴子的下颌，在几个月后显示出上颌骨复合体的移位（Kanbara, 1977），但在治疗后期，取出矫治器后出现反弹。

组织学研究已经证实，头影测量显示的移动是通过面部骨缝的再吸收和重塑来介导的（Droschl, 1975）。锯齿状结构消失，纤维失去排列方向，且在骨表面上能观察到活跃的破骨细胞。这种直接再吸收的过程常常早于局部的玻璃样变（Linge, 1973）。在强的口外力下，可看到骨缝打开，环上颌骨缝的指状突起减少。当移除矫形力时，将发生重建和产生新的指状突起。因此，就如牙齿移动过程中牙周韧带所在的牙槽骨表面，骨缝会以相同的方式对压力作出反应。

临床应用

虽然对猴子的大量研究表明，施加和维持适当强度的机械力，可以重塑面部骨缝，但在何种程度上可用于临床仍存在争议。不过根据实验研究我们可以得出结论，使用骨性支抗可以对骨缝产生影响，特别是在发育早期。矫形力的大小和方向（如向颈部和枕部的方向）会影响其前牵引和后牵引的效果，取决于骨缝是否发生拉伸或压缩性机械应变。

上颌前牵术

对于治疗安氏Ⅲ类错殆畸形患者的上颌骨牵引，可以使用面罩（Delaire et al., 1978）。在临床上，上颌骨牵引可达到的临床效果与年龄和技术相关。将力直接施加到牙齿上时，这种方法的缺点是牙齿会有移动的倾向，从而降低了矫形的效果。Turley等介绍了一种骨性支抗（1980），以骨内种植体的方式直接在骨上施加外力。现在将临时支抗装置（TAD）作为骨性支抗是必然趋势，因为它们可直接向骨骼提供向前的牵引力，从而最大限度地减少不必要的牙齿移动。

横向移动

多年来，临床上常采用上颌快速扩弓来实现扩大腭中缝。这种方法最早由Angell（1860）提出，当时备受质疑，直到Haas（1965）的研究显示，在青少年中使用固定的扩弓器对结果的影响是有利的，这是现今在临床上已被充分证明的口腔正畸治疗手段。这种治疗手段也是牵张成骨的一个例子，这意味着除了腭中缝，上颌骨周围骨缝都必须重塑。复杂的骨缝系统涉及术语“上颌骨扩弓”，因此经常使用的术语“上颌快速扩弓”是不准确的。

上颌骨扩弓

上颌骨扩弓旨在扩大上颌间骨缝，需要固定的支抗，最佳治疗期是混合牙列期，骨缝中很少或没有骨桥（图10-3）。对牵引力的机械反应包括纤维束方向的改变。张力的大小与成骨反应之间存在着正相关性。成骨细胞和穿通纤维通过新骨层的沉积而结合到骨表面中，而骨缝将以与在牙周膜纤维所在的牙槽骨表面上观察到的相同的方式对张力作出反应。当去除矫形力后，骨缝的宽度恢复正常，骨间重新形成骨质交错的结构。伴随牵引力的骨沉积使骨缝得以恢复（图10-4）。

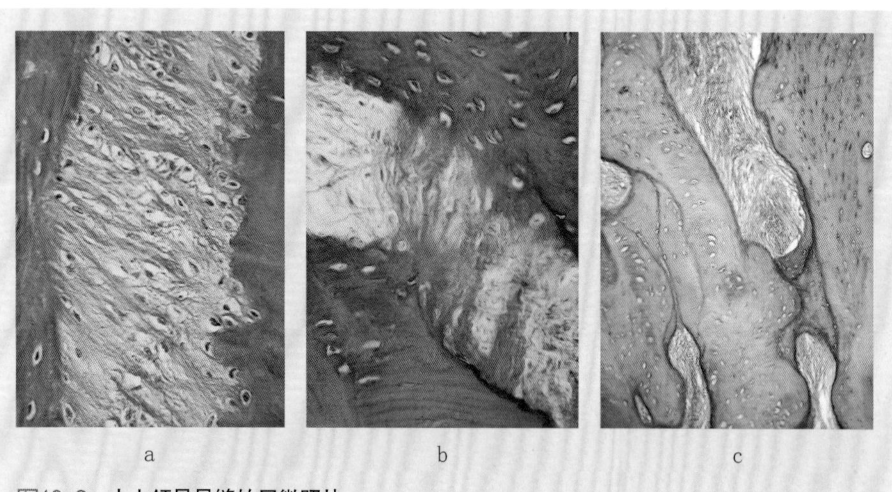

图10-3 人上颌骨骨缝的显微照片

a．年轻时胶原纤维垂直于骨表面；b．纤维的厚度和密度随着年龄而增加；c．在14岁之后，进入骨性闭合的阶段。

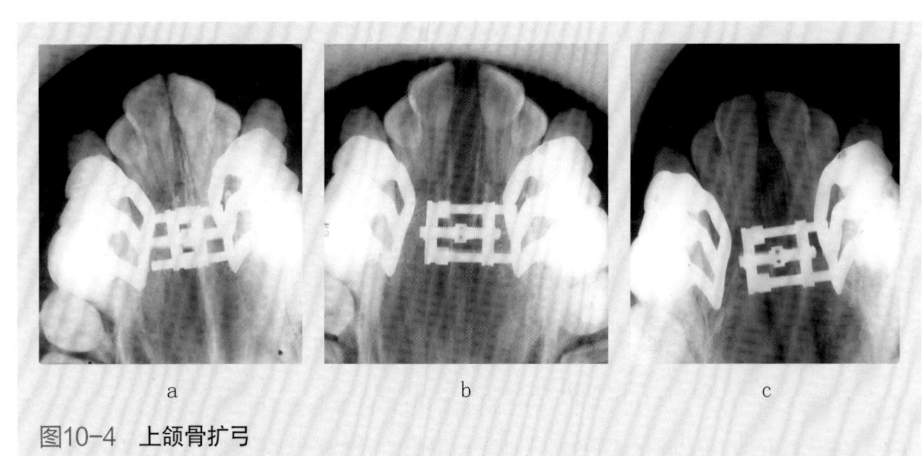

图10-4 **上颌骨扩弓**

a. 已戴入上颌快速扩弓器以扩张颌间骨缝，尚未开始扩张；b. 经过21天的扩张后明显加宽的骨缝；c. 在扩大的骨缝中发生骨沉积以使骨缝恢复。

当骨缝被固定并“闭合”时，应进行外科手术。在文献中，术语“缓慢”和“快速”扩展通常用于解释治疗效果的差异。

■ 结论

功能性矫治器或矫形力能否刺激或减少髁突生长仍然是一个学术问题。但可以指出的是，应用矫形矫治器引发的下颌移位可启动颞下颌关节区内的重塑活动并改变髁突的生长方向，在活跃生长的个体中尤为明显。

使用骨性支抗可影响面部骨缝，特别是在发育早期。矫形力的大小和方向将影响上颌骨向前、向后或横向牵引的结果，这取决于骨缝是受拉伸还是收缩的机械应变。

骨缝对压力和张力的反应与牙齿移动时在牙周韧带的牙槽骨表面所观察到的反应基本一致。

参考文献

[1] ALLEN R, CONNOLLY I, RICHARDSON A. Early treatment of Class Ⅲ incisor relationship using the chincap appliance [J]. Eur J Orthod, 1993, 15: 371–376.

[2] ANGELL E. Treatment of irregularity of the permanent or adult teeth [J]. Dent Cos, 1860, 1: 540–544.

[3] BAUME L, DERECHSWEILER H. Is the condylar growth centre responsive to orthodontic therapy? An experimental study in Macaca mulatta [J]. J Oral Surg Oral Med Oral Pathol, 1961, 14: 347–362.

[4] BOUSSEAU M, KUBISCH R. Continuous versus intermittent extra oral traction. An experimental study [J]. Am J Orthod, 1977, 71: 607–621.

[5] BREITNER C. Bone changes resulting from experimental orthodontic treatment [J]. Am J Orthod, 1940, 26: 521–547.

[6] DEGUCHI T, KURODA T, MINOSHIMA Y, et al. Craniofacial features of patients with Class Ⅲ abnormalities: growth related changes and effects of long-term chincup therapy [J]. Am J Orthod Dentofacial Orthop, 2002, 121: 84–92.

[7] DELAIRE J, VERDON P, FLOUR J. Möglichkeiten und Grenzen extraoraler Kräfte in postero-anteriorer Richtung unter Verwendung der orthopädischen Maske [J]. Fort Kieferortop, 1978, 38: 27–45.

[8] DROSCHL H. The effect of heavy orthopaedic forces on suture of the facial bones [J]. Angle Orthod, 1975, 45: 26–33.

[9] DUTERLOO H. In vivo implantation of the mandible condyle of the rat: an experimental investigation of the growth of the lower jaw [R]. The Netherlands: University of Nijmegen (Thesis), 1967.

[10] FERRARIO V, SFORZA C, SERRAO G. The influence of crossbite on the coordinated electromyographic activity of human masticatory muscles during mastication [J]. J Oral Rehab, 1999, 26: 575–581.

[11] GHAFARI J, DEGROOTE C. Condylar cartilage response to continuous

mandibular displacement in the rat [J]. Angle Orthod, 1986, 56: 49–57.

[12] HAAS A. The treatment of maxillary deficiency by opening the midpalatal suture [J]. Angle Orthod, 1965, 35: 200–217.

[13] HESSE K, ARTUN J, JOONDEPH D, et al. Changes in condylar position and occlusion associated with maxillary expansion for correction of functional unilateral posterior crossbite [J]. Am J Orthod Dentofacial Orthop, 1997, 111: 410–418.

[14] INGERVALL B, THILANDER B. Activity of temporal and masseter muscles in children with a lateral forced bite [J]. Angle Orthod, 1975, 45: 249–258.

[15] KANBARA T. Dentofacial changes produced by extraoral forward force in the Macacairus [J]. Am J Orthod, 1977, 71: 249–277.

[16] KECIK D, KOCADERELI I, SAATCI I. Evaluation of the treatment changes of functional posterior crossbite in the mixed dentition [J]. Am J Orthod Dentofacial Orthop, 2007, 131: 202–215.

[17] LINGE L. Tissue changes in facial sutures incident to mechanical influences. An experimental study in Macaca mulatta [R]. Norway: University of Oslo (Thesis), 1973.

[18] LUDER H. Growth direction in the mandibular condyle of prepubertal and pubertal monkeys (Macacafascicularis) studied by morphometry and radioautography [J]. Arch Oral Biol, 1987, 32: 239–247.

[19] MCNAMARA J A. Neuromuscular and skeletal adaptations to altered function in the orofacial region [J]. Am J Orthod, 1973, 64: 578–606.

[20] MEIKLE M C. Remodeling the dentofacial skeleton: the biological basis of orthodontics and dentofacial orthopedics [J]. J Dent Res, 2007, 86: 12–24.

[21] NERDER P, BAKKE M, SOLOW B. The functional shift of the mandible in unilateral posterior crossbite and the adaptation of the temporomandibular joint: a pilot study [J]. Eur J Orthod, 1999, 21: 155–166.

[22] PETROVIC A. Mechanisms and regulation of mandibular condylar growth [J]. Acta Morphol Neerl Scand, 1972, 10: 25–34.

[23] PETROVIC A, STUTZMANN J, OUDET C. Control processes in the postnatal

growth of the condylar cartilage of the mandible [M]//ANN ARBOR. Craniofacial Growth Series, Centre for Human Growth and Development. Michigan: University of Michigan, 1975: 101–153.

[24] PINTO A, BUSCHANG P, THROCKMORTON G, et al. Morphological and positional asymmetries of young children with functional unilateral posterior crossbite [J]. Am J Orthod Dentofacial Orthop, 2001, 120: 513–520.

[25] STÖCKLI P, WILLERT H. Tissue reactions in the temporomandibular joint resulting from anterior displacement of the mandible in the monkey [J]. Am J Orthod, 1971, 60: 142–155.

[26] THILANDER B. Basic mechanisms in craniofacial growth [J]. Acta Odont Scand, 1995, 53: 144–151.

[27] THILANDER B, BJERKLIN K. Posterior crossbite and temporomandibular disorders (TMDs): need for orthodontic treatment? [J]. Eur J Orthod, 2012, 34: 667–673.

[28] TROELSTRUP B, MÖLLER E. Electromyography of the temporalis and masseter muscles in children with unilateral forced posterior cross-bite [J]. Scand J Dent Res, 1970, 78: 425–430.

[29] TSOLAKIS A, SPYROPOULOS M. An appliance designed for experimental mandibular hyperpropulsion in rats [J]. Eur J Orthod, 1997, 19: 1–7.

[30] TUENGE R, ELDER J. Posttreatment changes following extraoral high-pull traction to the maxilla of Macaca mulatta [J]. Am J Orthod Oral Surg, 1974, 66: 618–644.

[31] TURLEY P, SHAPIRO P, MOFFETT B. The loading of bio-glass-coated aluminium oxide implants to produce sutural expansion of the maxillary complex in the pigtail monkey (Macacanemestrina) [J]. Arch Oral Biol, 1980, 25: 459–469.

（译者：王剑锋　刘尚彬　刘畅）

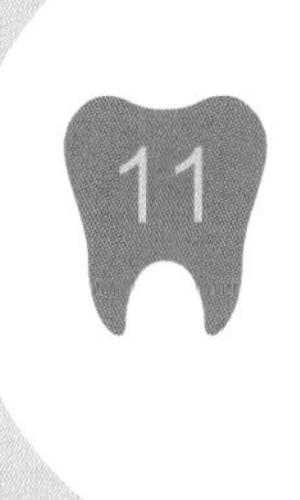

第十一章

可能的不良组织反应

BIRGIT THILANDER, LARS BONDEMARK

主题

◎ 引言

◎ 对牙齿的损害

◎ 对牙齿支持组织的损害

◎ 过敏反应

◎ 正畸治疗中的疼痛

◎ 颞下颌关节紊乱症的风险

◎ 结论

目的

◎ 理解如何避免釉质白斑

◎ 能够描述根尖吸收的风险因素

◎ 理解和描述唇/颊侧方向的正畸牙齿移动是骨开裂的风险因素

◎ 理解镍敏感个体的正畸问题

◎ 描述正畸患者发生颞下颌关节紊乱的可能风险因素

■ 引言

尽管科学证据不足，但许多研究都表明，错𬌗畸形会导致许多不良后果，如牙列拥挤易引起牙龈炎，功能性反𬌗有颞下颌功能紊乱的风险，开𬌗易导致咀嚼能力不足，上颌前牙唇倾有外伤风险，阻生齿有牙根吸收风险，因此需要进行正畸治疗。此外，正畸治疗在某些情况下可能会引起一些不良反应。临床研究报道，正畸治疗可能会对牙齿及其支持组织造成损害。本章旨在指出一些可能的不良组织学反应，以避免正畸治疗出现并发症。

■ 对牙齿的损害

● 釉质白斑

一般认为，固定矫治器治疗可以导致托槽边缘的釉质脱矿，这是由于耐酸和产酸细菌的积累（Chapman et al.，2010）。这种釉质脱矿，称为釉质白斑（white spot lesions，WSL），这是一个不希望发生的临床问题，据报道其患病率为15%～85%（Chapman et al.，2010；Sonesson et al.，2014）。釉质白斑在固定矫治器拆除后的改善有限，因此可能影响最终的美学效果（图11-1）。在矫治期间有许多策略预防釉质白斑的发生，有证据表明氟保护漆、含氟凝胶和高氟牙膏或含氟粘接材料可以作为氟化物替代物，以降低托槽边缘釉质白斑的发生率和严重程度（Derkset et al.，2004；Sonesson et al.，2014）。

由于食物残渣和牙菌斑是导致釉质白斑和牙龈炎的风险因素，因此对每位患者实施适宜的氟化治疗是非常重要的。这也告诉我们：在患者理解并实施菌斑控制之前，不要开始正畸治疗。

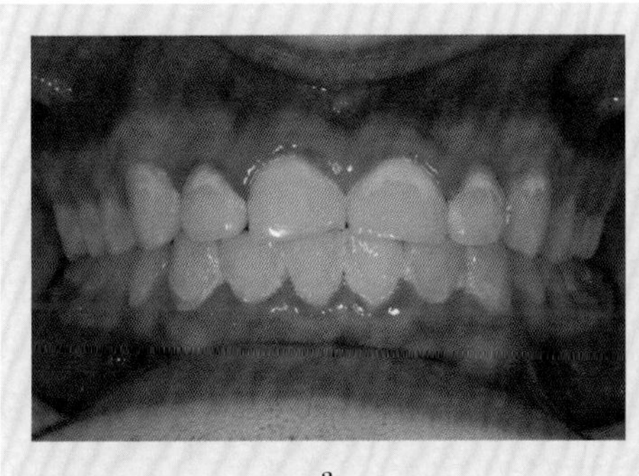
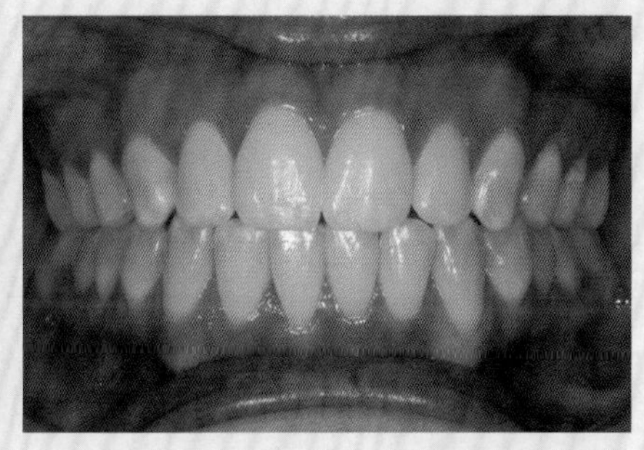

a　　b

图11-1　**发生釉质白斑与未发生釉质白斑的对比**

a. 使用固定矫治器治疗1.5年后的釉质白斑；b. 另一名患者在固定矫治器治疗后表现出正常的牙釉质状况。

牙髓反应

矫治器拆除后往往要去除残留在牙釉质表面的粘接材料，然而此过程会使温度升高而增加牙髓损伤的风险（Vukovich et al.，1991）。因此，在这个过程中使用水冷就显得尤为重要。成年患者正畸牙齿的压低和伸长与血管变性和牙髓水肿有关，而且长时间施加重力会使情况更严重。

牙根吸收

牙根吸收是正畸治疗中较常见的病变之一，与正畸治疗相关（Kurol et al.，1996；Weltman et al.，2010；Lund et al.，2012）。临床上牙根吸收分为两种类型：一种表现为浅表的小范围吸收，与透明层相关，可修复；另一种为根尖部牙根吸收，会导致牙根明显缩短。

牙齿表面的吸收

通过电子显微镜观察，Kvam（1972）证实了透明层外围的吸收陷窝（图11-2）。在去除坏死

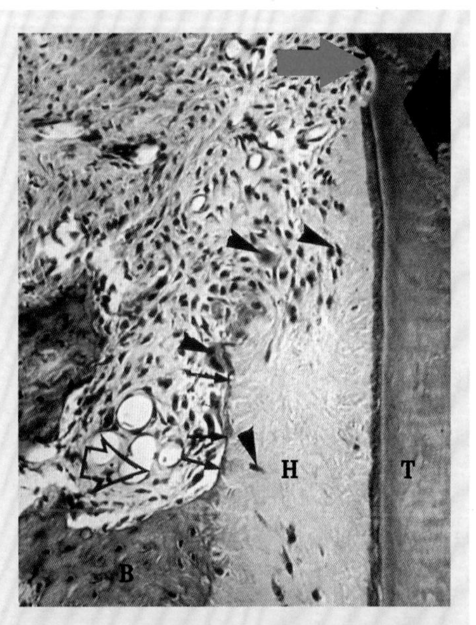

图11-2　**牙根表面接近透明层的吸收陷窝（绿色箭头）**

牙槽骨（B）；牙根表面（T）；透明层（H）。

的透明组织时，细胞活动产生的副作用是在牙根的牙骨质层形成一个未受保护的表面，并且会被吸收细胞攻击，这种细胞在结构和功能上类似破骨细胞（Brudvik et al.，1994）。然后从透明层的边界处开始，在无细胞组织周围开始牙根吸收。牙根吸收的第一个表现（初始阶段）是炎症细胞从坏死组织周围渗透，其中单核成纤维样细胞抗酒石酸酸性磷酸酶（tartrate-resistant acid and phosphatase，TRAP）染色为阴性，并开始攻击前期牙骨质/牙骨质表面。透明层下方的牙根吸收发生在后期，在此期间，多核TRAP染色阳性细胞参与大部分坏死的牙周韧带组织和根部牙骨质外层的吸收，与所涉及的TRAP染色阴性细胞相反，甚至参与骨表面的吸收。这些结果支持Tanaka等的说法（1990）。他认为单独的破骨细胞同时吸收骨骼和牙齿结构。

当正畸力终止时，成纤维样细胞/成牙骨质样细胞从合成胶原纤维开始进行牙周韧带重建，同时牙根表面上有新牙骨质沉积。然而，即使正畸力终止，透明层区域仍继续吸收（Brudvik et al.，1995）。对于临床医生而言，重要的是要知道这种微小的吸收陷窝可以在没有力或者施加极轻力的情况下修复。

根尖吸收

根尖吸收（图11-3）是一种多因素问题，也是正畸治疗中的一个严重并发症。破骨细胞参与牙齿移动的过程，但触发该过程的生物因素尚不完全清楚。然而，发生牙根吸收的决定性因素似乎主要受牙髓状态和牙周韧带最内层细胞损伤程度的控制。在正畸牙齿的移动过程中，处于成形期的牙齿表现出较少的牙根吸收。

Ketcham（1929）是第一位报道有活力恒牙根尖吸收的学者，他发现上颌切牙比其他牙齿更容易受累，这一说法被后来的许多临床研究证实。牙内陷和尖锥形根（Levander et al.，1988）以及发育不全的牙列（Kjaer，1995）更容易出现根尖吸收。正畸治疗之前的上颌切牙牙创伤是导致根尖吸收的重要因素。

多数发现表明，正畸力的大小、方向和持续时间方面是影响根尖吸收过程的重要因素，其中持续时间比大小更重要。此外，矫正深覆盖和压低牙齿与牙根吸收显著相关。因此，正确选择矫治器的类型十分重要。

虽然原因和机制尚不清楚，但在高危牙齿和某些类型的患者身上更容

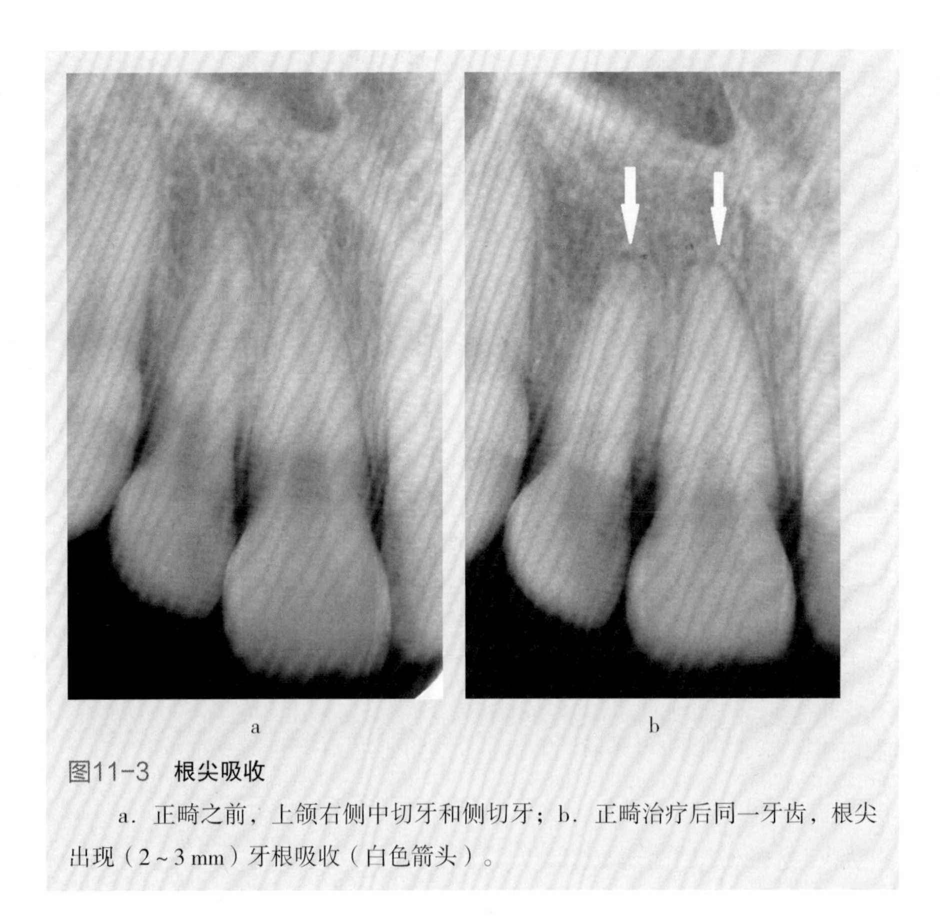

图11-3 **根尖吸收**

a. 正畸之前，上颌右侧中切牙和侧切牙；b. 正畸治疗后同一牙齿，根尖出现（2 ~ 3 mm）牙根吸收（白色箭头）。

易发生根尖吸收。其牙根吸收程度通常小于2 mm，但在某些情况下可能更严重。

尽管在正畸治疗的早期阶段，X线片并不能显示牙根吸收，但还是建议正畸患者进行X线检查。第一次检查应在治疗期间进行。由于牙根吸收在一些患者中进展得非常快，因此需要持续跟踪治疗。

■ 对牙齿支持组织的损害

牙龈炎由牙龈边缘的菌斑引起（图11-4），它的特点是菌斑指数高、有出血倾向和深牙周袋。相较于托槽粘接的牙位来说，牙龈炎更易发生于佩戴正畸带环的牙齿中（Boyd et al.，1992）。造成这种差异的一个很可能的原因是带环龈缘处的牙菌斑很难去除。另一种解释是，由于带环放置在牙龈袋太

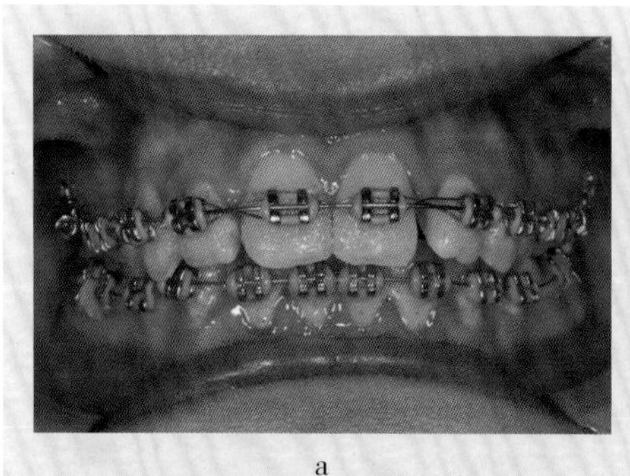

a

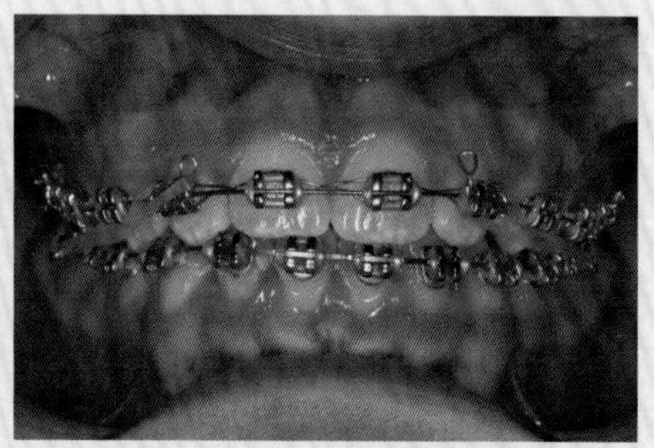

b

图11-4　固定矫治器会引发牙龈炎

a. 一名佩戴固定矫治器的患者表现出常见的牙龈炎症和不良的口腔卫生；b. 另一名患者展示在进行固定矫治器治疗时应保持良好的口腔卫生。

深而造成了机械损伤，从而引发了部分的附着丧失。

牙龈退缩，即釉牙骨质界（cement-enamel junction，CEJ）的软组织边缘移位并暴露根面，常发生在正畸治疗中，见于拥挤和倾斜的前牙的治疗（图11-5）。猴子实验研究表明，牙龈缘的根向移位是由游离龈厚度减小导致的（Wennström et al.，1987）。软组织的覆盖体积可能是导致正畸治疗期间或之后牙龈退缩的因素。因此，牙齿应该通过轻微的力在牙槽骨外形线的范围内移动，而且不能穿透骨皮质。

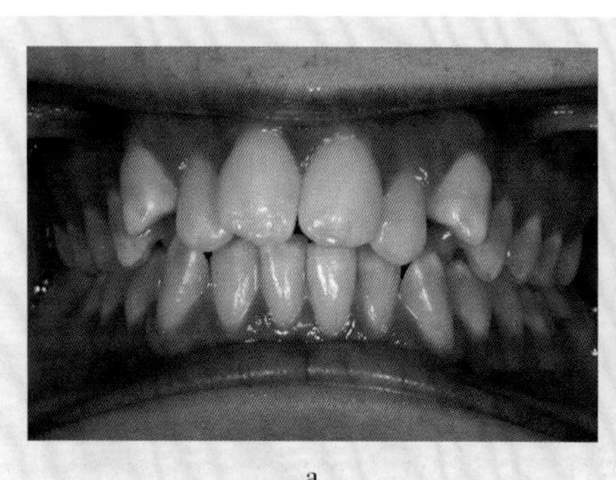

a

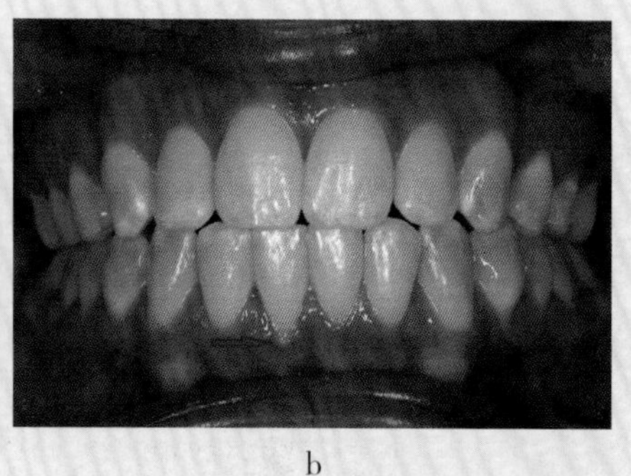

b

图11-5　前牙拥挤的治疗

a. 在拥挤治疗之前；b. 治疗后（下颌切牙的移位）发生了牙龈退缩（蓝色箭头）。

牙齿的唇颊侧移动将使根部朝向骨皮质甚至会意外地穿透骨皮质，即骨开裂。转矩可以使根尖部穿透骨皮质，从而导致骨开窗（图11-6）。骨开窗局限于根尖部分，骨开裂则使根部的唇/颊侧边缘骨丢失。比格犬的一项实验研究表明，唇向移动切牙可以在颊侧牙槽骨中产生骨开裂，而不会伴有附着丧失。牙齿移位后产生的骨开裂部位，在前5个月保持期内并不能观察到新骨形成，可能是由于骨的有机和无机成分的降解，包括由正畸力导致的成骨细胞。当牙齿移回其原始位置时，牙槽骨已经完全再生。这种骨丧失后又改建的机制尚不清楚，但似乎符合逻辑的假设是，成骨细胞可能在牙齿移动回其原始位置的过程中长入了骨开裂区。

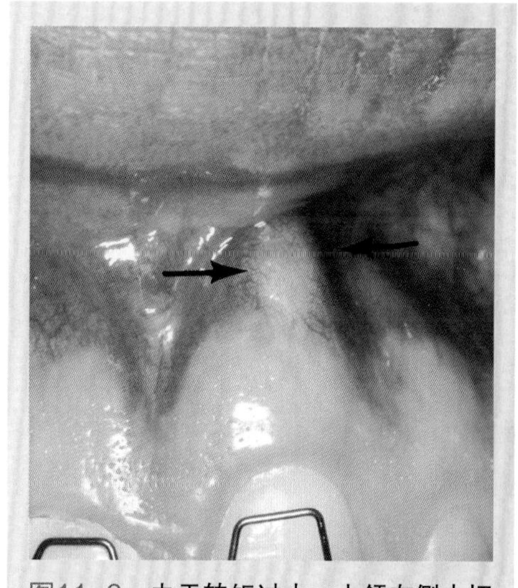

图11-6 **由于转矩过大，上颌左侧中切牙的根尖已经穿通皮质骨（箭头）**

临床研究表明，与对照组（未治疗的受试者）相比，正畸治疗患者的釉牙骨质界和牙槽嵴之间的距离更大，患者个体间的差异很小，介于0.1～0.5 mm之间（图11-7），两组在临床上都没有任何显著骨丧失的表现（Hollender et al.，1980；AASS et al.，1992；Bondemark，1998）。在正常情况下，牙槽骨的丧失属于老龄化的正常现象（Albander et al.，1986）。

正畸患者牙槽边缘支持骨的微小变化主要是由带环放置、牙齿倾斜、

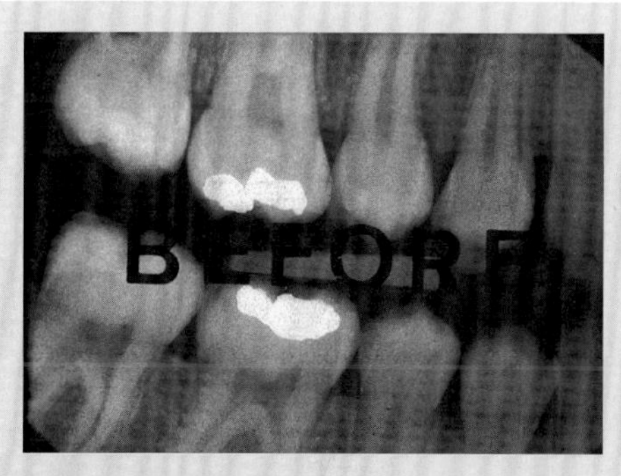

a

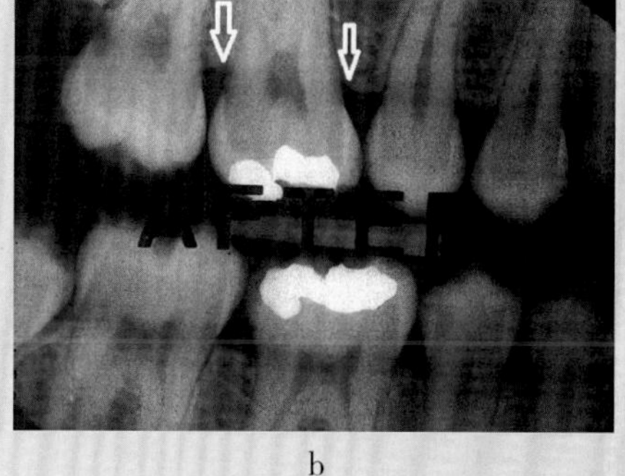

b

图11-7 **正畸治疗前后牙槽骨对比**

a. 𬌗翼片显示正畸治疗前的牙槽骨水平；b. 使用含带环的固定矫治器治疗2年后的情形，白色箭头表示在上颌右侧磨牙的近远中边缘骨吸收0.1～0.3 mm。

牙齿伸长或牙齿形态引发的菌斑堆积导致的。虽然大多数患者表现轻微或无损害，但少数患者会表现出相当严重的牙槽骨丧失，特别是那些在治疗期间口腔卫生维持得很差的患者。该观察表明，正畸治疗可加重原先存在的由牙菌斑引起的牙龈病变，导致牙槽骨和牙周附着丧失，从而导致骨下袋（Ericsson et al.，1977）。对于曾经接受过牙周治疗的患者，特别是在进行牙齿压低和倾斜移动中，更加要警惕这种情况。因此，在开始正畸治疗之前必须消除牙龈袋。

■ 过敏反应

正畸患者以及正畸医师皮肤损伤的程度和原因也引起大家的重视。经研究证实，正畸医师的手部皮肤损伤与接触的牙科材料有关，尤其是酸蚀剂或黏合剂，以及手套的使用（Altuna et al.，1991）。

据报道，0.4%的患者在正畸治疗期间曾出现过敏反应，这些反应通常是由皮肤与口外弓接触引起的（Jacobsen et al.，2003）。过敏反应一般为镍过敏，表现为瘙痒、水疱、红斑，常发生于脸颊和唇部（图11-8）。镍过敏属于Ⅳ型超敏反应，在接触过敏原的24～48 h达到反应高峰。据描述，镍过敏在不同人群中的患病率为8%～19%，男女比例为1：5（Feasby et al.，1988；Kerosuo et al.，1996；Fors et al.，2012）。此外，穿耳洞的患者镍过敏的患病率增加至30%（Kerosuo et al.，1996）。

虽然正畸治疗使用的固定矫治器含有镍，但从双颌固定矫治器中释放的镍离子约为10 μg，这一释放量相当于每日镍摄入量的3%～10%（Flyvholm et al.，1984）。已经证明，在戴入矫治器后，唾液的镍含量会直接增加，但过了一段时间后（数周到数月），就检测不到镍离子了。

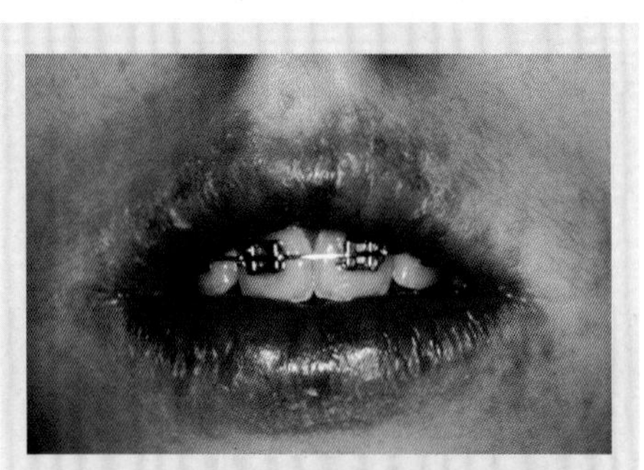

图11-8　使用不锈钢固定矫治器治疗的患者出现唇部明显水肿和红斑的镍过敏症状

总体而言，没有迹象表明使用

含镍矫治器进行正畸治疗会增加镍过敏的患病率。可能的解释是，与皮肤相比，镍浓度需要高12倍才能引起口腔黏膜反应。因为与皮肤上皮相比，口腔黏膜上皮细胞中的抗原呈递细胞（朗格汉斯细胞）要少得多。此外，唾液中的糖蛋白可以保护口腔黏膜，而且唾液可以“冲走”镍离子。

由不同的动物实验发现，在食物中增加镍的摄入量，以及从矫治器中释放的镍，可以诱导后期对镍敏感的耐受性。无论如何，对镍敏感的患者开始正畸治疗之前，建议使用塑料包裹的口外弓头帽、钛或陶瓷托槽、无镍弓丝（例如钛钼弓丝），并避免焊接，因为焊接会增加镍离子的释放量（图11–9）。

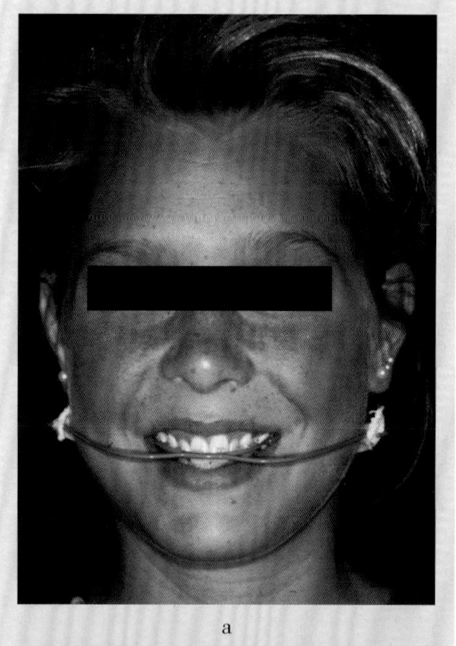

a

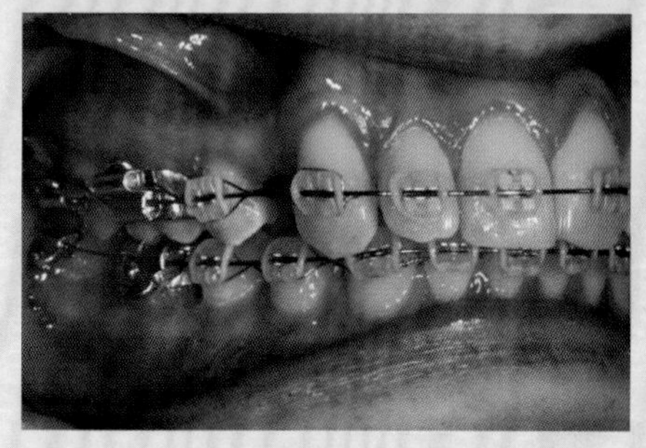

b

图11–9　避免镍过敏的措施

a．镍过敏患者使用塑料包裹的口外弓头帽；b．另一镍过敏患者使用陶瓷托槽以及钛钼弓丝。

在对镍不过敏的患者中，含镍矫治器几乎不存在风险。镍离子从正畸矫治器中以低浓度缓慢地释放，这意味着患者对矫治后期的镍过敏产生耐受性。因此，如果患者既想做人体穿刺（如打耳洞）又想做正畸治疗的话，建议先进行正畸治疗（Kerosuo et al., 1996；Fors et al., 2012）。

■ 正畸治疗中的疼痛

据报道，疼痛是患者在正畸治疗期间最主要的不良反应。有研究对青少年和成人的正畸治疗进行跟踪，95%的患者反映治疗期间出现疼痛（Bergius et al.，2000；Scheurer et al.，1996）。据记载，疼痛经历是主观的和多维的，包括感觉和情感方面。疼痛程度不仅可以通过所施加的力或不同类型的矫治器来解释，还可以通过诸如情绪、认知、环境和文化等几个因素来解释。

患者感到疼痛和不适主要发生在戴上矫治器后的第一周。疼痛评分在戴入后12~72h之间达到峰值，在第7天返回基线（Johal et al.，2014；Wiedel et al.，2016），并且在之后的整个治疗期间保持在基线水平（Feldmann et al.，2012）。

目前尚不清楚是否存在性别差异，但已有研究表明女孩在正畸治疗中经历的疼痛更多，并且经常使用止痛药（Scheurer et al.，1996；Feldmann et al.，2012）。

总体而言，在正畸治疗期间，疼痛和不适的水平通常是低到中度，但是也有很少的患者存在严重疼痛。因此，在治疗的第一周，使用缓解疼痛的药物很常见（Scheurer et al.，1996；Feldmann et al.，2012）。此外，与正畸治疗相关的疼痛对日常生活具有潜在影响，主要是心理上的不适（Scheurer et al.，1996；Feldmann et al.，2012；Wiedel et al.，2016）。此外，吞咽、言语和下颌功能会在治疗期间改变，以及咀嚼硬食物存在困难（Feldmann et al.，2012；Wiedel et al.，2016）。建议向患者提供关于疼痛的全面信息，疼痛管理应是正畸治疗前和治疗期间的常规措施。

■ 颞下颌关节紊乱症的风险

据推测，正畸治疗可能会改变口颌系统的功能，因此成为颞下颌关节紊乱症（TMD）的潜在风险。尽管有关此方面的参考书目丰富，但仍存在意见冲突。受试者的选择（年龄和数量）和研究方法（检查或问卷）的不同可能是一方面的原因。另一方面的原因是大多数研究是横断面或回顾性的。然而，纵向研究支持这样的结论：从一般观点来看，儿童和青少年的正畸治疗不是颞下颌关节紊乱症发展的诱因（Sadowsky et al.，1984；Dibbets et al.，1987；Egermark et al.，1992；Henrikson，1999）。

颞下颌关节紊乱症是涉及颞下颌关节和咀嚼肌的许多临床体征和症状的统称。由于患者的主诉可能是不可靠的，特别是儿童，所以症状和体征之间的不确定关系往往受到质疑。此外，尚未发现有明确诊断意义的体征与症状。

最后，“功能失调”和“功能紊乱”这两个术语经常容易混淆。从严格定义来说，功能失调是器官功能的部分紊乱、损伤或异常，而功能紊乱是一种无序或变态的功能，可导致功能障碍。事实上，功能紊乱的判断容易产生疑惑，因为其既可以存在于患者的主观症状中，也可以表现为临床症状，因此这种情况更加混乱。Luther（1998）批判性地提出需要收集有关颞下颌关节紊乱症和错㐨畸形的信息。他同时也要求关注不同类型的错㐨畸形。因此，若在文献检索中搜索“反㐨”一词，则会检索出不同部位类型的错㐨畸形，比如前牙的、后牙的、反锁㐨、正锁㐨，它们每一种都与其他牙齿的错㐨畸形有关（Thilander et al.，2012）。在正畸治疗之前和之后，将这些不同类型的错㐨畸形归为同一类别可以解释其与颞下颌关节紊乱症相关的争议性观点。

由于错㐨畸形的分类和颞下颌关节紊乱症概念的不准确性，我们不能保证正畸患者不会受到不良颞下颌关节紊乱症的影响。因此，在开始正畸治疗之前、治疗结束时，甚至在保持期，都必须通过检查咀嚼系统的功能来完成对形态学错㐨畸形的检查。

■ 结论

在牙冠上施加力会导致牙齿移动，这取决于力的类型、大小、方向和持续时间。该过程中的组织反应对于正确应用生物力学原理以避免不良的组织学反应（例如牙根吸收和骨开裂）具有根本意义。

牙菌斑堆积在带环和托槽周围可能导致牙龈炎和牙龈退缩，甚至使釉质表面脱矿，这称为釉质白斑（WSL）。因此，每个患者必须保持良好的口腔卫生。

对镍不过敏的患者使用含镍矫治器不存在镍过敏风险。镍离子从正畸矫治器中以低浓度缓慢地释放，意味着患者对矫治后期的镍过敏产生耐受性。

因此，如果患者既想做人体穿刺（如打耳洞）又想做正畸治疗，建议先进行正畸治疗。

患者主要在戴入矫治器后的第一周感到疼痛和不适，在戴入后12~72h之间疼痛评分总体达到峰值，并且评分在第7天返回基线以及在之后的整个治疗期间保持在基线水平。

一般来说，儿童和青少年的正畸治疗并不会引起颞下颌关节紊乱症。

参考文献

［1］ AASS A M，GJERMO P. Changesin radiographic bone level in orthodontically treated teenagers over a 4-year period［J］. Community Dent Oral Epidemiol，1992，20：90–93.

［2］ ALBANDER J M，RISE J，GJERMO P，et al. Radiographic quantification of alveolar bone level changes：a 2-year longitudinal study in man［J］. J Clin Periodontol，1986，13：195–200.

［3］ ALTUNA G，LEWIS D W，CHAO I，et al. A statistical assessment of orthodontic practices，product usage，and the development of skin lesions［J］. Am J Orthod Dentofacial Orthop，1991，100：242–250.

［4］ BERGIUS M，KILIARIDIS S，BERGGREN U. Pain in orthodontics：a review and discussion of the literature［J］. J Orofacial Orthop，2000，61：125–137.

［5］ BONDEMARK L. Interdental bone changes after orthodontic treatment：a 5-year longitudinal study［J］. Am J Orthod Dentofacial Orthop，1998，114：25–31.

［6］ BOYD R，BAUMRIND S. Periodontal considerations in the use of bonds or bands on molars in adolescents and adults［J］. Angle Orthod，1992，62：117–126.

［7］ BRUDVIK P，RYGH P. Root resorption beneath the main hyalinised zone［J］. Eur J Orthod，1994，16：249–263.

［8］ BRUDVIK P，RYGH P. Transition and determinants of orthodontic root resorption-repair sequence［J］. Eur J Orthod，1995，17：177–188.

［9］ CHAPMAN J A，ROBERTS W E，ECKERT G J，et al. Risk factors for incidence and severity of white spot lesions during treatment with fixed orthodontic appliances [J]. Am J Orthod Dentofacial Orthop, 2010, 138: 188–194.

[10] DERKS A, KATSAROS C, FRENCKEN J E, et al. Caries-inhibiting effect of preventive measures during orthodontic treatment with fixed appliances. A systematic review [J]. Caries Res, 2004, 38: 413–420.

[11] DIBBETS J, VAN DER WEHLE L. Orthodontic treatment in relation to symptoms attributed to dysfunction of the temporomandibilar joint. A 10-year report of the University of Gronningen study [J]. Am J Orthod Dentofacial Orthop, 1987, 91: 193–199.

[12] EGERMARK I, THILANDER B. Craniomandibular disorders with special reference to orthodontic treatment: an evaluation from childhood to adulthood [J]. Am J Orthod Dentofacial Orthop, 1992, 101: 28–34.

[13] ERICSSON I, THILANDER B, LINDHE J, et al. The effect of orthodontic tilting movements on the periodontal tissues of infected and non-infected dentitions in dogs [J]. J Clin Peri-odontol, 1977, 4: 278–293.

[14] FEASBY W H, ECCLESTONE E R, GRAINGER R M. Nickel sensitivity in pediatric dental patients [J]. Pediatr Dent, 1988, 10: 127–129.

[15] FELDMANN I, LIST T, BONDEMARK L. Orthodontic anchoring techniques and its influences on pain, discomfort, and jaw function—a randomized controlled trial [J]. Eur J Orthod, 2012, 34: 102–108.

[16] FORS R, STENBERG B, STENLUND H, et al. Nickel allergy in relation to piercing and orthodontic appliances—a population study [J]. Contact Dermatitis, 2012, 67: 342–350.

[17] FLYVHOLM M A, NIELSEN G D, ANDERSEN A. Nickel content of food and estimation of dietary intake [J]. Z Lebensm Unters Forsch, 1984, 179: 427–431.

[18] HENRIKSON T. Temporomandibular disorders and mandibular function in relation to Class II malocclusion and orthodontic treatment. A controlled, prospective and longitudinal study [J]. Swed Dent J, 1999, Suppl 134: 1–144.

[19] HOLLENDER L, RÖNNERMAN A, THILANDER, B. Root resorption,

marginal bone support and clinical crown length in orthodontically treated patients [J]. Eur J Orthod, 1980, 2: 197–205.

[20] JACOBSEN N, HENSTEN–PETTERSEN A. Changes in occupational health problems and adverse patient reactions in orthodontics from 1987 to 2000 [J]. Eur J Orthod, 2003, 25: 591–598.

[21] JOHAL A, FLEMING P S, AL JAWAD F A. A prospective longitudinal controlled assessment of pain experience and oral health-related quality of life in adolescents undergoing fixed appliance treatment [J]. Orthod Craniofacial Res, 2014, 17: 178–186.

[22] KEROSUO H, KULLAA A, KEROSUO E, et al. Nickel allergy in adolescents in relation to orthodontic treatment and piercing of ears [J]. Am J Orthod Dentofacial Orthop, 1996, 109: 148–154.

[23] KETCHAM A H. A progress report of an investigation of apical root resorption of vital permanent teeth [J]. Int J Orthod, 1929, 15: 310–328.

[24] KJAER I. Morphological characteristics of dentitions developing excessive root resorption during orthodontic treatment [J]. Eur J Orthod, 1995, 17: 25–34.

[25] KUROL J, OWMAN–MOLL P, LUNDGREN D. Time-related root resorption after application of a controlled continuous orthodontic force [J]. Am J Orthod Dentofacial Orthop, 1996, 110: 303–310.

[26] KVAM E. Scanning electron microscopy of tissue changes on the pressure surface of human premolars following tooth movement [J]. Scand J Dent Res, 1972, 80: 357–368.

[27] LEVANDER E, MALMGREN O. Evaluation of the risk of root resorption during orthodontic treatment: a study of upper incisors [J]. Eur J Orthod, 1988, 10: 30–38.

[28] LUND H, GRÖNDAHL K, HANSEN K, et al. Apical root resorption during orthodontic treatment. A prospective study using cone beam CT [J]. Angle Orthod, 2012, 82: 480–487.

[29] LUTHER F. Orthodontics and the temporomandibular joint: where are we now? Part 2. Functional occlusion, malocclusion, and TMD [J]. Angle Orthod, 1998, 68: 305–318.

[30] SADOWSKY C, POLSEN A. Temporomandibular disorders and functional occlusion after orthodontic treatment: results of two long-term studies [J]. Am J Orthod, 1984, 86: 386–390.

[31] SCHEURER P A, FIRESTONE A R, BURGIN W B. Perception of pain as a result of orthodontic treatment with fixed appliances [J]. Eur J Orthod, 1996, 18: 349–357.

[32] SONESSON M, TWETMAN S, BONDEMARK L. Effectiveness of high-fluoride toothpaste on enamel demineralization during orthodontic treatment—a multi-centre randomized controlled trial [J]. Eur J Orthod, 2014, 36: 678–682.

[33] TANAKA T, MARIOKA T, AYASAKA N, et al. Endocytosis in odontoclasts and osteoclasts using microperoxidase as a tracer [J]. J Dent Res, 1990, 69: 883–889.

[34] THILANDER B, BJERKLIN K. Posterior crossbite and temporomandibular disorders (TMDs): need for orthodontic treatment? [J]. Eur J Orthod, 2012, 34: 667–673.

[35] VUKOVICH M E, WOOD D P, DALEY T D. Heat generated by grinding during removal of ceramic brackets [J]. Am J Orthod Dentofacial Orthop, 1991, 99: 505–512.

[36] WIEDEL A P, BONDEMARK L. A randomized controlled trial of self-perceived pain, discomfort, and impairment of jaw function in children undergoing orthodontic treatment with fixed or removable appliances [J]. Angle Orthod, 2016, 86: 324–330.

[37] WELTMAN B, VIG K W L, FIELDS H W, et al. Root resorption associated with orthodontic tooth movement: a systematic review [J]. Am J Orthod Dentofacial Orthop, 2010, 137: 462–476.

[38] WENNSTRÖM J, LINDHE J, SINCLAIR F, et al. Some periodontal tissue reactions to orthodontic movement in monkeys [J]. J Clin Periodontol, 1987, 14: 121–129.

（译者：陈建灵　吴婉秋　周苗）

12

第十二章

保持和保持后的效果

BIRGIT THILANDER, KRISTER BJERKLIN,
LARS BONDEMARK

主题

◎ 引言

◎ 保持

◎ 复发的概念

◎ 保持阶段后

◎ 结论

目的

◎ 理解复发的概念

◎ 描述复发阶段的生物学过程

◎ 讨论保持期限

◎ 理解和描述保持期可能的变化

■ 引言

成长期儿童生长发育阶段难免会经历正畸治疗，虽然颅面形态与牙齿之间的相互关系一样，在儿童时期就已经建立起来，但在一生中会发生持续的微小变化，见第三章所述。正畸治疗就是在这种持续的骨骼变化、功能需求和牙列补偿适应的动态环境中进行的。

正畸力撤除后，就进入保持阶段。如果牙齿排齐后可以正常咬合，同时又能够保持，那么正畸治疗的效果将保持稳定。此外，患者也期望正畸治疗结束后能获得最佳的效果并长期保持。然而，每个正畸医生都知道，即使经过多年的保持，有些患者的牙齿还是容易回到矫正前的位置，这种现象被称为复发。

■ 保持

经过主动的正畸治疗后，真正棘手的问题才出现，例如，如何保持和保持多久才能获得稳定的效果。现有种类繁多的活动或固定保持器，各有优缺点。其中，上下前牙区粘接式保持器由于不依赖于患者的配合，因而常常被使用，这种保持器可以只粘接固定到尖牙，或切牙和尖牙，抑或单纯切牙上（图12-1）。此外，也可选择上颌活动保持器，如Jensen保持器（图12-2）、负压压膜保持器（Essix保持器，图12-3）、Hawley保持器或其他改良式保持器（Shawesh et al.，2010；Tickett et al.，2010）。

对正畸保持器的稳定性和不良反应进行系统性回顾研究（Bondemark et al.，2007）发现，固定和活动保持器之间在稳定性、牙结石产生或患龋率方面的差异证据等级较低，选择何种保持装置常取决于患者个体因素，例如矫治前错殆畸形的类型和预期患者的合作情况。

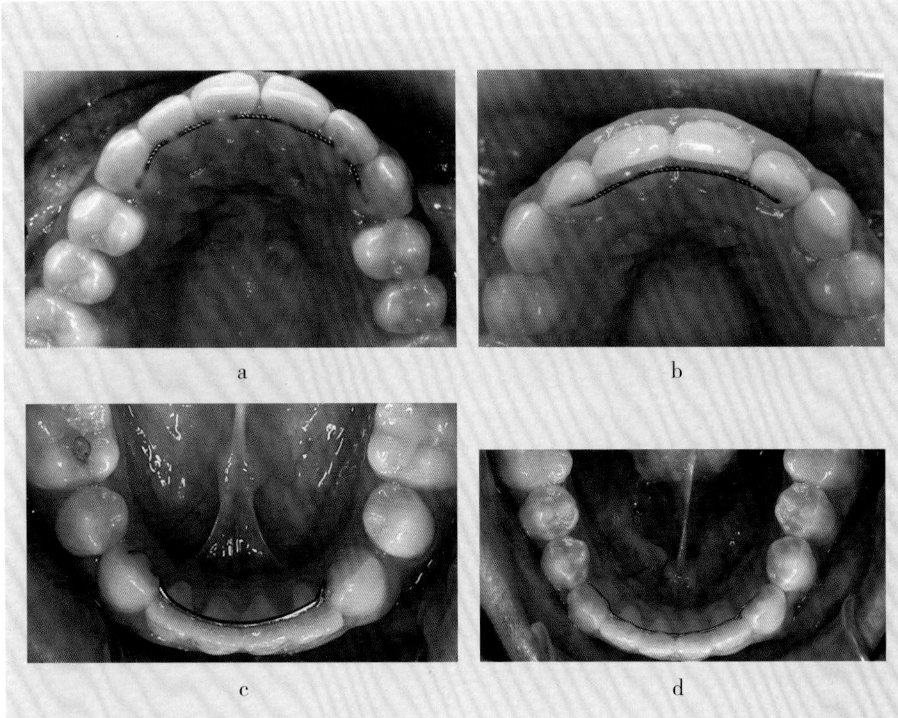

图12-1　上下前牙区粘接式保持器

a. 上颌尖牙和切牙的粘接固定保持器；b. 粘接固定在4颗切牙的上颌保持器；c. 固定仅粘接在下颌尖牙上的尖牙—尖牙保持器；d. 粘接在下颌尖牙和所有切牙上的保持器。

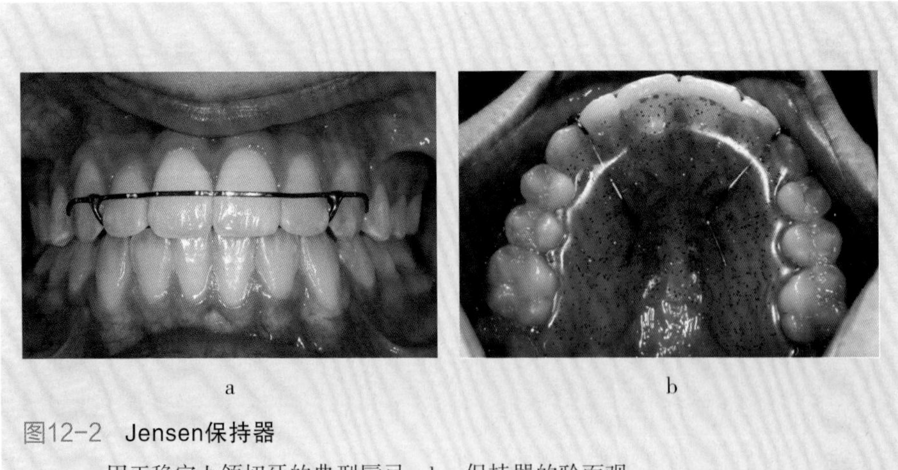

图12-2　Jensen保持器

a. 用于稳定上颌切牙的典型唇弓；b. 保持器的殆面观。

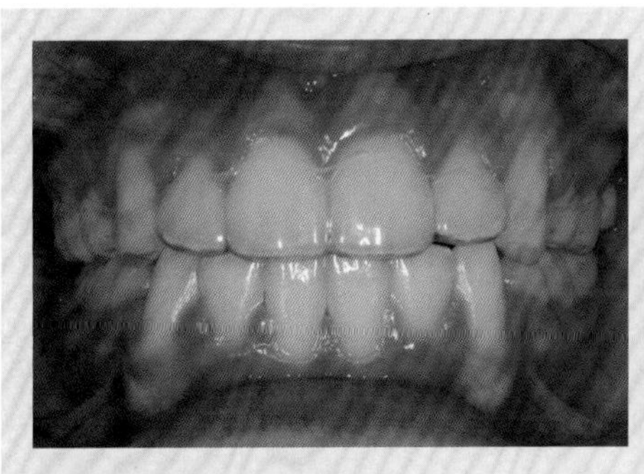

a

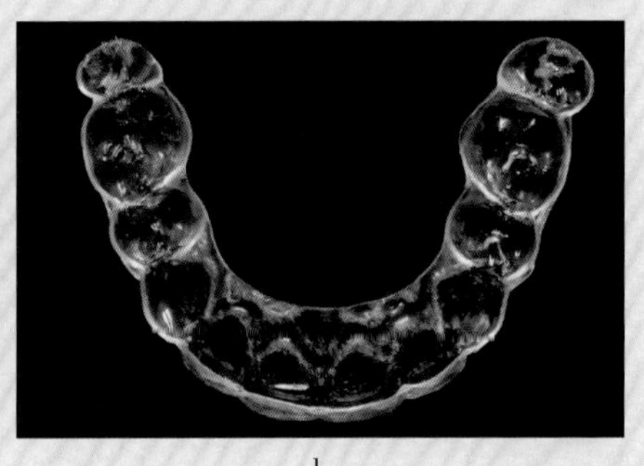

b

图12-3 Essix保持器

a. 用全透明塑料通过负压压膜制成，可贴合在颌骨内全部或大部分牙齿上；b. 保持器殆面观。

对于保持期限多久合适存在争议，有些人建议2～5年，而另一些人建议最短10年或更长。重要的是，如果只通过牙槽系统的代偿来治疗不良的生长模式，那么治疗结束后的生长可能会破坏患者年轻时看起来还不错的治疗效果。

■ 复发的概念

保持器的类型和保持期的长短与复发有关，复发这一概念已经讨论多年，仍有许多问题未解决。学者们针对复发的病因提出了很多理论，同时，许多治疗手段和保持方案被推荐用来将治疗后的不良改变降到最低。通常，正畸牙移动方向与该牙功能性移动方向相反比二者移动方向一致更容易引起复发。被扭正的牙齿容易退回到原始位置。牙齿扭转会造成嵴上纤维被牵拉，切断这些纤维（纤维切断术）可以降低扭正后上颌切牙的复发概率（Edwards，1970）。

从正畸的观点来看，复发可定义为“向矫正前状况的回归”，因此是发生了牙周组织反应或牙颌发育改变。常规扩弓，特别是在下颌切牙区，即使保持数年也容易复发。此外，患者主诉的真正原因往往是切牙正畸后复发，影响美观（图12-4），而有可能复发的骨性错殆畸形（正颌复发）似乎不是重要原因。

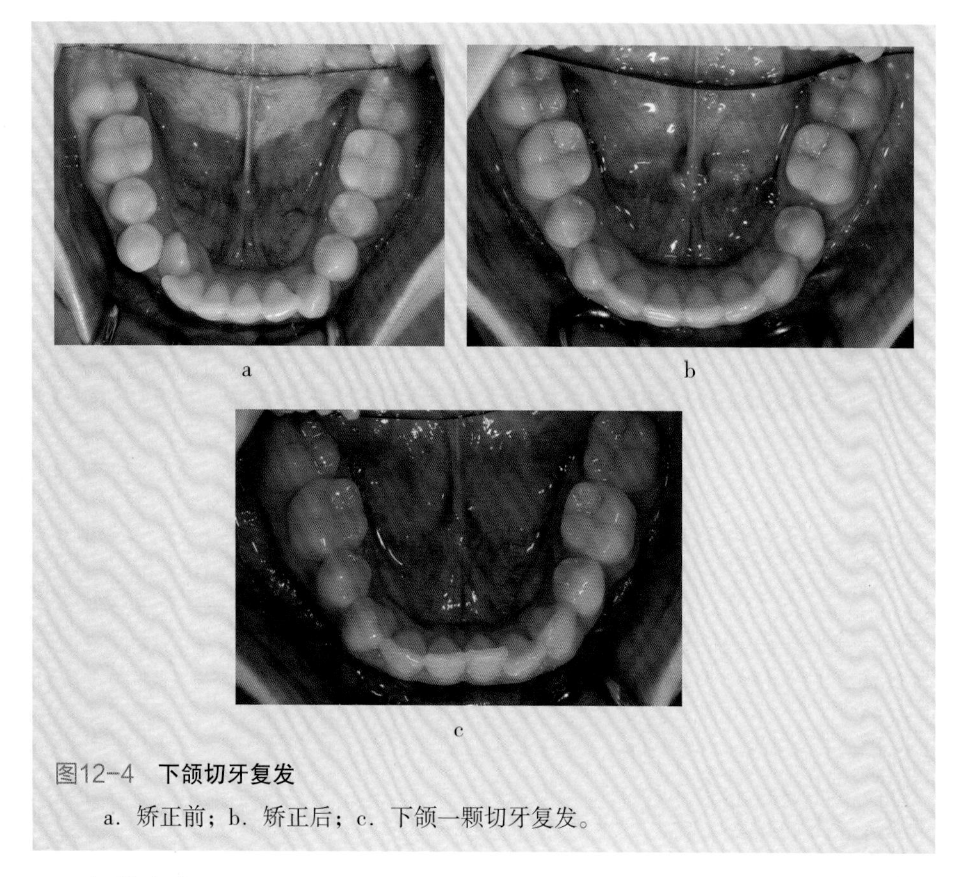

图12-4 下颌切牙复发
a. 矫正前；b. 矫正后；c. 下颌一颗切牙复发。

如第十章所述，髁突和骨缝通过改变生长方向对矫形力作出反应，当力中断时，又会恢复个体生长型。如果这是一种“复发”，那么就应该对它的定义“退回到原始位置”提出质疑。一项对Herbst矫治器的纵向跟踪研究（Pancherz et al.，2015）证实了这一说法，这项研究表明必须将成人面部晚期发育的重要性考虑到牙颌矫形的治疗周期、治疗后保持和复发中去。因此，矫形治疗后复发显示在治疗结束后又恢复个体生长型。

实验研究表明，如果不对正畸移动的牙齿进行保持以实现牙齿支持组织的同步改建，那么牙齿将退回原始位置（Reitan，1967）。一项周期为40天的犬切牙倾斜实验发现，牙根颈1/3相关结构易引起最持久的复发，而与根中和根尖相邻的区域较少引起复发。2 h后可观察到一些复发，一定程度上是由于牙齿在牙周这个空间内重新恢复到一个更直立的位置。在接下来的3天内仍有更多的复发，总共约1.5 mm，这之后，由于复发转移到压力侧使之前张力侧发生玻璃样变，最终牙齿在几天内保持静止。纤维收缩似乎足以产生玻璃样变，去除玻璃样变组织，牙齿复发继续。在牙齿倾斜移动但随后没有保持的儿童中也观察到类似的情况。正是由于正畸牙齿移动后的快速复发，才建议要立即戴入保持器。此外，在修复前正畸中需要注意，为行固定义齿修复而进行牙齿正畸治疗准备后，必须戴入临时桥以避免这种快速的正畸复发。

牙龈中的组织反应与牙周韧带中的组织反应不同，对维持正畸移动牙齿在新位置的稳定具有不同的重要作用。不同的纤维组对改建过程的反应也不同。此外，嵴上和牙周组织在牙齿萌出的过程中也在发育，这可以解释萌出期引导矫正的牙齿比建𬌗后矫正的牙齿更稳定。据Reitan（1967）说，由于萌出期牙齿周围的支持组织处于增殖期，所以正畸移动后很少或没有复发。随着牙根发育会有新的纤维形成，这些新纤维有助于维持新牙的位置。

与牙周韧带不同，嵴上纤维不附着在容易改建的骨壁上，在那里它们重新排列的机会更少，正如牙周韧带中胶原蛋白的更新是附着龈中的5倍之高（Svoboda et al.，1981）。通常认为根尖区牙周韧带中胶原蛋白的更新最快，颈部最慢。此外，随着年龄的增长，所有部位的胶原蛋白更新都会变慢（Hennemann et al.，2012）。牙龈纤维中的越隔组更新率最快，与牙周韧带中的一样快（Redlich et al.，1999）。

牙龈纤维的更新速度较慢，很容易解释为什么这种纤维在实验性旋转后长达232天都被拉伸、并未重新排列（Reitan，1959）。张力侧的拉伸纤维束会随着牙齿的生理移动而变得松弛并重新排列。重新排列缓慢的原因可能与纤维组的特性有关，其主要功能是维持牙齿位置和相邻牙齿接触。

越隔组纤维系统可以稳定牙齿、抵抗脱位力，并可以在压应力情况下保持相邻牙齿接触。去除邻牙接触将使越隔阻纤维系统收缩，使邻牙靠近。这种邻间力在咬合加载后会增加（Southard et al.，1992），似乎牙周组织本身也与正畸后复发有关。

除了越隔组和牙骨膜组牙龈纤维外，将大量的上颌系带附着连接到牙槽突上的原纤维需要的重排时间更长。另外，牙龈中存在的弹性和类弹性纤维（耐酸纤维）被认为与容易复发有关（Edwards，1988）。但是，据Sims（1976）、Jonas和Riede（1980）所言，耐酸纤维不能被正畸牙齿移动拉伸，所以不会导致复发。因此，只要有改建过程发生就要使用保持器至关重要，这样可避免“快速复发”。

■ 保持阶段后

正畸治疗的长期效果对患者至关重要，患者理所当然地认为积极的正畸治疗加上随后的保持将会拥有永久的完美牙齿咬合。然而，对正畸牙齿移动的长期效果进行观察发现，40%~90%的患者在治疗后10~20年都会出现牙齿不齐，这些变化存在很大的个体差异以及不可预测的变数（Little et al.，1988；Sadowsky et al.，1994；Kahl-Nieke et al.，1995；Al Yami et al.，1999；Schütz-Fransson et al.，2016）。

重要的是要评估这种复发的程度，并决定如何处理复发后的再矫治问题，同时也需要一些评估指标进行评估。同等评估等级（PAR）指数（Richmond et al.，1992）既可作为正畸医生自我能力评价的工具，也可作为大样本正畸效果评估的工具。这种方法是由临床医生来决定治疗后的改变是否可接受，因此有其局限性，是一种非常主观的评价（Al Yami et al.，1998）。Little（1975）提出的不规则指数（六个下颌切牙的唇—舌向重叠的总和）仅限于下颌切牙区，并不能对空间不足作出有效评估。

文献中已经讨论了许多导致保持阶段后“复发”的因素以及这些因素的因果关系，可指导临床工作。第三磨牙的萌出、下颌切牙的位置、下颌生长旋转和口腔习惯作为病因存在争议。研究结论相互矛盾，并过分强调个人的重大发现。大多数研究认为复发很难或不可能是单因素导致的，而似乎是多因素问题。正畸后颅骨改变可能是最重要的病因（Nanda et al.，1992；Harris et al.，1999；Ormiston et al.，2005；Thilander et al.，2005；Bondevik，2012），而且保持后牙齿的改变对于这种复发也十分重要（Little et al.，1988；De la Cruz et al.，1995；Gardner et al.，1998）。然而，保持后的改变难以跟个体衰老的改变区分开来。该观点与Vaden等的发现一致（1997），他们认为保持后的变化率随着时间推移而下降，非正畸治疗患者的临床随访研究结果也是这样（Sinclair et al.，1983；Richardson，1995；Bishara et al.，1998；Bondevik，1998；Henrikson et al.，2001；Thilander，2009；Jonsson et al.，2010；Tsiopas et al.，2013）。

对正畸和非正畸治疗病例的随访研究分析在深入了解保持后发育与复发中起重要作用。一项针对未经正畸治疗的牙弓形态良好的正常咬合人群（“理想病例”）进行的纵向研究清楚显示，从儿童早期到青春期、成年早期和成年晚期，牙颌面是逐渐改变的，这些在正畸治疗中必须予以考虑。牙弓长度、深度和宽度的连续变化对保持后的稳定非常重要，这也许可解释为什么30例理想受试者在成年时检查却发现有12例出现不同程度的切牙拥挤（图12-5），即使在第三磨牙先天缺失的病例中也是这样。

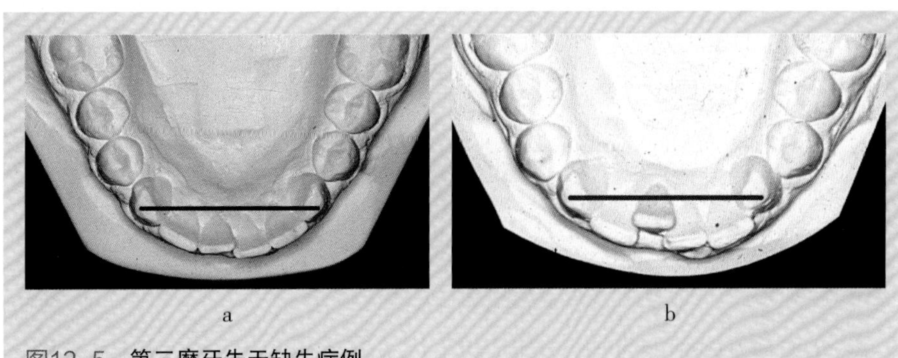

a　　　　b

图12-5　**第三磨牙先天缺失病例**

a. 16岁男性，I类咬合，下切牙可接受的轻微拥挤，第三磨牙先天缺失，不需要治疗；b. 同一患者，31岁，还是I类咬合，由于下切牙重度拥挤急需正畸治疗。同时，要注意16～31岁间，尖牙间宽度减少将近2 mm（黑线与蓝线相比）。

■ 结论

牙槽骨的持续性改变，即生理性牙移动，应与正畸复发相区分，并且咬合被认为是面部结构之间的动态而非静态的相互关系。然而，正畸治疗后的复发和自然生理改变很难在个体中预测。

能否实现正畸治疗后长期稳定？当然能，可以提倡终身保持来实现，但在这种情况下，保持会抵消正常的生理改变。因此，通过延长保持期限来避免复发可能会是正畸医师未来研究和争论的问题。

参考文献

[1] AL YAMI E，KUIJPERS-JAGTMAN A M，VAN'T HOF M. Assessment of biological changes in a nonorthodontic sample using the PAR index [J]. Am J Orthod Dentofacial Orthop，1998，114：224-228.

[2] AL YAMI E, KUIJPERS-JAGTMAN A M, VAN'T HOF M. Stability of orthodontic treatment outcome: follow-up until 10 years postretention [J]. Am J Orthod Dentofacial Orthop, 1999, 115: 300-304.

[3] BISHARA S, JACOBSEN J, TREDER I, et al. Arch length changes from 6 weeks to 45 years [J]. Angle Orthod, 1998, 68: 69-74.

[4] BONDEMARK L, HOLM A K, HANSEN K, et al. Long-term stability of orthodontic treatment and patient satisfaction. A systematic review [J]. Angle Orthod, 2007, 77: 181-191.

[5] BONDEVIK O. Changes in occlusion between 23 and 34 years [J]. Angle Orthod, 1998, 68: 75-80.

[6] BONDEVIK O. Dentofacial changes in adults: a longitudinal chephalometric study in 22-33 and 33-43 years olds [J]. J Orofacial Orthop, 2012, 73: 277-288.

[7] DE LA CRUZ A, SAMPSON P, LITTLE R M, et al. Long-term changes in arch form after orthodontic treatment and retention [J]. Am J Orthod Dentofacial Orthop, 1995, 107: 518-530.

[8] EDWARDS J G. A surgical procedure to eliminate rotational relapse [J]. Am J Orthod, 1970, 57: 35-46.

[9] EDWARDS J G. A long-term prospective evaluation of the circumferential supracrestal fiberotomy in alleviating orthodontic relapse [J]. Am J Orthod Dentofacial Orthop, 1988, 93: 380-387.

[10] GARDNER R, HARRIS E, VADEN J. Postorthodontic dental changes: a longitudinal study [J]. Am J Orthod Dentofacial Orthop, 1998, 114: 581-586.

[11] HARRIS E, GARDNER R, VADEN J. A longitudinal cephalometric study of postorthodontic craniofacial changes [J]. Am J Orthod Dentofacial Orthop, 1999, 115: 77-82.

[12] HENNEMAN S, REIJERS R, MALTHA J, et al. Local variations in turnover of periodontal collagen fibres in rats [J]. J Periodontal Res, 2012, 47: 383-388.

[13] HENRIKSON J, PERSSON M, THILANDER B. Long-term stability of dental arch form in normal occlusion from 13 to 31 years of age [J]. Eur J Orthod, 2001, 23: 51-61.

[14] JONAS I, RIEDE U. Reaction of oxytalanfibres in human periodontium to mechanical stress. A combined histochemical and morphometric analysis [J].

J Histochem Cytochem, 1980, 28: 211–216.

[15] JONSSON T, KARLSSON K O, RAGNARSSON B. et al. Long-term development of malocclusion traits in orthodontically treated and untreated subjects [J]. Am J Orthod Dentofacial Orthop, 2010, 138: 277–284.

[16] KAHL–NIEKE B, FISCHBACH H, SCHWARZE C. Post-retention crowding and incisor irregularity: a long-term follow-up evaluation of stability and relapse [J]. Br J Orthod, 1995, 22: 249–257.

[17] LITTLE R M. The irregularity index: a quantitative score of mandibular anterior alignment [J]. Am J Orthod, 1975, 68: 554–563.

[18] LITTLE R M, RIEDEL R A, ÅRTUN J. An evaluation of changes in mandibular anterior alignment from 10 to 20 years postretention [J]. Am J Orthod Dentofacial Orthop, 1988, 93: 425–428.

[19] NANDA R S, NANDA S K. Considerations of dentofacial growth in long-term retention and stability: is active retention needed? [J]. Am J Orthod Dentofacial Orthop, 1992, 101: 297–302.

[20] ORMISTON J, HUANG G, LITTLE R M, et al. Retrospective analysis of long-term stable and unstable orthodontic treatment outcomes [J]. Am J Orthod Dentofacial Orthop, 2005, 128: 568–574.

[21] PANCHERZ H, BJERKLIN K, HASHEMI K. Late adult skeletofacial growth after adolescent Herbst therapy: A 32-year longitudinal follow-up study [J]. Am J Orthod Dentofacial Orthop, 2015, 147: 19–28.

[22] REDLICH M, SHOSHAN S, PALMON A. Gingival response to orthodontic force [J]. Am J Orthod Dentofacial Orthop, 1999, 116: 152–158.

[23] REITAN K. Tissue rearrangement during retention of orthodontically rotated teeth [J]. Angle Orthod, 1959, 29: 105–113.

[24] REITAN K. Clinical and histologic observations on tooth movement during and after orthodontic treatment [J]. Am J Orthod, 1967, 53: 721–745.

[25] RICHARDSON M E. Late lower arch crowding: the role of the transverse dimension [J]. Am J Orthod Dentofacial Orthop, 1995, 107: 613–617.

[26] RICHMOND S, SHAW W, O'BRIEN K, et al. The development of the PAR (Peer Assessment Rating) index: reliability and validity [J]. Eur J Orthod, 1992, 14: 125–139.

[27] SADOWSKY C, SCHNEIDER B, BECOLE E, et al. Long-term stability after orthodontic treatment: nonextraction with prolonged retention [J]. Am J Orthod Dentofacial Orthop, 1994, 106: 243–249.

[28] SHAWESH M, BHATTI B, USMAN T, et al. Hawley retainers full-time or part-time? [J]. Eur J Orthod, 2010, 32: 165–170.

[29] SIMS M. Reconstitution of the human oxytalan system during orthodontic tooth movement [J]. Am J Orthod, 1976, 70: 38–58.

[30] SINCLAIR P M, LITTLE R M. Maturation of untreated normal occlusions [J]. Am J Orthod, 1983, 83: 114–123.

[31] SOUTHARD T, SOUTHARD K, TOLLEY E. Periodontal force: a potential cause of relapse [J]. Am J Orthod Dentofacial Orthop, 1992, 101: 221–227.

[32] SVOBODA E, SHIGA A, DEPORTER D. A stereologic analysis of collagen phagocytosis by fibroblasts in three soft connective tissues with differing rates of collagen turnover [J]. Anat Rec, 1981, 199: 473–480.

[33] SCHÜTZ–FRANSSON U, LINDSTEN R, BJERKLIN K, et al. Twelve-year follow-up of mandibular incisor stability: comparison between two bonded lingual orthodontic retainers [J]. Angle Orthod, 2016, August 23. [Epub ahead of print].

[34] THICKETT E, POWER S. A randomised clinical trial of thermoplastic retainer wear [J]. Eur J Orthod, 2010, 32: 1–5.

[35] THILANDER B, PERSSON M, ADOLFSSON U. Roentgen-cephalometric standards for a Swedish population. A longitudinal study between the ages of 5 and 31 years of age [J]. Eur J Orthod, 2005, 27: 370–389.

[36] THILANDER B. Dentoalveolar development in subjects with normal occlusion. A longitudinal study between the ages of 5 and 31 years [J]. Eur J Orthod, 2009, 31: 109–120.

[37] TSIOPAS N, NILNER M, BONDEMARK L, et al. A 40 years follow-up of dental arch dimensions and incisor irregularity in adults [J]. Eur J Orthod, 2013, 35: 230–235.

[38] VADEN J, HARRIS E, GARDNER R. Relapse revisited [J]. Am J Orthod Dentofacial Orthops, 1997, 111: 543–553.

（译者：刘畅　荣琼　魏利敏）

英文缩写—中文对照表

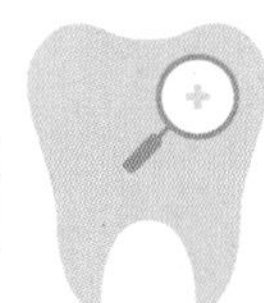

英文缩写	中文
ACF	牙槽嵴纤维
AF	根尖纤维
ANB角	矢状向颌骨间关系
BMP	骨形态生成蛋白
CBCT	锥形束计算机断层扫描
CEJ	釉牙骨质界
CLP	唇腭裂
CT	计算机断层扫描
Cx	跨膜结合蛋白
3D	三维
DAI	牙科美学指数
DC/TMD	颞下颌关节紊乱症诊断标准
DS	牙龄
DS 01	乳牙列萌出
DS 02	乳牙列完全萌出
DS 1	早期恒牙列切牙萌出
DS 2	混合牙列切牙完全萌出
DS 3	晚期混合牙列尖牙和前磨牙萌出
DS 4	恒牙列尖牙和前磨牙完全萌出
DS M0	第一磨牙开始萌出
DS M1	第一磨牙完全萌出
DS M2	第二磨牙完全萌出
DS M3	第三磨牙完全萌出
FGF	成纤维细胞生长因子

（续表）

英文缩写	中文
GF	牙龈纤维
HF	水平纤维
ICON	复杂性、结果和需求指数
ICP	牙尖交错位、正中关系位
IL	白细胞介素
ILi/ML	下颌切牙倾斜度
ILs/NL	上颌切牙倾斜度
IOTN-AC	正畸治疗需求美学成分指数
IOTN-DHC	正畸治疗需求牙齿健康成分指数
M-CSF	巨噬细胞集落刺激因子
MIH	磨牙切牙矿化不良
ML	下颌线
NL	鼻线
NL/ML	头颌面垂直关系
Nor HS	挪威健康服务指数
NSL	鼻鞍线、颅底线
NSL/ML	下颌骨垂直倾斜度
OF	斜纤维
OPG	骨保护素
PAR	同等评估等级
PDL	牙周韧带
PG	前列腺素
PHV	生长发育速度高峰期
PZ	增殖区
RANKL	核因子κB受体活化因子配体
RCT	随机对照实验
RF	根间纤维
RL	升支线

（续表）

英文缩写	中文
RME	上颌快速扩张
RP	下颌后退接触位
SARME	手术辅助的快速上颌扩张
SBU	瑞典卫生技术与社会服务评估所
SD	标准差
SNA角	上颌骨矢状向关系
SNB角	下颌骨矢状向关系
Swe NBH	瑞典国家健康委员会指数
TAD	临时支抗装置
TGF-β	转化生长因子-β
TMD	颞下颌关节紊乱症
TMJ	颞下颌关节
TNF-α	肿瘤坏死因子-α
TRAP	抗酒石酸酸性磷酸酶
WSL	釉质白斑

（译者：周杨　张斌　陈建明）

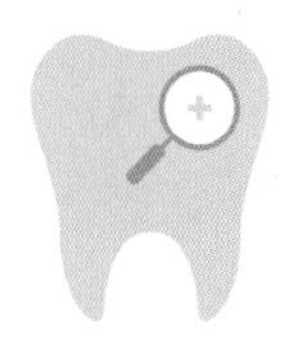

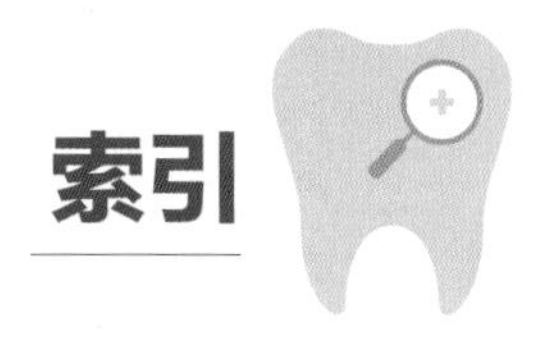

索引

注：斜体页码的位于该页的图注中，加粗页码位于该页的表格中

A

active growth centre theory 活跃生长中心理论，40
adaptive growth area theory 适应性生长区理论，41
adolescence 青少年
  Angle Class Ⅱ division 1 安氏Ⅱ类1分类错殆畸形，80-84，*82*，*83*
  Angle Class Ⅲ with dental origin 牙性安氏Ⅲ类错殆畸形，85-87，*86*
  Angle Class Ⅲ with skeletal origin 骨性安氏Ⅲ类错殆畸形，87-88，
  deep bite 深覆殆，88-89，*89*
  open bite 开殆，90-92，*91*
  pain 疼痛，63
  permanent dentition 恒牙列，68，69
adult patients 成人患者，4
  Angle Class Ⅱ division 1 malocclusion 安氏Ⅱ类错殆畸形1分类，80
  Angle Class Ⅲ malocclusion, with skeletal origin 骨性安氏Ⅲ类错殆畸形，87
  Examination 检查，69
  open bite 开殆，92
agenesis (hypodontia) 先天性缺牙（发育不全），14-15，*14*
allergic reactions 过敏反应，57，178-179
alveolar bone 牙槽骨，144
alveolar crest-CEJ distance 牙槽嵴-釉牙骨质界距离，177
anamnesis 病史，57，**58**
Andrésen activator Andrésen肌激动器，80，161
Angle Class I (normal) occlusion 安氏Ⅰ类错殆（正常殆），9，*9*
Angle Class Ⅱ (postnormal) malocclusion 安氏Ⅱ类（远中）错k，9，9，*10*
Angle Class Ⅱ (postnormal occlusion), treatment of 安氏Ⅱ类错殆畸形的治疗，80-85
  Angle Class Ⅱ division 1 malocclusion 安氏Ⅱ类错殆畸形分类1，80-84
    adults 成人，84
    early adolescence 青少年早期，82，82，*83*
    mixed dentition 混合牙列，80，81
  Angle Class Ⅱ division 2 malocclusion 安氏Ⅱ类错殆畸形分类2，84-85
Angle Class Ⅲ malocclusion, treatment of 安氏Ⅲ类错k畸形的治疗，85-88
  Angle Class Ⅲ with dental origin 牙性安氏Ⅲ类错殆畸形，85-87
    early adolescence 青少年早期，86-87，*87*
    mixed dentition 混合牙列，85-86，*86*
  Angle Class Ⅲ with skeletal origin 骨性安氏Ⅲ类错殆畸形，87-88
    adults 成人，88
    early adolescence 青少年早期，88
    mixed dentition 混合牙列治疗期，87，*87*
  treatment prognosis 治疗预后，88
Angle Class Ⅲ (prenormal) occlusion 安氏Ⅲ类（近中）殆，10，*10*
Angle classification 安氏分类，8
ankylosis 牙齿固连，127
anodontia 先天性无牙症，14
anterior crossbite前牙反殆，12，*12*
Apert syndrome Apert综合征，85
apical base牙槽骨基骨
  large过大，13，13，104，*104*
  small过小，13，13，104，*104*
2 × 4 appliance 2 × 4矫治器，86

B

Bass appliance Bass矫治器，80
bilateral complete scissors bite 双侧完全锁殆，97
bodily movement 整体移动，155，*155*
bone dehiscence 骨开裂，177，*177*
bone growth, mechanism骨骼生长的机制，34-37
bone morphogenetic proteins

(BMPs) 骨形成蛋白，35
Brodi syndrome Brodi 综合征，12
bucco-pharyngeal membrane 颊咽膜，30

C

canines, impacted maxillary上颌阻生尖牙，129-134，*132*，*133*
assessment of root resorption and canine position 牙根吸收与尖牙位置的评估，133
canine dental follicle 尖牙牙胚，133，*133*
early management 早期干预，130-131，*131*
late management 后期管理，131-132，
orthodontic treatment after surgical exposure 开窗术后的正畸治疗 133，*134*
cementum, root 牙骨质，牙根，143，*143*
central incisors, maxillary, missing 中切牙，上颌，缺失，117，*117*
cephalometric analysis 头影测量分析，76，*77*
key reference lines and angles 关键标记点和参考线，77，*77*
children see primary dentition chin-cap treatment 乳牙列期儿童颏兜治疗，163
Chondrocranium软骨颅，33
chronological age 实际年龄，28
Clark' s twin-block Clark的twin-block矫治器，82
cleft-lip-palate defects 唇腭裂，4，5，31，*32*
combined cleft lip and palate(CLP) 合并唇裂的腭裂，31，30，31，*32*
clinical examination 临床检查，57
collagen turnover in PDL PDL中胶原的更新，191
computed tomography in impacted maxillary canines 上颌阻生尖牙的计算机断层扫描，132
condylar cartilage, growth 髁突软骨，生长，40-41，*42*
condyles, orthopaedic forces and tissue reactions 髁突软骨对矫形力的反应，161-164
clinical application 临床应用，162-163，*163*，*164*
experimental studies 实验研究，161-162
Cone Beam Computed Tomography (CBCT) 锥形束CT，67
congenitally missing premolars 先天缺失前磨牙，120-121，*121*
autotransplantion of maxillary third molar, 上颌第三磨牙自体移植，120
implant-supporting crowns 种植体支持冠，120
orthodontic space closure 正畸关闭间隙，120
severe crowding 重度拥挤，120
cranial base, growth of 颅底的生长，37-38
craniofacial growth 颅面部的生长 24
Components 部分，25
Prediction 预测，50
study methods 研究方法，25
craniofacial syndromes 颅面综合征，5
cross-elastic pull 交互牵引，94
crowding of teeth 牙列拥挤 102-113
classification 分类，13，13
frequency 发病率，103
model analysis 模型分析，103-105
anterior length 前部长度，104，*104*
arch length 牙弓长度，103，*104*
intercanine width 尖牙间宽度，104，*104*
orthodontic appliances 正畸矫治器，105
permanent dentition 恒牙列，107-112
expansion of dental arch 扩弓，107-109，*108-110*
reduction of tooth material 减少牙量，110-112，*111*，*112*
primary dentition-mixed Dentition 乳牙列—混合牙列，105-107，*106*，*107*
moderate crowding 中度拥挤，106，*106*
severe crowding 重度拥挤，106，*107*，*108*
treatment planning 治疗计划，103
treatment strategies 矫治策略，83-112
Cruzon syndrome Cruzon 综合征，85
cysts 囊肿 134

D

deep bite 深覆殆 10，11
treatment 矫治 88-89
dentoalveolar vs skeletal 骨性相对牙性，89
in early adolescence 青少年早期，89
in mixed dentition混合牙列期，89
Dental Aesthetic Index(DAI) 牙科美学指数 19
dental age 牙龄，28
dental arch 牙弓
development of 发育，48-49，*48*
expansion of 扩展，107-109，*108*，*109*
distal molar movement 远中移动磨牙 107-109，*108*
Invisalign technique 隐适美矫治器，107，*109*
TADs and fixed appliances 临时支抗装置和固定矫治器，109，*110*
transversal expansion 横向扩弓，107，*108*
dental stage 牙齿发育阶段，28
tooth eruption 牙齿萌出，47，**47**
dentition periods 牙列，47，**47**
dentoalveolar complex,

development 牙槽骨复合体的发育，43
dentoperiosteal fibres牙骨膜纤维，142
developmental periods, growth in height 发育阶段，身高增长27
developmental stages, dental examination 发育阶段，牙齿检查，67-69
adolescence-permanent dentition青春期—恒牙列时期，69
adults 成人，69
early adolescence-permanent dentition青春期早期—恒牙列时期，69
early mixed dentition 混合牙列早期，67-68
late mixed to early permanent dentition 混合牙列晚期至恒牙列早期，68
primary dentition 乳牙列时期，67
diastema, median 中切牙间隙，14，*14*
differentiation, definition 分化，定义，26

E
ectoderm 外胚层，29
ectodermal dysplasia 外胚层发育不良，14
ectomesenchyme 外胚间质，29
ectopic eruption 异位萌出，15-16，*15*，*16*
of maxillary first permanent molar 上颌第一恒磨牙，127-129，*128*，*129*
treatment recommendation 治疗建议，128-129
use of local space maintainer 局部间隙保持器，128-129，*129*
edentulous dentitions, partial 部分无牙 ，121
enamel reduction 邻面去釉，111-112，*112*
endoderm 内胚层，29
eruption of the teeth 牙齿的萌出，44
chronology of permanent teeth 恒牙的萌出顺序，45，**45**
chronology of primary teeth 乳牙的萌出顺序，45
dental stages 牙齿发育阶段，47，**47**
dentition periods 牙列，47，**47**
palatal height 腭部高度，44，44，45
Essix stent Essix 保持器，187
ethnicity 种族
cephalometric analysis 头影测量分析法，76-77
facial traits 面部特征，34
malocclusions 错𬌗畸形，18
extraction of teeth 拔牙矫治，110，*111*
extra oral examination 口外检查，59-62，
functional 功能，62-63
extrusion 伸长，156，156

F
face profile 侧面观，59，*60*
facial muscles, development 面部肌肉，发育，33
facial skeleton, postnatal growth 出生后颅面部复合体的生长，33
fibroblast growth factors (FGFs) 成纤维生长因子35
forced anterior crossbite 被迫性前牙反 ，49
forced posterior crossbite 被迫性后牙反 ，49
Forsus spring Forsus 矫治器，82
Frankel function regulator Frankel 功能调节器，80
Frankel regulator Ⅲ Frankel Ⅲ矫治器，163
frenotomy 系带切开术，115
functional disturbances 功能紊乱，12
functional extra oral examination 口外功能检查，62-63
functional matrix 功能基质学说，38

G
gingival牙龈，142
fibres 纤维，195
recession and crowded incisors 拥挤和倾斜的前牙，176
gingivitis 牙龈炎，175
growth
definitions 定义，25-27
foetal 胎儿，27
height 身高 27
postnatal 出生后 27
rate curve 速度曲线，25，26
standards 标准，28

H
Harvold activator Harvold 肌激动器，80
Haversian system 哈弗氏系统，35
Hawley plate Hawley 保持，187
headache 头痛59
Herbst appliance Herbst 矫治器，82，*83*，*161*
history taking 病史采集，58-59
hyalinization 玻璃样变，146-151，*147*，*148*，*149*
hypodontia 先天性缺牙，14，*14*
Hyrax appliance Hyrax矫治器，94

I
*Index of Complexity Outcome and Need*复杂性、结果和需求指数，19
Index of Norwegian Health Service 挪威健康服务指数，20
Index of Orthodontic Treatment Need Aesthetic Component(IOTN/AC) 正畸治疗需求美学成分指数，19
Index of Orthodontic Treatment Need Dental Health Component(IOTN/DHC) 正畸治疗需求牙齿健康成分指数，19
Index of Swedish National Board of Health 瑞典国家健康委员会指数，20
infraocclusion of primary molars 乳磨牙低位咬合，125，*127*，*126*

intercuspal relationship (ICP) 牙尖交错位，163
interleukins (IL-1, IL-6) 白细胞介素（白细胞介素1，白细胞介素6），151
Interview 问诊，57-59，*58*
intra oral examination 口内检查，63-64
intrusion 压低 156，*157*
Invisalign technique 隐适美，105，107，*109*，112

J
jaw anomalies, classification 颌骨畸形，分类，8-16
Jensen retainer Jensen保持器，187，*188*

L
lateral incisors, maxillary, missing 侧切牙，上颌，缺失，117-119，*117*，*119*
  implant-supported crown in infraocclusion 种植体支持式牙冠咬合过低118，*118*
    complications 并发症，118-119
  orthodontic closure 正畸关闭，118，*116*
  removable dental prosthesis 可摘式义齿，119
leeway space Leeway间隙，106
Le Fort 1 osteotomy Le Fort I型截骨术，88
lip closure, incomplete 唇闭合，不全，59，*60*
Little’s irregularity index Little’s不规则指数，104

M
macrophage colony stimulating factor (M-CSF) 巨噬细胞克隆刺激因子 35
malocclusion 错𬌗畸形
  classification 分类，8，17
  definition 定义，8
  frequency 发病率，17-18，**18**
  orthodontic treatment needs 正畸治疗需求，19-20
malocclusion index 错𬌗畸形指数，19
malposition of single teeth 牙齿位置异常，15-16，127-129
  ectopic eruption of maxillary first permanent molar 上颌第一恒磨牙异位萌出，127-129，*128*，*129*
  eruption disturbance 萌出障碍，127
  impacted maxillary canines 上颌阻生尖牙定位，129-134，*130-134*
  infraocclusion of primary molars 乳磨牙咬合过低，125-127，*126*
  mesiodens 正中多生牙，134-135，*135*
  supernumerary teeth 多生牙 134-135
mandible function or movements 下颌的功能运动，49
mandible, growth 下颌骨，生长，40-43
  condylar cartilage 髁突软骨，40-41
  growth pattern 生长模式，41-43
    depth 深度，41
    height 高度，41-43
    width 宽度，43
maturation, definition 成熟，定义，26
maxilla, growth pattern 上颌骨，生长型，39-40
  depth 深度，39
  height 高度，39-40
  width 宽度，40
maxillary palate, relocation 上腭，迁移，39，*36*，*39*
Meckel’s cartilage Meckel’s 软骨，32
mentolabial fold 颏唇沟，60，*61*
mesiodens 正中多生牙，15，*15*，66，116，124，134-135，*135*
mesoderm 中胚层，29
mini screws 微螺钉，105，165
model analysis 模型分析，65，65，103-104，*104*
modified Haas-type RME appliance 改良的Haas快速扩弓矫治器，96，*97*
molar incisor hypomineralization (MIH) 磨牙切牙矿化不良 110
morpho-differentiation 形态分化，26
morphological age 形态学年龄，28
mouth breathing 口呼吸，63
muscular growth 肌肉的生长，49-50

N
nasal septal cartilage 鼻中隔软骨，38
nasio-labial angle 鼻唇角，60，*61*
nasomaxillary complex, growth 鼻上颌复合体，生长，38-39，
neuropeptides 神经肽，151
nickel allergy 镍过敏，57，178-179，*178*，*179*，181
normal (ideal) occlusion 正常（理想）𬌗，8
  classification (Angle Class I) 分类（安氏I 类错 ）9，*9*
  definition 定义，8
number of teeth, variations in 牙齿数量，异常，14-15

O
occlusion, classification𬌗，分类，8-10
odontoma 牙瘤，116，134
oligodontia 少牙畸形，14
open bite 开𬌗，10
  treatment 治疗，90-92
    adults 成人，92
    in early adolescence 青少年的早期91-92
orthodontic forces 正畸力，152-153
  biomechanical principles 生物力学原则，152-156
  tissue response 组织学反应，145-151
  transmission into cellular reactions 传递引起的细胞反应 151-152
orthodontic panorama 正畸学概

述，4-5
orthodontic tooth movements 正畸牙移动，153-156
bodily movement 整体移动，155，*155*
extrusion 伸长，156，*157*
hyalinisation phase 玻璃样变期，*146*，146-147，*147*
initial phase 初始期，145-146
intrusion 压低，156，*157*
root resorption 牙根吸收，147-148，*148-149*
rotation 旋转，156，*156*
secondary phase 第二阶段，150-151，*150*
tipping 倾斜，153，*153*
torque 转矩，154，*154*
orthodontic treatment need 正畸治疗需求，19-20
classification 分类19
indices 指数19-20
orthopaedic relapse 正颌复发，189
osteoblasts 成骨细胞，35
osteocytes 骨细胞，36
osteoprotegerin (OPG) 骨保护素，36
oxytalan 耐酸纤维，191

P

pain 疼痛
in adolescents 青少年，63
during orthodontic treatment 正畸治疗期间，179-180
palatal height during tooth eruption 随牙齿萌出的腭部高度，44，*44*
parallax technique 平行投照技术，66
partial edentulous dentition 牙列部分缺失，121
peak height of velocity (PHV) 高峰时期，27
Peer Assessment Rating (PAR) index 同等评估等级指数，192
periodontal ligament (PDL) 牙周膜，44，127，142，*143*，174
periodontitis 牙周炎，69，119
permanent dentition 恒牙列期，84
crowding 拥挤，107
expansion of dental arch 扩弓，107-109，108，109
distal molar movement磨牙远中移动，107-109
Invisalign technique 隐适美矫治器，107，109
TADs and fixed appliance 支抗系统和固定矫治器，109，110
transversal expansion 横向扩弓，107，107
reduction of tooth material 减少牙量，110-112
enamel reduction 牙齿邻面去釉，111-112
extraction of teeth 拔牙矫治，110-111，111
physiologic tooth migration 生理性牙移动，144，144
posterior crossbite 后牙反殆，11-12
bilateral crossbite 双侧后牙反殆，12，*11*，92
unilateral crossbite 单侧后牙反殆，11，*11*，92
posterior crossbite, treatment 后牙反殆治疗，92-94
treatment in mixed dentition 混合牙列的治疗，93-94
treatment in primary dentition 乳牙列的治疗，92-93
expansion 扩弓，93
rapid expansion快速扩弓，94-96，*96*
slow expansion慢速扩弓，93-94，*93*
postnatal growth and development of craniofacial complex 出生后颅面部复合体的生长和发育，33-43
cranial base, growth 颅底，生长，37-48
mechanism of bone growth 骨骼生长的机制，34-37
nasomaxillary complex 鼻上颌复合体的生长，38-39
post-retention outcome 保持的结果，186
post-retention period 保持阶段后，192-193
prenatal development 出生前的发育，29-33，*29*
face and jaws 面部和颌骨，30-32，*29*
ossification of craniofacial skeleton 颅面部骨骼的骨化，33
facial muscles 面部肌肉，33
primary dentition 乳牙列时期，67
dental examination 牙科检查，67
posterior crossbite 后牙反k，92-93
primary dentition-mixed dentition, crowding 乳牙列—混合牙列，拥挤，105-107，105
moderate crowding 中度拥挤，106，*106*
severe crowding 严重拥挤，106-107，*107*
serial extraction序列拔牙，106-107
primary palate 前腭突，31，30
proencephalon 前脑，30
prostaglandins 神经肽和前列腺素，151
protraction facemask(reverse headgear) 前牵引面罩（反向头帽），87，*87*
pseudo Class Ⅲ malocclusion or anterior crossbite with functional shift 假性Ⅲ类错 畸形或前牙功能性反k，85
puberty, growth青春期，成长，27
push or pull theory “推”或“拉”理论，41

Q

Quad Helix appliance Quad Helix 四螺旋矫治器的应用，93，94，*93*

R

radiographic investigations 影像学检查，66-67
intra oral 口内，66，*64*
lateral head 头颅侧位片 66，67，76

panoramic 曲面体层片，66
ramus osteotomy 下颌骨升支切开术，88
RANKL/RANK/OPG system RANKL/RANK/OPG系统 151
rapid maxillary expansion (RME) appliance 上颌快速扩张（REM）矫治器，93-96，*95*，166，167
receptor activator of nuclear factor kappa-B ligand (RANKL) 核因子κB受体活化因子配体，35，151
reduction of tooth material 减少牙量，110-111
enamel reduction 牙齿邻面去釉，111-112，*112*
extraction of teeth 拔牙矫治，110-111，*111*
relapse 复发，192-193，*193*
'orthopaedic relapse' 正颌复发，189
relocation (drift) 上腭的迁移，37，*36*，37-40，*39*
removable acrylic expansion plate 活动矫治器，93-94，*93*
retainers 保持器，187-189
bonded 粘接，187，*188*
removable活动，188，*188-189*
retention 保持，187-189
rotation 旋转，156，156

S
sagittal plane classification 矢状向分类，8
sagittal split 矢状切开，88
scissors bite 锁，12，*12*
treatment 治疗方式，96，*97*
secondary palate 继发腭板，31，*31*
skeletal age 骨龄，28
soft tissue profile 软组织侧貌，50
soft tissues, growth 软组织，生长，49-50
spacing of teeth 牙列间隙，115-123
central incisors 中切牙，117，*117*
classification 分类，14，*14*
congenitally missing premolars 前磨牙先天缺失，120，*121*
autotransplantation of maxillary third molar 自体上颌第三磨牙移植，120
implant-supporting crowns 种植体支持式牙冠，120
orthodontic space closure 正畸关闭间隙，120
severe crowding 重度拥挤，120
general spacing of teeth 广泛牙列间隙，121
lateral incisors 侧切牙，117
implant-supported crown in infraocclusion 低位种植体支持式牙冠，118，*118*
orthodontic closure 正畸关闭，119-120
removable dental prosthesis 可摘式义齿，119
median diastema 正中间隙，119，116，*116*
missing maxillary incisors 上颌切牙缺失，116-119
partial edentulous dentition 部分无牙，121
pathological migration of teeth due to periodontitis 牙周炎牙齿的病理性移位，119
posterior areas of dentition 后牙区，120
speech, abnormal 语言功能，异常，63
spheno-occipital synchondrosis 蝶枕复合体软骨结合，37
standards of growth and development 生长发育的标准，28
stature, developmental periods 高度，发育阶段，27
stomatodeum 原口，30
supernumerary teeth 多生牙，15，*15*，107-108，*135*
surgically assisted rapid maxillary expansion (SARME) 手术辅助的快速上颌扩张，96
sutures, orthopaedic forces and tissue reactions 骨缝，矫形力和组织反应，164-167，166
clinical application 临床应用，165
maxillary expansion 上颌骨扩弓，166-167，*166*，*167*
maxillary protraction 上颌前牵术，165
transversal displacement 横向移动，166
experimental studies 实验研究，165
swallowing pattern, abnormal 吞咽方式，异常，63

T
tartrate-resistant acid and phosphatase (TRAP) 抗酒石酸酸性磷酸酶，173
temporary anchorage devices (TADs) 临时支抗装置，96，105，165
temporomandibular disorders (TMD) 颞下颌关节紊乱症，19，180-181
pain in adolescents 青少年患者的疼痛，63
temporomandibular joint(TMJ) 颞下颌关节，32
3D intra oral scanning 3D口内扫描，65
tipping tooth 倾斜移动牙齿，153，*153*
tissues, adverse reactions 组织学，不良反应172-182
allergic reactions 过敏反应，178-179，*179*
damage to teeth 对牙齿的损害，172-175
pulpal reaction 牙髓反应，173
resorption at tooth apex 根尖吸收，174-175，*175*
resorption at tooth surface 牙根表面的吸收，173-174，*174*
root resorption 牙根吸收，173-175
white spot lesions 釉质白斑，172，173
damage to tooth-supporting tissue 对牙齿支持组织的损害，175-178

alveolar creast-CEJ distance 釉牙骨质界和牙槽嵴之间的距离，177
bone dehiscence 骨开裂，176-177，*177*
ginigival recession and crowded incisors 牙龈退缩和前牙拥挤，176，*176*
dysfunction vs parafunction 功能失调和功能紊乱，181
nickel allergy 镍过敏，57，178-179，*178*，*179*
pain during orthopaedic treatment 正畸治疗中的疼痛，179-180
temporomandibular disorders (TMD) 颞下颌关节紊乱症，180-181
tissue, response to orthopaedic forces 矫形力作用下的组织反应，160-167
in condyles 髁突，161-163
clinical application 临床应用，162-163
experimental studies 实验研究，161-162
in sutures 骨缝，164-166
clinical application 临床应用，165-166
maxillary expansion 上颌骨扩弓，166，*167*
maxillary protraction 上颌前迁术，165-166
transversal displacement 横向移动，166
experimental studies 实验研究，132-133
tissues, tooth-supporting 牙齿支持组织，142-157
biomechanical principles 生物力学原则，152-157
orthodontic forces 正畸力，152-153
transmission into cellular reactions 正畸力传递引起的细胞反应，151-152
orthodontic tooth movements 正畸性牙移动，145-146，153-156
biomechanical principles 生物力学原则，152-156
bodily movement 整体移动，155，*155*
hyalinisation phase 玻璃样变期，146，146-147，*147*
intrusion 压低，156，*157*
root resorption 牙根吸收，147-148，*148-149*
rotation 旋转，156，*156*
secondary phase 第二阶段，150-151，*150*
tipping 倾斜移动，153，*153*
torque 转矩，153，*153*
extrusion 伸长，156，*157*
physiologic tooth migration 生理性牙移动，144-145，*144*
tongue muscles, development 舌肌，生长，33
transforming growth factor-β (TGF β) family 转化生长因子超家族，35
translation(displacement) 平移（移位），37
trans-septal fibre system 越隔纤维系统，142，191
transversal plane classification 横向不调的分类，11-12
tumor necrosis factors(TNF-α) 肿瘤坏死因子，151

V

van Beek activator van Beek 肌激动器，82
vertical height of face 面高，60，*61*
vertical plane classification 垂直向不调的分类，10-11，*10*，*11*

W

white spot lesions(WSL) 釉质白斑，172，173，181

X

X-ray cephalometry X线头影测量，25，42，42

Z

Zürich activator Zürich 肌激动器，82

（译者：周苗　魏志斌　于洋）